Zur Geschichte und gesellschaftlichen Verantwortung der Kinder- und Jugendpsychiatrie

Texte aus 4 Jahrzehnten

Ernst Berger

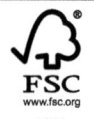

Zur Geschichte und gesellschaftlichen Verantwortung der Kinder- und Jugendpsychiatrie

Ernst Berger

**Zur Geschichte und
gesellschaftlichen Verantwortung
der Kinder- und Jugendpsychiatrie**

Texte aus 4 Jahrzehnten

Bibliografische Information der Deutschen Nationalbibliothek: Die Deutsche Nationalbibliothek verzeichnet diese Publikation in der Deutschen Nationalbibliografie; detaillierte bibliografische Daten sind im Internet über dnb.dnb.de abrufbar.

Herstellung und Verlag: BoD- Books on Demand, Norderstedt

ISBN 978375041152992

Zur Geschichte und gesellschaftlichen Verantwortung der Kinder- und Jugendpsychiatrie

Texte aus 4 Jahrzehnten

Ernst Berger

Inhalt

Zur gesellschaftlichen Verantwortung

Schriften zur Psychiatrie

Weitere einschlägige Publikationen

Die Verantwortung der Kinderpsychiatrie[1]

(Rede anlässlich der feierlichen Beisetzung von 600 Urnen mit sterblichen Überresten von „am Spiegelgrund" ermordeten Kindern am 28. April 2002 auf dem Wiener Zentralfriedhof)

Mein Fachgebiet – die Kinderpsychiatrie – war verantwortlich für das Töten und Quälen von Kindern. Verantwortlich in doppeltem Sinne:

Psychiater erklärten gemeinsam mit anderen Wissenschaftlern, dass behinderte und psychisch kranke Menschen kein lebenswertes Leben hätten und dass diese Menschen und auch solche, die sie als „asozial" bezeichneten, die Gemeinschaft der anderen störten.

Die zweite Seite der Verantwortlichkeit war, dass Psychiater von den Nazis die Vollmacht erhielten, Tötungsfantasien in die Wirklichkeit umzusetzen und dies – soweit wir heute wissen – konsequent und ohne nennenswerten Widerstand taten. Gemeinsam mit den Fürsorgeeinrichtungen sollte Wien von einer so genannten „negativen Auslese", die etwa 15 % der Bevölkerung umfasste, „gereinigt" werden.

Wissenschaftler und Ärzte haben 60 Jahre lang geschwiegen. Sie haben sich aktiv an der Verleugnung dessen beteiligt, was damals geschah. Im Gedenken an die Opfer müssen wir heute den Versuch machen, zu verstehen, was damals geschah.

Wir müssen verstehen, dass dieses Denken und Handeln in der Logik der Wissenschaft lag, und dieser nicht von verbrecherischen Machthabern aufgezwungen wurde.

Wir müssen verstehen, dass es um den Inhalt von Wissenschaft geht – um das Menschenbild und um Ethik.

Wir müssen verstehen, dass der Biologismus, der den Menschen auf seine biologischen Eigenschaften reduziert, die dominierende Wissenschaftsposition der damaligen Zeit, die Basis der Erb- und Rassenlehre war.

Wir müssen verstehen, dass der Utilitarismus jene ethische Position ist, die das Leben des einzelnen Menschen nur nach seinem Wert für die anderen beurteilt.

Wir müssen verstehen, dass diese beiden Haltungen die wissenschaftliche Grundlage dafür geliefert haben, das Leben behinderter und psychisch kranker Menschen sowie jener Menschen, die damals als „Asoziale" bezeichnet wurden, als lebensunwert zu definieren und durch Mord zu beenden.

Und wir müssen verstehen, dass diese beiden Positionen auch heute existieren:

Der Biologismus gewinnt neue Kraft aus der modernen Gen-Forschung, wenn diese unser Menschsein auf die Eigenschaften unserer Gene reduzieren will. Es entspricht utilita-

---

1   Quelle: BERGER E. (Hrsg.): Verfolgte Kindheit – Kinder und Jugendliche als Opfer der NS-Sozialverwaltung. Böhlau- Verlag, Wien 2007

ristischem Denken, wenn die Hilfe für die schwachen Mitglieder unserer Gesellschaft nach den Gesichtspunkten der Nützlichkeit und nicht nach jenen der Solidarität organisiert wird.

Nur wenn wir aus dem damaligen Geschehen die Lehren für heute ziehen, können wir unserer Pflicht gegenüber den Opfern – wenngleich mit 60 Jahren Verspätung – gerecht werden.

Wir müssen – dem großen Sozialpsychiater Franco Basaglia folgend – das „Andersartige" als Teil des gesellschaftlichen Lebens begreifen. Wir müssen die Jugendpsychiatrie und die Jugendfürsorge so gestalten, dass sie die Forderung Basaglias realisieren und sich weigern, das so genannte „Andersartige" auszugrenzen. Nur dann können wir die Ehre der Opfer wiederherstellen und einer Prophezeiung entgegenwirken, die uns Erich Fried in einem Gedicht hinterlassen hat:

Erich Fried „Was geschieht"[2]

Es ist geschehen
und es geschieht nach wie vor
und wird weiter geschehen
wenn nichts dagegen geschieht.

Die Unschuldigen wissen von nichts,
weil sie zu unschuldig sind
und die Schuldigen wissen von nichts,
weil sie zu schuldig sind.

Die Armen merken es nicht,
weil sie zu arm sind
und die Reichen merken es nicht,
weil sie zu reich sind.

Die Dummen zucken die Achseln,
weil sie zu dumm sind
und die Klugen zucken die Achseln,
weil sie zu klug sind.

Die Jungen kümmert es nicht,
weil sie zu jung sind,
und die Alten kümmert es nicht,
weil sie zu alt sind.

Darum geschieht nichts dagegen
und darum ist es geschehen
und geschieht nach wie vor
und wird weiter geschehen.

---

2   Fried, E., Was geschieht. In: ders., Einbruch der Wirklichkeit". Berlin 1991, S. 64.

Ist die Kinder- und Jugendpsychiatrie auf dem Weg vom Gestern ins Morgen?[3]

(Vortrag beim 10-Jahres-Jubiläumssymposium des Lehrstuhls für Kinder- und Jugendpsychiatrie der Med. Univ. Lübeck, Okt. 1996)

> Ein Mann, der Herrn K. lange nicht gesehen hatte,
> begrüßte ihn mit den Worten:
> „Sie haben sich gar nicht verändert"
> „Oh" sagte Herr K. und erbleichte.
> (B. Brecht „Das Wiedersehen")

Positionierung:

Der Titel dieses Beitrags enthält mehrere Implikationen, zu denen vorweg Position bezogen werden soll.

a) Der Überblick: In einem Beitrag wie diesem eine Zeitspanne von etwa 80 Jahren zu durchmessen, kann selbstverständlich nur in skizzenhafter Form geschehen. Ein Anspruch auf umfassende und differenzierte Darstellung kann nicht eingelöst werden.

b) Die Wertung: Die Fragestellung beruht auf der Annahme, dass eine inhaltliche Entwicklung - nicht nur eine oberflächliche Veränderung - feststellbar ist und, dass das Morgen besser ist als das Gestern.

Als Messlatte für diese Wertung soll ein Zitat von Robert CASTEL dienen:

„Die Psychiatrie ist die Praxis eines Widerspruchs ... zwischen einem mit Nachdruck proklamierten therapeutischen Zweck und den administrativ - politischen Funktionen der sozialen Kontrolle. Doch ist dieser Widerspruch der Psychiatrie nicht unbedingt bewusst. Im Gegenteil, der Psychiater sieht sich selbst fast immer als einen Spezialisten, der kompetent darum bemüht ist, die Geisteskrankheit so ´wissenschaftlich´ wie möglich zu ´behandeln´. Als Traditionalist sucht er das Modell für seine Praxis in der klassischen Medizin; als Mann des Fortschritts erfindet er neue Interventionsweisen, die geschmeidiger, wirksamer und vom traditionellen medizinischen Schema soweit wie möglich entfernt sind" (CASTEL 1980).

Ich meine, dieser Befund beschreibt ziemlich zielsicher die Realität der Psychiatrie und auch unseres engeren Fachgebietes, der Kinder- u. Jugendpsychiatrie. Mit diesem Widerspruch müssen wir leben, sobald wir uns für diesen Beruf entschieden haben. Innerhalb dieses Widerspruchs bleiben durchaus individuelle Handlungsspielräume, die seine bewusste Handhabung möglich machen.

Ausgehend von diesen Voraussetzungen ist dieser Beitrag eine unvollständige Dar-

---

3   Quelle: BERGER E.: Ist die Kinder- und Jugendpsychiatrie auf dem Weg vom Gestern ins Morgen? (S 8-15) In: U.KNÖLKER (Hrsg.) : Aktuelle Probleme und Zukunftsperspektiven der Kinder- und Jugendpsychiatrie und Psychotherapie. Shaker Verlag, Aachen 1997

stellung und soll als subjektive und parteiische Beurteilung verstanden sowie als Diskussionsbeitrag und Diskussionsaufforderung gesehen werden.

Fragestellungen:

* Gibt es Veränderungen in der Kinder- u. Jugendpsychiatrie?

Das als Motto vorangestellte Zitat von B. Brecht soll deutlich machen, daß ein Mangel an Veränderung mit Stagnation gleichzusetzen ist. Es ist zu prüfen, ob unser Fach von diesem Vorwurf freizusprechen ist.

* Wenn ja - sind diese Veränderungen als Entwicklung zu bezeichnen?

Wenn wir als wesentliche Elemente von Entwicklung eine Zunahme der Komplexität der inneren Strukturen und der Austauschprozesse mit der Umwelt verstehen, so scheint dieser Aspekt erfüllt zu sein: das Fachgebiet ist europaweit etabliert, hat sich von seinen Quellen in der allgemeinen Psychiatrie und in der Pädiatrie weitgehend emanzipiert und hat einen hohen Grad an innerer Vielfalt bei intensivem Austausch mit angrenzenden Gesellschafts- und Wissenschaftsbereichen erreicht.

* An welchen Parametern sind Veränderungen / Entwicklungen zu „messen"?

Die Strukturen der Betreuungseinrichtungen sowie ihre Aufgaben einerseits und die Paradigmen des Faches andererseits können als Parameter der Beurteilung dienen.

Eine detailliertere Beantwortung dieser Fragen muss ich in diesem Beitrag schuldig bleiben. Dennoch sollen sie uns als Hintergrund für die beabsichtigte historische Skizze dienen.

Das Gestern:

Die Hypothek:

Die Wurzeln der Kinder-u. Jugendpsychiatrie liegen in einer Epoche, in der die „Wissenschaften vom Menschen" von biologistischen Paradigmen und inhumanen Extremvarianten einer herrschaftsorientierten Psychiatrie dominiert wurden. Gestatten sie mir einen Blick auf die Entwicklungen aus der österreichischen Perspektive. (Für Deutschland sei verwiesen auf BAUMANN et al. 1994).

In den Jahren 1850-60 lassen sich folgende Vorläufer der Kinder-u. Jugendpsychiatrie auffinden (vgl. WIESBAUER 1982): In engem zeitlichem Zusammenhang mit der bürgerlichen Revolution des Jahres 1848 kam es zu einer Blüte der sozialmedizinisch orientierten Pädiatrie. Fritz MAUTHNER als Gründer des ersten Wiener Kinderspitals (1837) und Theodor ESCHERICH, sozialpolitisch engagierter Professor f. Pädiatrie (ab

1902) sind Repräsentanten dafür. In dieser Zeit entwickelte sich eine Kooperation der Pädiatrie mit der Pädagogik und auf Initiative Mauthners erfolgte 1856 die Gründung der „Heil-, Pflege- u. Erziehungsanstalt LEVANA" für die Erziehung schwachsinniger Kinder, deren pädagogische Leitung Jan Daniel GEORGENS und Heinrich Marianus DEINHARDT übernahmen; dort liegt die Wurzel des Begriffs „Heilpädagogik".

In die gleiche Zeit fällt aber auch ein Aufschwung biologistischer Orientierungen unter den Wiener Pädiatern: A. BEDNAR, L.M.POLITZER, F.MAYR, in deren Arbeiten die anatomisch-biologischen Fakten einen überragenden Stellenwert gewannen und die sozialen Zusammenhänge verlorengingen. Hier liegt auch der Kern des *biologistischen Paradigma*: Es handelt sich um eine Sichtweise, die biologische Erklärungen absolut setzt, überdehnt und fehldeutet.

Ähnliche Denkrichtungen gab es auch in der deutschen Psychiatrie: In den Positionen von GRIESINGER (1860/70) findet man eine psychosoziale Konzeption psychischer Störungen auf einer materialistischen Grundlage, während bei KRAEPELIN (1880/90) deutlich biologistische Orientierungen das tragende Element sind (vgl. GÜSE, SCHMACKE 1976).

Der Widerstreit der wissenschaftlichen Positionen dauerte etwa 60 - 70 Jahre (ca. bis 1930). Dieser Widerstreit endete mit einem Sieg der biologistischen Richtung und mündete in den rassenbiologischen Horror, der in Verbindung mit dem Nationalsozialismus seine politische Umsetzung fand. In dieser Periode kam es im deutschen Sprachraum zu einer fast vollständigen Vernichtung der sozialmedizinischen Ansätze.

Folgendes muss in diesem Zusammenhang deutlich unterstrichen werden: Die naturwissenschaftlich-medizinische Konzeption entfaltete bis ins 18. Jhdt. hinein eine aufklärerische Wirkung und leistete einen wesentlichen Beitrag dazu, psychische Störungen von ihrer moralischen Verurteilung zu befreien; dieselbe Konzeption entfaltete jedoch kurze Zeit später in Verbindung mit der Vererbungslehre eine hemmende, diskriminierende und letztlich mörderische Wirkung.

Im Ausklang dieses Kampfes entstanden die unmittelbaren Vorläufer der Kinder- u. Jugendpsychiatrie; sie waren vorwiegend den biologistischen Traditionen verpflichtet:

1911 wurde die heilpädagogische Station Universitäts- Kinderklinik in Wien (PIRQUET) gegründet, 1917 die erste heilpädagogische Beratungsstelle Deutschlands (HOMBURGER). Die Kinderabteilung der Nervenklinik Tübingen wurde 1920 von VILLINGER eingerichtet (NEUMÄRKER 1982). Ebenfalls ab 1920 wurden in mehreren deutschen Städten ambulante Einrichtungen der „Psychopathenfürsorge" geschaffen (SCHNIER 1991). 1940 erfolgte in Wien die Gründung der „Deutschen Gesellschaft für Kinderpsychiatrie u. Heilpädagogik"; zum Schriftführer wurde Werner VILLINGER bestellt. VILLINGER war ab 1926 als Psychiater hauptamtlich beim Jugendamt Hamburg tätig; seine inhaltlichen - klar biologistisch orientierten - Positionen in dieser Funktion sind nachzulesen bei BAUMANN et al. (1994). Ab 1941 war er als Euthanasie-Gutachter tätig.

Die Strukturen:

Ich habe die Strukturen der Betreuungseinrichtungen als einen der Parameter bezeichnet, die eine Beurteilung von Entwicklung zulassen. Vergleichen wir nun die Strukturen, die in diesem kurzen Überblick erwähnt werden, so zeigt sich, dass offenbar große Ähnlichkeiten mit den heutigen Strukturen festzustellen sind:

Es gab Anstalten bzw. bettenführende Abteilungen an Nervenkliniken. Es gab ambulante Beratungsstellen - z.B. die „Psychopathenfürsorge". Es existierte offenbar eine enge Kooperation mit der Jugendfürsorge (vgl. VILLINGER's Funktion in Hamburg).

Dieser oberflächliche Blick, der innere Strukturmerkmale völlig vernachlässigen muss, rechtfertigt meines Erachtens die Feststellung, dass kein tiefgreifender Wandel der Strukturen stattgefunden hat und dieser Parameter daher als Entwicklungsbeleg auszuscheiden ist.

Die Aufgaben, Funktionen und Paradigmen:

Aufgrund der heute vorliegenden Dokumente ist jeder Zweifel ausgeschlossen - die kinderpsychiatrischen Institutionen waren von Anfang an intensiv in den faschistischen Vernichtungsfeldzug gegen die psychisch kranken und behinderten Menschen involviert. Diese Tatsachen sind - hier zitiert als pars pro toto - für Hamburg dokumentiert bei BAUMANN et al. (1994) und für Wien bei BERGER (1988).

Auch die Frage nach der Haltung der MitarbeiterInnen soll angesprochen werden. Ich vermute, dass in den 20-er Jahren teilweise noch differenzierte, auf individuelle Hilfe orientierte Positionen existierten. Danach jedoch gilt wohl auch für die Haltung der meisten MitarbeiterInnen in der Kinderpsychiatrie die Charakterisierung: „Hilflose Fügung, hilfreiche Anpassung" (SEIDEL et al. 1987)

Auch in der Geschichte der Nachbardisziplinen Jugendfürsorge und Sonderpädagogik werden analoge Konturen sichtbar (s. KLEE 1993). In Wien beispielsweise wurde innerhalb der psychiatrischen Anstalt „Am Steinhof" im August 1940 die Jugendfürsorgeanstalt „Am Spiegelgrund" gegründet (die gleichnamige heilpädagogische Klinik entstand erst zwei Jahre später) und umfasste etwa die Hälfte der gesamten Anstalt; sie erhielt Zugänge aus ganz Deutschland - vorwiegend behinderte Kinder unter dem 14. Lebensjahr, die zur Tötung weitergeleitet wurden (BERGER 1988).

Wir können also die Funktionen der Kinderpsychiatrie für diese Periode folgendermaßen subsummieren:

Eine zur biologistischen Pseudowissenschaft pervertierte Medizin war Lieferant der Begründungen und Ausführungsorgan bei der mit industrieller Perfektion organisierten Tötung behinderter Menschen!

Veränderungen:

Nach 1945 fand der Vernichtungsfeldzug sein Ende (nach den Befunden von KLEE allerdings erst etwa 1950!), es kam aber zu keinem Paradigmenwechsel! Der wurde u.a. durch eine - zumindest partielle - Kontinuität der handelnden Personen und Protagonisten in der Psychiatrie verhindert. Ein Name sei wiederum aus der Perspektive Wiens genannt: Hans Bertha war 1933 der NSDAP und 1937 der SS beigetreten, war 1941-45 Referatsleiter im Wiener Gesundheitsamt (für Nerven - u. Gemütskranke) und ab 1944 auch Leiter d. psychiatrischen Anstalt; 1961 wurde er ordentlicher Professor an der Neurologisch-Psychiatrischen Universitätsklinik in Graz und später auch Dekan; noch bis 1987 wurden für ihn als Mitbegründer im Rahmen der Internationalen Neuropsychiatrischen Symposien in Pula jährliche Gedenkvorlesungen gehalten. Erst mein schriftlicher Hinweis im Jahr 1988 auf seine Biographie war Anlass für die Beendigung dieser Praxis.

In der Kinder- u. Jugendpsychiatrie steht insbesondere der Name VILLINGER für diese Kontinuität nach 1945. Die Biographie von Hermann STUTTE (s. JANTZEN 1993) ist wohl differenzierter zu betrachten: ähnlich wie der ehemalige UNO-Generalsekretär und spätere österreichische Bundespräsident Kurt Waldheim ist er vermutlich als sehr angepasster Durchschnittsbeteiligter zu sehen.

Vierzig Jahre hindurch gab es keine inhaltliche Auseinandersetzung mit dieser Geschichte. Erst Manfred MÜLLER-KÜPPERS (1990) begann davon zu sprechen und zu schreiben.

Nun bleibt noch immer die Frage, ob jene Protagonisten unseres Fachgebietes, die auf keine Nazi-Vergangenheit zurückblicken, den Paradigmenwechsel vollzogen haben.

Führen wir uns nochmals den Kern des biologistischen Paradigmas vor Augen, um diese Frage beantworten zu können: Es geht um die Verabsolutierung biologischer Fakten einschließlich ihrer Überdehnung und Verfälschung. Dies ist zum Beispiel dann der Fall, wenn psychische und soziale Aspekte unmittelbar aus biologischen Fakten abgeleitet werden. Dies ist u.a. dann der Fall, wenn man der Annahme folgt, aus dem Faktum einer Veränderung der Genstruktur (z.B. bei Trisomie 21) oder einer Schädigung des Gehirns das Verhalten eines Menschen unmittelbar erklären zu können.

Ziehen wir auf diesem Hintergrund einige Stichproben aus der Fachliteratur (wobei festzuhalten ist, dass keiner der Wissenschaftler in irgendeiner Nähe zum Nazi-Regime stand):

a) Im „Lehrbuch d. Kinder- u. Jugendpsychiatrie" (HARBAUER et al. 1971 das ist die 1. Auflage) werden im Kapitel „Oligophrenie" auf 35 Seiten 85 biologisch definierte Syndrome beschrieben; diese Beschreibung bleibt meist rein phänomenologisch ohne therapeutische Konsequenz. Die psycho-sozialen Aspekte werden auf 2 Seiten abgehandelt.

b) Auf dem Deutschen Jugendpsychiatrie-Kongress wird 1977 auf dem Hintergrund einer ähnlichen „Diagnostischen Einteilung nach Leitsymptomen" (z.B.: „Oligophrenie

+ Cerebralparese" oder „Oligophrenie bei besonderen Syndromen") die Forderung nach Sterilisation geistig Behinderter („Verminderung der Intelligenz unter das Niveau 80 nach HAWIE") erhoben - gegebenenfalls auch gegen den Willen der Eltern. Mit keinem einzigen Wort werden die 300.000 Zwangssterilisationen der Nazizeit erwähnt! (RETT 1979). Die Diskussion zu dieser Position beschränkte sich auf einen Widerspruch von mir.

c) 10 Jahre später wird unter Betonung der Wichtigkeit der biologischen Fakten eine dringliche Warnung vor der Integration behinderter Kinder in Schulen ausgesprochen und eine Beschränkung Einzelfälle gefordert.(RETT 1987).

Ich versuche eine zusammenfassende Beurteilung: Ein Fortbestand der biologistischen Basis ist zu konstatieren. Allerdings ist hinzuweisen auf Ergänzungen und Erweiterungen durch sozialpsychiatrisch-sozialmedizinische und psychotherapeutische Orientierungen - wir könnten allerdings hinzufügen: quasi als „add on"-Position.

Als Beleg für diese Beurteilung zitiere ich LEMPP, der über seine eigenen Arbeiten sagt: „Die Untersuchungen über das frühkindlich-exogene Psychosyndrom aus den Jahren 1957-62 entstanden in einer Zeit, in der die Psychiatrie in- u. außerhalb Deutschlands noch mehr als heute einer ausgeprägt naturwissenschaftlichen Position verpflichtet war." (LEMPP 1991). Er selbst hat dies Position als einer der wenigen weitgehend überwunden.

Das Heute:

Meine These lautet: emanzipatorische Tendenzen und subjektwissenschaftliche Denkrichtungen wurden durch den Faschismus vernichtet; dies bedeutete eine Zerstörung der Vielfalt zugunsten normorientierter, autoritärer Ansätze; bis heute ist es nicht gelungen, diese historische Hypothek unseres Faches voll zu kompensieren.

Die wachsenden sozialen Widersprüche in unserer Gesellschaft bergen eminenten Sprengstoff und die Gefahr der Deklassierung großer Teile der Bevölkerung. In diesem Zusammenhang wird die Kinder- und Jugendpsychiatrie wieder vor große praktische und ethische Anforderungen gestellt werden, deren Bewältigung auf dem Hintergrund dieser historischen Hypothek schwierig wird.

Es geht darum, die Warnung BASAGLIA's zu beherzigen: „Wenn Krankheit ... einzig und allein ein ´natürliches Phänomen´ und nicht auch ein historisch-soziales Phänomen ist ..... wird das Individuum mit seinen Symptomen identifiziert; es wird enthistorisiert." (BASAGLIA, BASAGLIA-ONGARO 1975).

Ein Beispiel für den Versuch der praktischen Umsetzung dieses Gedankens ist die folgende Stellungnahme aus dem Jahr 1994: „.... die Österreichische Gesellschaft f. Kinder- und Jugendneuropsychiatrie anerkennt die Mitverantwortung zur Versorgung und Behandlung von Kindern mit schweren dissozialen Störungen. Eine alleinige Zuschreibung, speziell die unreflektierte und reflexhaft betriebene Forderung nach Aufnahme dieser Klientel in Einrichtungen der Kinder- und Jugendneuropsychiatrie in

Krisen und zur dauerhaften Unterbringung, im Sinne einer gesellschaftlichen Ausgrenzung, wird strikt abgelehnt." (ÖGKJNP 1994)

Wo die Schwierigkeiten im wissenschaftlichen Bereich liegen, wird im folgenden Zitat, das meines Erachtens auch für unser Fach gültig ist, angesprochen:

„Die rassistischen Anthropologen des 19. Jahrhunderts waren oft ehrenwerte und ernsthafte Männer. Sie hielten sich vielleicht für leidenschaftslose Forscher, die die Wissenschaft vorantrieben, indem sie sich nur an die Tatsachen hielten. Doch selbst wenn wir dies zugeben, können wir ihre Urteile in Frage stellen, und zwar nicht bloß, weil ihre Beweismaterialien dünn und ihre Argumente trügerisch waren. Wir können den relativen Mangel an Auseinandersetzung mit der voraussichtlichen Nutzung dieser ´wissenschaftlichen Untersuchungen´ feststellen." (CHOMSKY 1975)

Das Morgen:

Um der Versuchung zu widerstehen, die Zukunft vorherzusagen, beschränke ich mich auf die Formulierung von Orientierungspunkten:

* Die Kinder- und Jugendpsychiatrie muss einen Perspektivwechsel vollziehen; wir müssen lernen, unser Handeln und unsere Institutionen aus der Sicht der Klienten zu betrachten.

* Aus dieser Perspektive müssen strukturelle Konsequenzen abgeleitet werden. Dies bedeutet eine Veränderung unserer Institutionen.

* Im Zentrum unserer wissenschaftlichen Forschung muss die Abbildung dynamischer Prozesse anstatt der Bemühungen um Klassifikation und lineare Kausalitätsbeschreibung stehen. Dies bedeutet, Widersprüche zu akzeptieren und abzubilden.

„Geboten und gefordert ist eine neue Gestalt von Radikalität. Geboten und gefordert ist die Aufdeckung der Widersprüche, nicht deren Ächtung oder Verleugnung oder Verbrämung. Der Diskurs über die Würde des Menschen beginnt und endet nicht am Ideenhimmel der Philosophen, sondern in der gesellschaftlichen Praxis." (BASGLIA, BASAGLIA-ONGARO 1975)

* Subjektwissenschaftliche Positionen müssen eine zentrale Stellung in der Theoriebildung und wissenschaftlichen Forschung einnehmen. Möglicherweise liefert die Lebensqualitätsforschung Ansatzpunkte in dieser Richtung.

Zusammenfassung:

Ich kann Ihnen die Antwort auf die eingangs gestellte Frage: „Ist die Kinder- u. Jugendpsychiatrie auf dem Weg vom Gestern ins Morgen?" nicht geben. Der Widerstreit der inhaltlichen Positionen geht weiter.

Festzuhalten ist, dass Strukturen nicht imstande sind, vor Fehlentwicklungen zu schützen - es geht immer um Inhalte!

Von zentraler Wichtigkeit wird es sein, das traditionelle, stark biologistisch geprägte Krankheitsmodell zu überwinden, ohne damit eine Abkehr von der rationalen Wissenschaft zu vollziehen. Jedenfalls müssen wir die Abkehr von linearen „wenn-dann" - Modellen rasch vollziehen. Neue Modelle fehlen in unserem Wissenschaftsbereich noch weitgehend. Vielleicht können wir in der Entwicklung der modernen Naturwissenschaften (vgl. PRIGOGINE, STENGERS 1980) Anleihen nehmen.

Literatur

BASGLIA F., BASAGLIA-ONGARO Franca (Hrsg.): Befriedungsverbrechen. Über die Dienstbarkeit der Intellektuellen. Europ. Verlangsanstalt, Frankf./M. 1980 (ital. Orig. 1975)

BAUMANN Ruth, KÖTTGEN Charlotte, GROLL Inge, KRETZER Dieter: Arbeitsfähig oder unbrauchbar. Die Geschichte der Kinder- u. Jugendpsychiatrie seit 1933 am Beispiel Hamburgs. Mabuse, Frankfurt/M. 1994

CASTEL Robert: Vom Widerspruch der Psychiatrie. In: BASAGLIA F., BASAGLIA-ONGARO Franca (Hrsg.)1980 (ital. Orig. 1975)a.a.O.

CHOMSKY N.: Psychologie und Ideologie. In: BASAGLIA et al. 1975 (a.a.O.)

GÜSE H.G., SCHMACKE N.: Psychiatrie zwischen bürgerlicher Revolution und Faschismus I, II. Athenäum, Kronberg 1976

HARBAUER H., LEMPP R., NISSEN G. STRUNK P.; Lehrbuch der speziellen Kinder- u. Jugendpsychiatrie. Springer, Berlin 1971

JANTZEN W.:Eklektisch-empirische Mehrdimensionalität und der Fall Stutte. Zschr. Heilpädagogik 7,1993

KLEE Ernst:Irrsinn Ost, Irrsinn West. S. Fischer, Frankfurt / Main 1993

LEMPP R.: Die leichtgradige frühkindliche Hirnschädigung und das frühkindlich-exogene Psychosyndrom- eine Realität oder eine Legende? Krankenhauspsychiatrie 2, 197-200, 1991

MÜLLER-KÜPPERS M.: Kinderpsychiatrie und Euthanasie. In: HOHENDORF G., MAGULL-SELTENREICH A. (Hrsg.) Von der Heilkunde zur Massentötung. Wunderhorn, Heidelberg,1990

ÖSTERR. GESELLSCHAFT F. Kinder- u. JUGNEDNEUROPSYCHIATRIE (ÖGKJNP)Resolution auf der 18. Jahrestagung, Klagenfurt, 1994

PRIGOGINE I., STENGERS Isabelle: Dialog mit der Natur. Piper, München 1980

RETT A.: Die schulische Integration geistig behinderter Kinder- ein ärztliches-schulärztliches Problem. Mitteil. Österr. Sanitätsverwaltung 88, 177-80,1987

RETT A.: Klinische, genetische, juridische und soziale Aspekte bei der Sterilisation geistig behinderter Jugendlicher. In MÜLLER-KÜPPERS M., SPECHT F. (Hrsg.): Recht-Behörde- Kind. Huber, Bern 1979

SCHNIER Elke B.: Zur geschichtlichen Entwicklung der psychosozialen Versorgung seelisch erkrankter Kinder und Jugendlicher in Lübeck seit 1900. Unveröffentl. Dissert., Med. Univ. Lübeck 1991

SEIDEL R., MEYER H., SÜßE Th: Hilfreiche Anpassung- hilflose Fügung. Psychiatr. Praxis 14, 1987

WIESBAUER Elisabeth: Das Kind als Objekt der Wissenschaft. Löcker, Wien 1982

Kinderpsychiatrie in der NS-Zeit – Ordnungs- und Vernichtungspolitik in Kooperation mit Pädagogik und Jugendfürsorge[1]

Child Psychiatry in the Time of Nazi Regime – Policy of Order and Killing in Cooperation with the Systems of Education and Welfare

Summary

The historical research about the social function of child psychiatry toke place much later than the research about the participation on „euthanasia". The functions of child psychiatry in Austria in the time of Nazi regime were: the participation on the policy of order, the realization of selection and of killing. From the analysis of documents of youth welfare in Vienna we know, that the function of "order-policy" was dominant in the early years of NS-regime.

Key-words: NS-regime, child psychiatry, youth welfare, euthanasia

Zusammenfassung

Die der soziale Funktion der Kinder- und Jugendpsychiatrie wurde viel später zum Gegenstand historischer Forschung als ihre Beteiligung an der „Euthanasie". Die Funktionen der Kinder- und Jugendpsychiatrie in Zeit der NS-Herrschaft bestanden in der Mitwirkung an der nationalsozialistischen Ordnungspolitik, in der Durchführung der Auslese (Differenzierung zwischen „Brauchbaren" und „Unbrauchbaren" nach biologischen und sozialen Kriterien) und in der Legitimation und Durchführung der Vernichtung. Die Analyse von Jugendfürsorgeakten zeigt, dass die „ordnungspolitischen" Aufgaben von Kinderpsychiatrie und Jugendwohlfahrt in den frühen Jahren der NS-Herrschaft in Österreich einen wichtigen Platz einnahmen.

Schlüsselwörter: NS-Herrschaft, Kinderpsychiatrie, Jugendwohlfahrt, Euthanasie

In der wissenschaftlichen Forschung über die Psychiatrie in der NS – Zeit stand über viele Jahre die Tötung psychisch kranker und behinderter Menschen (die „Euthanasie") im Zentrum (Klee 1985, Roer u. Henkel 1986, Berger 1988, Nedoschill u. Castell 2001). Für die Wiener psychiatrische Anstalt „Steinhof" wurde im Rahmen dieser Forschung nachgewiesen, dass 1940 / 41 etwa 3200 Pfleglinge in die Vernichtungsanstalt Schloss

---

1   Quelle: BERGER E. Kinderpsychiatrie in der NS – Zeit – Ordnungs- und Vernichtungspolitik in Kooperation mit Pädagogik und Fürsorge. Schriftenreihe der Deutschen Gesellschaft für Geschichte der Nervenheilkunde. 15, 229-237, 2009

Hartheim transportiert wurden und weitere 3500 Patienten in den Jahren 1941-45 durch Hungersterben ums Leben kamen. Zwischen 25. August 1940 und 3. Juni 1945 starben mindestens 789 Kinder und Jugendliche im Komplex „Am Spiegelgrund", der sich auf dem Gelände des „Steinhof" befand. In Österreich war das Thema bis in die jüngste Vergangenheit in der öffentlichen Diskussion durch die Lebensgeschichte des Euthanasiearztes Heinrich Gross präsent, der eine in der NS-Zeit angelegte Sammlung von Hirnpräparaten behinderter Kinder im Rahmen des Boltzmann-Instituts bis in die 1990-er Jahre bewahrte und für wissenschaftliche Publikationen nutzte. Gross wurde für seine Mitwirkung an der Tötung von Kindern nie verurteilt (Czech 2002a). Erst im Jahre 2002 erfolgte die feierliche Beisetzung der Überreste der getöteten Kinder im Rahmen eines Staatsaktes der Republik Österreich. Im Diskurs dieser Jahre fand die weiterreichende soziale Funktion, die die Psychiatrie erfüllte, vorerst wenig Beachtung. Diese Funktion mit Fokus auf die Kinder- und Jugendpsychiatrie und deren Kooperation mit den Nachbardisziplinen der Jugendfürsorge und Pädagogik steht im Zentrum dieses Beitrags.

Die Frühgeschichte der Kinder- und Jugendpsychiatrie

Die Jahre 1937 – 45 stellen gewissermaßen die Frühgeschichte der europäischen Kinder- und Jugendpsychiatrie dar. 1937 fand der 1. Internationale Kongress für Kinderpsychiatrie unter der Präsidentschaft von Heuyer in Paris statt. 1939 wurde die Deutsche Arbeitsgemeinschaft für Kinderpsychiatrie in Wiesbaden und 1940 die Deutsche Gesellschaft für Kinderpsychiatrie und Heilpädagogik in Wien gegründet. Über den Wiener Gründungskongress, der unter dem Vorsitz von Paul Schröder und der Schriftführung von Werner Villinger stattfand, schreibt Manfred Müller-Küppers: „Da entwickelt sich das eigene Fachgebiet, wie in anderen europäischen Ländern ...im Konsens zu einer Gemeinschaft von Ärzten und Pädagogen .... Die Mehrzahl der Beiträge ist untadelig und nur vereinzelt werden ideologische Tendenzen erkennbar, die peinlich wirken... Die deutsche Kinder- und Jugendpsychiatrie ist wegweisend und auf dem Prüfstand internationaler kollegialer Zusammenarbeit fast untadelig. ... Und was passiert in Wirklichkeit? Kinder werden ihren Eltern entzogen und fremdbestimmt.... Man misshandelt und quält Kinder auf vielfältige Art. Man lässt sie verwahrlosen, man spritzt sie ab und vergiftet sie. Man experimentiert mit ihnen und benutzt sie als Versuchskaninchen, lässt sie verhungern. Man bringt sie auf jedwede Art vom Leben zum Tode.... Wie konnte das geschehen? Und wer ist „man"? (Müller-Küppers 1998). Müller-Küppers differenziert die handelnden Personen nach 4 Kategorien: Erwachsenen-Psychiater und Pädiater, die Kinder zum Forschungsgegenstand machten und zu Schreibtischtätern wurden (z.B. H.P. Nitsche, C. Schneider, Heyde und Catel); Kinderpsychiater im engeren Sinne, die an dem Forschungs- und Tötungsprogramm beteiligt waren (z.B. Heinze) oder sich als Gutachter einbeziehen ließen (z.B. Villinger); Ärzte, die an Kinderfachabteilungen tätig waren und - nachdem sie in das Euthanasieprogramm eingeweiht wurden - sich zur Mitwirkung bereit erklärten und auch an Tötungsaktionen teilhatten (z.B. Hefter in Berlin-Wiesengrund, Deussen in Heidelberg o.ä.) – in diese Gruppe gehört auch Heinrich Gross in Wien; Kinderpsychiater an universitären oder außeruniversitären Einrichtungen, die sich nicht unmittelbar an Tötungen beteiligten (z.B. Stutte, v. Stockert) oder diese an sich vorbei führten (H.A. Schmitz in Bonn). Aktiver Widerstand ist auch im Rahmen der Kinderpsychiatrie nicht bekannt. Besonders zu erwähnen ist Werner Villinger (1887 – 1961), der nach 1945 eine Zentralfigur der deutschsprachigen Kinderpsychiatrie war. Als charakteristische Punkte aus seiner Biographie, die im Detail nachzulesen ist bei Holtkamp (2002), seien erwähnt: die Sterilisationsbefürwortung in einer Publikation 1926, in der er über die Bekämpfung der psychischen Degeneration schreibt; die Feststellung im Rahmen eines Vortrags 1933, dass endogen arbeitslose Jugendliche besonders häufig kriminell werden, seine NSDAP – Mitgliedschaft (seit 1937) und seine Tätigkeit als Euthanasie-Gutachter (ab 1941). Holtkamp fasst Villingers Rolle in der NS-Zeit mit der Formulierung der „zögerlichen" Mitarbeit an der T4-Aktion zusammen und schreibt: „Mit der Freigabe seiner psychiatrischen Patienten für Menschenversuche und der Beteiligung an der ‚Euthanasie'-Mordaktion war der ethisch-moralische Tiefstand seiner psychiatrischen Karriere erreicht" (Holtkamp 2002, S110). 1946 erhielt Villinger einen Lehrstuhl an der Universität Marburg (Nachfolge von E. Kretschmer), deren Rektor er 1955/56 war.

Die Kinder- und Jugendpsychiatrie stand in enger Kooperation mit der Jugendfürsorge, beteiligte sich an den Tötungsaktionen vor allem im Rahmen der „Kinderfachabteilungen" und erstellte Befunde und Gutachten, die zur Einweisung in die Jugend-KZ's Moringen (für Jungen) und Uckermark (für Mädchen) beitrugen. Diese Funktion der Kinder- und Jugendpsychiatrie hatte 1945 kein klares Ende gefunden, da die biologistischen Konzepte nicht diskutiert oder gar überwunden wurden. Erst in den 1990-er Jahren wurde dies zum Inhalt des wissenschaftlichen Diskurses gemacht (Baumann et al. 1994, Berger 1997, Beddies u. Hübener 2004, Berger 2007). Ein interdisziplinäres Wiener Forschungsprojekt war in diesem Kontext vor allem der Kooperation zwischen Kinderpsychiatrie, Pädagogik und Jugendwohlfahrt gewidmet um auf diese Weise – neben den bereits bekannten Fakten der „Euthanasie" – die sozialen Funktionen aufzudecken (Berger 2007).

Kinder und Jugendliche als Opfer der NS – Sozialverwaltung in Wien

Die Absicht, die dem System zugrunde lag, war die Selektion nach dem Gesichtspunkt der „Aufwandwürdigkeit": Aufgabe der sozialen Systeme (Pädagogik, Jugendfürsorge, Kinderpsychiatrie) war es, Jugendliche mit abweichendem Verhalten nach dem pädagogischen Aufwand zu differenzieren, der gesellschaftlich geleistet werden sollte, um sie an die damaligen gesellschaftlichen Normen und Erwartungen anzupassen. Die Strukturen der Systeme waren ein Abbild dieses Grundgedankens; sie waren nach den Prinzipien der „Aufwandwürdigkeit" abgestuft. Die Grundstrukturen wurden unmittelbar nach der Okkupation Österreichs entwickelt: 1938 durch das Gesetz zur Vereinheitlichung des Gesundheitswesens, das die Systeme des Gesundheitswesens und der Jugendwohlfahrt in einer gemeinsamen organisatorischen Struktur zusammenfasste sowie durch die Jugendwohlfahrtsverordnung 1940. Der Nationalsozialistischen

Volkswohlfahrt (NSV) wurde die Zuständigkeit für die „erbgesunden" Minderjährigen übertragen, den Heimen – viele davon unter konfessioneller Führung – die Verwahrung der „Abnormen". Wie diese Personengruppe verstanden wurde, zeigt die Kartei zur „Erfassung der negativen Auslese Groß-Wiens": Geisteskranke und Psychopathen, Trinker, Prostituierte, schwer erziehbare und psychopathische Kinder aus asozialen Familien (Gesundheitsamt 1939); die geschätzte Gesamtzahl umfasste 15 % der damaligen Wiener Bevölkerung. Die genannte Personengruppe der „schwer erziehbaren und psychopathischen Kinder", die auf dem Wege der „Zentral – Kinderübernahmsstelle" erfasst wurden, wird mit 40.000 angegeben. Diese Kinder und Jugendlichen waren die Patienten der Kinder- und Jugendpsychiatrie, die Klienten der Jugendfürsorge und die Schüler der Sonderschulen.

Folgende Strukturen dienten der Administration und Selektion in diesen Bereichen (Berger 2007): Pädagogik und Fürsorge außerhalb von (stationären) Institutionen fand in Schulen und Sonderschulen statt, wo der Einfluss der Nationalsozialisten ideologisch und administrativ rasch zunahm. Gegen diese Tendenz gab es zwar eine punktuelle „Hinhaltetaktik" einzelner Akteure aber keinen offenen Widerstand. Der außerschulische Bereich war durch die Strukturen der Hitlerjugend (HJ) dominiert. Die Beurteilung der Eignung von Pflegefamilien lag im Kompetenzbereich der NSV. Im stationären Bereich der Jugendfürsorge bestand ein umfangreiches und gestuftes System von Heimen, deren zentrale administrative Drehscheibe die „Kinderübernahmsstelle" war. Teil dieses Systems war der Komplex „Spiegelgrund", der aus mehreren Teilinstitutionen bestand. Die Endstationen des Systems, die zur Vernichtung oder Verwahrung dienten waren Teile des „Spiegelgrund" (insbesondere die „Kinderfachabteilung") sowie die beiden „Jugendschutzlager" Uckermark (gegründet 1941 – für Mädchen) und Moringen (gegründet 1940 – für Knaben).

Im Komplex „Spiegelgrund" waren Institutionen der Fürsorge und der Kinderpsychiatrie zusammengefasst (Dahl 1998, Czech 2002b, Malina 2007): Die „städtische Fürsorgeanstalt" (insgesamt 640 Betten), die 1940 eingerichtet wurde, umfasste ein Durchzugsheim, ein Erziehungsheim (3 Dauergruppen) einschließlich der „Kinderfachabteilung" des Reichsausschusses („Rechtsausschuss zur wissenschaftlichen Erfassung von erb- und anlagebedingten schweren Leiden sowie von debilen, bildungsunfähigen Minderjährigen"); überdies war die „Heilpädagogische Klinik" oder „Nervenklinik" Teil des Komplexes, dessen Struktur und Namensgebung im Laufe der knapp 6 Jahre seines Bestehens mehrfach geändert wurde.

Die Funktionen der Kinder- und Jugendpsychiatrie in diesen Strukturen bestanden in der Mitwirkung an der nationalsozialistischen Ordnungspolitik, in der Durchführung der Auslese (Differenzierung zwischen „Brauchbaren" und „Unbrauchbaren" nach biologischen und sozialen Kriterien) und in der Legitimation und Durchführung der Vernichtung.

Die Geburtsjahrgänge 1931 und 1938

Aus der Kartei der „Kinderübernahmsstelle" wurden 2 Geburtsjahrgänge (Böhler 2007; Jandrisits 2007) ausgewählt und die Wege der Kinder durch das System der NS-Sozialverwaltung analysiert.

Geburtsjahrgang 1931:

Insgesamt sind N=1153 Überstellungen (m=715 / w 438) dokumentiert, bei denen N= 2273 Überstellungsgründe (inkl. Mehrfachnennungen, wobei durchschnittlich 2 Gründe pro Kind angeführt sind) angeführt sind. Der Begriff „Überstellungen" beschreibt die Abnahme der Kinder aus ihren Herkunftsfamilien und die Zuweisung an die Kinderübernahmsstelle (KÜSt), die in diesem Kontext aus als Durchgangsheim fungierte. Der weitere Weg durch das System der Erziehungsheime – insgesamt wurden 80 Heime dokumentiert und viele Kinder absolvierten in diesem System mehrere Stationen – wird als „Folge – Überstellungen" bezeichnet, die folgendermaßen verteilt waren: 1149 in das KÜSt-Dauerheim, 418 auf den „Spiegelgrund", 175 in Pflegefamilien, 280 in diverse Erholungsheime, die übrigen mit unterschiedlicher Häufigkeit in die zahlreichen weiteren Heime.

Geburtsjahrgang 1938:

Insgesamt sind 1033 Überstellungen dokumentiert mit 1952 Überstellungsgründen. Die Folge-Überstellungen: 609 erfolgten in das Dauerheim in der Kinderübernahmsstelle, 49 auf den „Spiegelgrund", 568 zu Pflegefamilien und 581 kamen zurück zu den Eltern, 1220 in weitere Heime.

Bezieht man das Alter der Kinder auf die Zeit der NS-Herrschaft in Österreich so ist festzuhalten, dass die Kinder des Geburtsjahrganges 1931 zum Zeitpunkt der Okkupation (März 1938) die 1. oder 2. Klasse besuchten und im Jahre 1945 vor dem Ende ihrer Schullaufbahn standen. Die Kinder des Geburtsjahrganges 1938 kamen zum Zeitpunkt der Okkupation zur Welt und waren 1945 in der 1. oder 2. Klasse. Der Vergleich der Überstellungsgründe zeigt deutliche Unterschiede zwischen den beiden Geburtsjahrgängen, wobei wir für den Vergleich Gruppenbildungen der Überstellungsgründe vornehmen.

Die Kategorie „subjektorientierte Zuschreibungen" enthält vorwiegend folgende Begriffe: schwer erziehbar, verwahrlost, gefährdet, sittliche Gefährdung, sexuell triebhaft, Durchgeher, Fürsorgeerziehung. Manche dieser Begriffe stehen kinderpsychiatrischen Diagnosen nahe.

Die Kategorie „Soziale Belastung der Familie" enthält vorwiegend folgende Begriffe: Obdachlos, delogiert, schlechte häusliche Verhältnisse, mittellos, arbeitslos, Kindeseltern in Arbeit, unbekannten Aufenthalts, Vater eingerückt (Jg. 1938 N=13)

Im Geburtsjahrgang 1931 dominieren die subjektorientierten Zuschreibungen mit 42,1% (im Vergleich zu 21,7% soziale Belastungen), während beim Geburtsjahrgang 1938 die sozialen Belastungen der Familie mit 64,9% deutlich überwiegen (im Vergleich zu 17,2%). Die Gründe obdachlos / mittellos wurden beim Geburtsjahrgang 1931 in 160 Fällen als Überstellungsgrund angeführt, im Geburtsjahrgang 1938 in 350 Fällen.

Tab. 1

Überstellungsgründe	Jg 31	Jg 38
Subjektorientierte Zuschreibungen	957 (42,1%)	336 (17,2%)
Soziale Belastungsfaktoren d. Familie	493 (21,7%)	1266 (64,9%)
Familiäre Bedingungen (Scheidung...)	295 (13,0%)	99 (5,1%)
Behindert, pflegebedürftig,	92 (4,0%)	71 (3,6%)
Sonstige Elterngründe	257 (11,3%)	122 (6,25%)
Sonstige Kindergründe	26 (1,1%)	19 (1,0%)
Eltern kriminell	101 (4,4%)	53 (2,7%)
Hamburg	29 (1,3%)	
Unbek., sonst.	23 (1,1%)	

Eine Interpretation dieser Daten ist nur mit großer Vorsicht möglich, da bei der Aktenauswertung eine Dokumentation des Alters zum Zeitpunkt der Überstellung nicht möglich war. Wenn wir uns auf dem Hintergrund dieses Wissensmangels auf die allgemeine Erfahrung stützen, dass die Überstellungshäufigkeit zwischen 6 – 14 Jahren größer ist als davor (wenn man von den Neugeborenen- und Säuglingsüberstellungen absieht), dann ist anzunehmen, dass die Kinder des Geburtsjahrganges 1931 vorwiegend in den frühen Jahren der NS-Herrschaft überstellt wurden. Daraus wiederum ist die Schlussfolgerung abzuleiten, dass in diesen frühen Jahren unter den Überstellungsgründen die subjektorientierten Zuschreibungen dominierten, in den späten Jahren hingegen die sozialen Belastungen.

In weiterer Verallgemeinerung kann dieser Umstand auch so formuliert werden, dass in den frühen Jahren der NS-Herrschaft die soziale Ordnungsfunktion (Sanktionierung abweichenden Verhaltens) der Institutionen Kinderpsychiatrie und Jugendwohlfahrt im Vordergrund stand und in den späten Jahren – wohl auch im Zusammenhang des Krieges – die Überstellung als Mittel der Kompensation sozialer Not eingesetzt wurde. Die Gründung der „Endstationen" des Systems – Spiegelgrund und Jugend-KZ's – erfolgte um 1940 auf dem Hintergrund einer Diskussion zum Überbelag der Heime der Jugendfürsorge.

Offenbar fand also um 1940 eine „Optimierung" der Systemstrukturen statt: der Raumgewinn, der durch die T4-Mordaktion in der psychiatrischen Anstalt zu verzeichnen war, wurde – zumindest teilweise (in Konkurrenz zum Bedarf nach Lazarettraum für die Kriegsverletzten) – den ordnungspolitischen Aufgaben von Jugendwohlfahrt und Jugendpsychiatrie gewidmet unter gleichzeitiger Schaffung von „Endstationen" zur Tötung und Sicherheitsverwahrung.

Bibliographie:

Baumann R., Köttgen Ch., Grolle I., Kretzer D (1994): Arbeitsfähig oder unbrauchbar? Die Geschichte der Kinder- und Jugendpsychiatrie seit 1933 am Beispiel Hamburgs. Mabuse-Verlag, Frankfurt/M.

Beddies Th., Hübener K. (2004): Kinder in der NS-Psychiatrie. Be.bra-Wissenschaftsverlag, Berlin-Brandenburg

Berger E (1988).: Psychiatrie im Faschismus. Behinderte Menschen 11, 5, 5962

Berger E.(1997): Ist die Kinder- und Jugendpsychiatrie auf dem Weg vom Gestern ins Morgen? (S 8-15) In: U.KNÖLKER (Hrsg.) : Aktuelle Probleme und Zukunftsperspektiven der Kinder- und Jugendpsychiatrie und Psychotherapie. Shaker Verlag, Aachen

Berger E (Hrsg.) (2007a): Verfolgte Kindheit – Kinder und Jugendliche als Opfer der NS-Sozialverwaltung. Böhlau-Verlag, Wien

Berger E. (2007b): Die Kinder- u. Jugendpsychiatrie in Österreich – Entwicklungen und Wandel. In THUN-HOHENSTEIN L. (Hrsg.): Kinder- und Jugendpsychiatrie in Österreich vom „Gestern" zum „Morgen". Krammer-Verlag, Wien

Böhler R. (2007): Die Auswertung der Kinderkarten der Geburtenjahrganges 1931 der Wiener Kinderübernahmestelle. In: Berger E (Hrsg.): Verfolgte Kindheit. A.a.O.

Czech H (2002a): Der Fall Heinrich Gross. In: Siegfrieds Köpfe. Rechtsextremismus, Rassismus und Antisemitismus an der Universität, Kontext XXI 7-8/01; 1/02, Wien

Czech H (2002b): Selektion und Kontrolle. Der „Spiegelgrund" als zentrale Institution der Wiener Jugendfürsorge zwischen 1940 und 1945, in: Eberhard Gabriel/Wolfgang Neugebauer (Hrsg.): Von der Zwangssterilisierung zur Ermordung. Zur Geschichte der NS-Euthanasie in Wien Teil II, Böhlau-Verlag, Wien (S 165-187)

Gesundheitsamt (1939): Bericht über die bisher geleistete Arbeit in der Abteilung II des Gesundheitsamtes vom 28.7.1939. Dokumentationsarchiv d. Österr. Widerstandes, ohne Aktenzahl

Holtkamp M (2002): Werner Villinger (1887 – 1961) – Die Kontinuität des Minderwertigkeitsgedankens in der Jugend- und Sozialpsychiatrie. Matthiesen-Verlag, Husum

Jandrisits V (2007): Die Auswertung der Kinderkarten des Geburtenjahrganges 1938 der Wiener Kinderübernahmestelle. In: Berger E (Hrsg.): Verfolgte Kindheit. A.a.O.

Klee E (1985): „Euthanasie" im NS-Staat; die „Vernichtung lebensunwerten Lebens". Fischer, Frankf./Main

Malina P (2007): Zur Geschichte des „Spiegelgrunds". In Berger E (Hrsg.): Verfolgte Kindheit a.a.O.

Müller-Küppers M (1998): Die Entwicklung der Kinder- und Jugendpsychiatrie im Nationalsozialismus. Spektrum d. Psychiat., Psychother. Nervenheilk. 27, 122-129

Nedoschill J, Castell R (2001): „Kindereuthanasie" während der nationalsozialistischen Diktatur: Die „Kinderfachabteilung" Ansbach in Mittelfranken. Praxis Kinderpsychol. Kinderpsychiat. 50, 192-210

Roer D, Hekel D (1986): Psychiatrie im Faschismus; die Anstalt Hadamar 1933-1945. Psychiatrie-Verlag, Bonn 1986

Jugendwohlfahrt und Fürsorge im National-sozialismus[1]

Die einen und die anderen Jugendlichen

Das Wiener Gesundheitsamt – damals eine gemeinsame Organisationseinheit mit der Jugendwohlfahrt – berichtete am 28. Juli 1939 über die von der Abteilung II geleistete Arbeit bei der Erstellung einer Kartei der negativen Auslese Groß-Wiens, in der „40.000 vorwiegend schwer erziehbare und psychopathische Kinder aus asozialen Familien" enthalten sind[2]. Diese Kinder waren die potenziellen KlientInnen, in vielen Fällen eher Opfer der Jugendwohlfahrt. Aber natürlich war die Zahl junger Menschen viel größer. Um die Funktion der Jugendwohlfahrt zu verstehen, ist es notwendig, diejenigen Jugendlichen zu erkennen, die in das Tätigkeitsfeld der Jugendwohlfahrt gerieten.

„Für die Mehrzahl der jungen Deutschen bedeutete der Nationalsozialismus nicht Diktatur, Redeverbot und Unterdrückung, sondern Freiheit und Abenteuer. Sie sahen darin eine Verlängerung der Jugendbewegung, ein körperliches und geistiges Anti-aging- Programm (...) Die spätere DDR setzte zur Kontrolle ihrer 17 Millionen Bürger 190 000 hauptamtliche (...) Stasi-Spitzel ein, die Gestapo zählte 1937 (...) knapp 7000 Mitarbeiter, der Sicherheitsdienst deutlich weniger. Sie reichten, um 60 Millionen im Auge zu behalten. Die allermeisten bedurften keiner Überwachung".[3]

Götz Aly charakterisiert diesen Umstand der breiten Zustimmung der Menschen – auch und vor allem der jungen Menschen – zur Nazidiktatur mit dem Begriff „Volksstaat" . Dieser Umstand darf nicht übersehen werden, wenn wir die Rolle der Jugendfürsorge in der NS-Zeit verstehen wollen.

Einer der wesentlichen Gründe für diese Zustimmung war die Überwindung der Arbeitslosigkeit der Zwischenkriegszeit. Jürgen Kuczinsky zitiert aus einer Broschüre des Arbeitsamtes Düsseldorf des Jahres 1926: „Die Erwerbslosigkeit der Jugendlichen stellt innerhalb der umfangreichen Aufgaben der Erwerbslosenfürsorge überhaupt ein Sonderproblem dar (...) Es liegt (...) darin begründet, daß die Erwerbslosigkeit (...) eine ganz bestimmte in Entwicklung (...) begriffene Altersschicht trifft."[4] „Ja, ein irgendwie geordnetes Leben mit einer irgendwie sie interessierenden Arbeit war von entscheidender Bedeutung für die arbeitslosen Jugendlichen (...) In einem Bericht vom Jahre 1932 heißt es, die Gefährdetenpolizei einer großen Stadt (...) stellte beinahe 400 junge Mädchen und Frauen, die in Gefahr standen, der Verwahrlosung (...) zu verfallen (...) 11 Mädchen waren noch keine 14 Jahre, weitere 134 unter achtzehn Jahre, über zwei

1   Quelle: BERGER E.: Jugendwohlfahrt und Fürsorge im Nationalsozialismus. In: Bundesjugendvertretung (Hrsg.) „ Geraubte Kindheit. Kinder und Jugendliche im Nationalsozialismus" (S 87-96). Edition Mauthausen, Wien 2010
2   Gesundheitsamt (1939)
3   Aly (2005)
4   Kuczinsky (1982): S. 106

Drittel waren arbeitslos."[5] Jugendarbeitslosigkeit war am Ende der 1920-er Jahre ein riesiges Problem.

Mit der Machtübernahme durch die Nationalsozialisten begann eine langsame, aber deutliche Veränderung dieser Situation. „Gar nicht hoch genug kann man den Einfluß der faschistischen Herrschaft auf die Atmosphäre des Alltags der Arbeiter einschätzen. Es gab wieder reale Hoffnung auf Arbeit. (...) Im Durchschnitt des Jahres 1937 war die Arbeitslosigkeit zum ersten Mal geringer als 1928 (...) Und nun hatten sie richtige, bezahlte, gesicherte Arbeit – auch wenn der Teufel ihr Unternehmer und Ausbeuter war. (...) So spiegelt die ... Entwicklung der Beschäftigtenzahlen deutlich die zunehmende Konzentrierung der Wirtschaft auf die Aufrüstung wider."[6]

Halten wir fest: Ein großer Teil der Jugendlichen – insbesondere aus der Arbeiterjugend – profitierte von der Politik der Nationalsozialisten; jedenfalls bis zum Beginn des Krieges 1939. Dementsprechend gab es wenigstens zwei Gruppen von Jugendlichen, die nichts mit der Jugendfürsorge zu tun hatten: diejenigen, die sich den Nazis begeistert anschlossen und in die NS-Jugendorganisationen eintraten und diejenigen, die sich als „Mitläufer" so verhielten, daß sie dem System nützten oder es zumindest nicht störten. „Selbst unter den Bedingungen eines terroristischen Regimes wie dem Nationalsozialismus ereignete sich die An- und Einpassung in der Regel nicht so sehr unter dem Druck konkreter persönlich erlebter Gewalt, sondern als Ergebnis eines ‚sanften' Konformitätsdrucks."[7] Das waren jene Jugendlichen, die von der NS-Pädagogik als „nützlich" klassifiziert wurden, deren Entwicklung und Karriere gefördert wurde.

Diesen beiden Gruppen standen jene Jugendlichen gegenüber, die im Rahmen der NS-Aussonderungspädagogik als „unbrauchbar" bezeichnet wurden – Randgruppen, die den von der NS-Ideologie vorgegebenen Lebensformen distanziert bis feindlich gegenüberstanden, aber nicht unbedingt in politischer Gegnerschaft. Solche abweichenden Jugendlichen gab es in Wien unter der Bezeichnung „Schlurfs" (in Hamburg unter der Bezeichnung „Swingjugend"). Diese Gruppen waren durch Gemeinsamkeiten ihrer Lebensform – Kleidung, Freizeit, Musikvorlieben, Gruppenverhalten – charakterisiert. Sie hatten wiederholt Zusammenstöße mit der Hitlerjugend, die beispielsweise einen Streifendienst im Wurstelprater versah, da dort immer wieder „jugendliche Rechtsbrecher, Durchgänger und Vaganten aufgegriffen" wurden.[8] Arbeitsscheu war einer der häufigen Gründe für die Einschaltung der Jugendwohlfahrtsbehörde gegen abweichende Jugendliche, die sich in mehr oder weniger losen Gruppenstrukturen im Prater und anderen Gegenden Wiens aufhielten.

Jugendliche aus jüdischen Familien und Romafamilien wurden der Schule verwiesen und von ihren Lehr- und Arbeitsstellen gekündigt und gerieten auf diese Weise in die Gruppe der Arbeitsscheuen.[9]

---

5   Kuczinsky (1982): S. 118.
6   Kuczinsky (1982): S. 149, S. 151.
7   Malina (2007): S 92
8   Tantner (1993): S 40
9   Malina (2007).

Jugendliche, die dem politisch organisierten Widerstand[10] zuzurechnen und Teil illegaler oder halblegaler Organisationen waren – z.B. Sportorganisationen als Deckmantel politischer Tätigkeit - wurden bei ihrer Entdeckung direkt der Justiz (und nicht der Jugendwohlfahrt) überantwortet.

Die Institutionen der Jugendwohlfahrt, „die sich immer schon mit der Evidenthaltung randständiger Schichten der Gesellschaft beschäftigt hatten, waren an diesem Prozess (der Erfassung und Klassifizierung der Bevölkerung) nicht unwesentlich beteiligt. Identifizieren und Aussondern, Erfassen und Sortieren wurden zu einem wesentlichen Aufgabenbereich auch der Fürsorgeerziehung."[11] Die NS-Fürsorge hat diese Funktionen perfektioniert, aber nicht erfunden. Bereits seit Anfang des 20. Jahrhunderts war eine Entwicklung zu beobachten, die die Funktion der Fürsorge weg von der Hilfe und Unterstützung hin zur Kontrolle und Disziplinierung verschoben hatte. „In wachsendem Maße wurden Familienfunktionen von der Gemeinde übernommen, die Familien wurden einer wachsenden öffentlichen Kontrolle unterstellt, deren Maßstab das Bild der bürgerlichen Familie war – der Großteil der Fürsorgerinnen stammte aus diesem Milieu. Ziel fürsorgerischer Maßnahmen war es, die Diskrepanz zwischen diesem Bild und der sozialen Realität der Arbeiterfamilien durch Eingriffe und Kontrollmaßnahmen zu überbrücken."[12] Einer der zentralen Begriffe in der Tätigkeit der Jugendfürsorge war die Verwahrlosung: „Verwahrlosung wurde nun zu einem Kampfbegriff der Kinder- und Jugendfürsorge der Ersten Republik. Dieser Terminus inkludierte neben gesundheitlicher und sittlicher ‚Gefährdung' noch eine Reihe anderer Mißstände, wie etwa die Neigung zu Kriminalität und die ‚Schwererziehbarkeit' von Kindern und Jugendlichen. In weiterer Folge reichte er sogar so weit, instabile familiäre Verhältnisse, alle nicht einer Vollfamilie entstammenden und darin aufwachsenden Kinder und Jugendlichen als ‚verwahrlost' zu kategorisieren und damit zu ‚Fürsorgefällen' zu designieren. (...) 1925 wurden von insgesamt 6299 Kindern, die die Kinderübernahmsstelle passierten, 403 Kinder wegen ‚Verwahrlosung' überstellt. (...) Zusammenfassend läßt sich behaupten, daß unter dem Begriff der ‚Verwahrlosung' eine große Spanne von Ursachen (...) zusammengefaßt wurden, die (...) eines gemeinsam hatten: sie paßten nicht in ein Bild bürgerlichen Familienglücks."[13] Selektion und Ausgrenzung spielte in diesem Konzept eine tragende Rolle – bereits zu Zeiten der sozialdemokratischen Stadtverwaltung, deren Anliegen es war, „bevölkerungspolitisch produktives Menschenmaterial von unproduktivem Material"[14] zu trennen. Trotz dieser Gemeinsamkeit ist folgender Unterschied nicht unwesentlich: In der Zeit des „Roten Wien" ging es um die Unterscheidung zwischen den „vererbten" und den durch äußere Bedingungen „verursachten" Formen dissozialen Verhaltens. Das Anliegen sozialdemokratischer Politik war es, jene Familien zu unterstützen, die durch die Lebensbedingungen an den Rand gedrängt wurden. In der NS-Zeit stand hingegen die –weitgehend als erblich bedingt betrachtete – Gemeinschaftsfähigkeit bzw. Gemeinschaftswidrigkeit der Kinder im Mittelpunkt des diagnostischen Interesses.

---

10   Neugebauer (2008).
11   Malina (1993): S 12
12   Berger (2007): S 45
13   Wolfgruber (1997): S 115
14   Tandler, (1929, S 135)

Die Entwicklung der Kinder- und Jugendfürsorge in Europa ist als Produkt einer in verschiedenen Ländern durchaus vergleichbar ablaufenden Entwicklung seit der Wende zum 20. Jahrhundert zu sehen. Mit der Professionalisierung (Etablierung der Berufsfürsorge) sind zwei wichtige Tendenzen verknüpft: Der wachsende Einfluss anderer Spezialdisziplinen, insbesondere der Psychiatrie[15], mit zunehmender Anwendung biologistischer und eugenischer Konzepte, und die wachsende Kontrollfunktion, die zur Ausgrenzungspolitik führte, während die Funktionen der Hilfe und Unterstützung – insbesondere unter den Bedingungen wachsender wirtschaftlicher Not – in den Hintergrund traten. Die NS-Fürsorgepolitik stützte sich auf diese bereits bestehenden Denkmuster und Strukturen und perfektionierte sie zu einer Ausgrenzungs- und Vernichtungsmaschinerie.[16]

„Fürsorge" für wen?

Fürsorge im Sinne der Unterstützung und Hilfe kam nur denen zugute, die sich angepasst verhielten und war Aufgabe der NSV (Nationalsozialistische Volkswohlfahrt). „Eine Volkswohlfahrtspflege nationalsozialistischer Prägung ist grundsätzlich erbbiologisch und rassenhygienisch orientiert. Ihr gilt nicht der Satz von der Gleichheit der Staatsbürger. Sie weiß, daß die Erbanlage die Menschen ungleich in ihrem Wert für das Wohl des Ganzen macht.' So der Amtsleiter im Hauptamt für Volkswohlfahrt 1939. Im Prozeß dieser permanenten Deklassierung und Abwertung blieben letzten Endes vor allem auch jene Kinder auf der Strecke, die auf Grund ihrer Lernschwierigkeiten besondere Hilfe und Förderung gebraucht hätten. Ärzte und Angehörige des Pflegepersonals, FürsorgerInnen, ErzieherInnen, SonderschullehrerInnen, JuristInnen und Verwaltungsbeamten bedienten ein engmaschiges System der Erfassung, Verfolgung und Vernichtung nicht gewünschter, weil körperlich und geistig behinderter, *sozial auffälliger* und wegen ihrer *Rasse* von vornherein aus der nationalsozialistischen Volks-„Gemeinschaft" ausgeschlossener Kinder. Hilfsschulen und/oder Fürsorge- und Erziehungsheime wurden zu Instrumenten der *Auslese* und zum Ort der *Verwahrung* jener, die den *Normalen* beim Lernen und Tüchtigsein im Weg standen."[17]

Fassen wir nochmals den Bericht zur *negativen Auslese Groß-Wiens*[18] – die geschätzte Gesamtzahl umfaßte 15 Prozent der damaligen Wiener Bevölkerung – ins Auge, um zu sehen, wie der Kreis der Auszugrenzenden definiert wurde. Der Karteibestand der Kinderübernahmestelle wird in diesem Bericht mit 40.000 Karteikarten angeführt, die den Anteil der Kinder und Jugendlichen an der *negativen Auslese* ausmachen. Die zusammenfassende Charakterisierung der Kinder und Jugendlichen lautet: „vorwiegend schwer erziehbare und psychopathische Kinder aus asozialen Familien". Was ist mit diesen Begriffen gemeint?

Als „asozial" wurde in der NS-Terminologie jedes Verhalten bezeichnet, das nicht in das wie folgt beschriebene Erziehungsziel paßte: „... Ziel ist der körperlich und seelisch

---

15   Berger (1988).
16   Berger (2007).
17   Malina (2007).
18   Gesundheitsamt (1939).

gesunde Mensch, sittlich gefestigte, geistig entwickelte, beruflich tüchtige deutsche Mensch, der rassebewußt in Blut und Boden wurzelt und Volk und Reich verpflichtet und verbunden ist."[19]

Die „psychopathische Konstitution" war ein zentraler Begriff in den Anfängen der Kinderpsychiatrie und wurde aus den Konzepten der klassischen deutschen Psychiatrie der Jahrhundertwende abgeleitet. Eigenschaften wie „geborene Verbrecher, Lügner, Pseudoquerulanten, Haltlose, Gesellschaftsfeinde, Streitsüchtige"[20] oder „Versager, Störer, Schwächlinge, Unbeständige"[21] wurden als angeborene Persönlichkeitseigenschaften definiert, die Kinder bereits aufgrund von Vererbung aus ihrer Familie mitbrachten. Der so beschriebene Kreis junger Menschen war also die „Klientel" der Jugendfürsorge und wurde der *negativen Auslese* zugeordnet.

Die eingreifendste Maßnahme der Jugendfürsorge – die Abnahme des Kindes aus der Familie und Überstellung in eine öffentliche Erziehungseinrichtung – ist einer Analyse der historischen Akten am besten zugänglich und kann auch die Gründe erhellen, die Anlässe zum Eingreifen der Jugendfürsorge waren. Diese „Überstellungsgründe" konnten durch die Analyse der „Kinderkarten" (Fürsorgeakten in der Kinderübernahmestelle, die die Funktion der Erstaufnahme erfüllte – s. auch Abschn. 3) von zwei Geburtsjahrgängen gewonnen werden.[22] Bezieht man das Alter der Kinder auf die Zeit der NS-Herrschaft in Österreich so ist festzuhalten, daß die Kinder des Geburtsjahrganges 1931 zum Zeitpunkt der Okkupation (März 1938) die 1. oder 2. Klasse besuchten und im Jahre 1945 vor dem Ende ihrer Schullaufbahn standen. Die Kinder des Geburtsjahrganges 1938 kamen zum Zeitpunkt der Okkupation zur Welt und waren 1945 in der 1. oder 2. Klasse. In beiden Geburtenjahrgängen finden sich etwa gleiche Gesamtzahlen von Überstellungen (Jahrgang 1931: 1153 / Jahrgang 1938: 1033), aber deutliche Unterschiede in der Häufigkeit der Überstellungsgründe.

Fassen wir die Überstellungsgründe zur besseren Übersicht in Gruppen zusammen, so erfassen folgende Kategorien etwa 90 Prozent der Überstellungsgründe:

- Schwer erziehbar, verwahrlost, gefährdet, sittliche Gefährdung, sexuell triebhaft, Durchgeher, Fürsorgeerziehung etc. (Zusammenfassung: *subjektorientierte Zuschreibungen* – Gründe, die er Persönlichkeit des Kindes zugeordnet werden)
- Obdachlos, delogiert, schlechte häusliche Verhältnisse, mittellos, arbeitslos, Eltern in Arbeit, unbekannten Aufenthalts, einschließlich des Überstellungsgrundes ‚Vater eingerückt' (Jg. 1938 N=13) etc. (Zusammenfassung: *soziale Belastungen der Familie*)
- Scheidung, Eltern leben getrennt, Eltern für Erziehung ungeeignet (Vagantismus, Prostitution etc.), Mutter im Spital etc. (Zusammenfassung: *Familiäre Bedingungen* – Gründe, die dem Familiensystem zugeordnet werden)
- Sonstige Elterngründe (Lieblosigkeit, Behinderung d. Eltern etc.)

---

19   Mannlicher (1942)
20   Kraepelin (1904)
21   WOLLENBERG (1914)
22   Böhler (2007), Jandrisits (2007)

Die folgende Tabelle zeigt die Verteilung dieser Gründe in den beiden Geburtenjahrgängen.

Überstellungsgründe	Jg 31	Jg 38
Subjektorientierte Zuschreibungen	957 (42,1%)	336 (17,2%)
Soziale Belastungsfaktoren d. Familie	493 (21,7%)	1266 (64,9%)
Familiäre Bedingungen (Scheidung...)	295 (13,0%)	99 (5,1%)
Behindert, pflegebedürftig,	92 (4,0%)	71 (3,6%)
Sonstige Elterngründe	257 (11,3%)	122 (6,25%)
Sonstige Kindergründe	26 (1,1%)	19 (1,0%)
Eltern kriminell	101 (4,4%)	53 (2,7%)
Hamburg	29 (1,3%)	
Unbek., sonst.	23 (1,1%)	

Der Vergleich der Überstellungsgründe zeigt deutliche Unterschiede zwischen den beiden Geburtenjahrgängen. Im Geburtenjahrgang 1931 dominieren die subjektorientierten Zuschreibungen mit 42,1 Prozent (im Vergleich zu 21,7 Prozent soziale Belastungen), während beim Geburtenjahrgang 1938 die sozialen Belastungen der Familie mit 64,9 Prozent deutlich überwiegen (im Vergleich zu 17,2 Prozent). Die Gründe obdachlos / mittellos wurden beim Geburtsjahrgang 1931 in 160 Fällen als Überstellungsgrund angeführt, im Geburtsjahrgang 1938 in 350 Fällen.

Eine Interpretation dieser Daten ist nur mit großer Vorsicht möglich, da bei der Aktenauswertung eine Dokumentation des Alters zum Zeitpunkt der Überstellung nicht möglich war. Wenn wir uns auf dem Hintergrund dieses Wissensmangels auf die allgemeine Erfahrung stützen, daß die Überstellungshäufigkeit zwischen sechs und 14 Jahren größer ist als davor (wenn man von den Neugeborenen- und Säuglingsüberstellungen absieht), dann ist anzunehmen, dass die Kinder des Geburtsjahrganges 1931 vorwiegend in den frühen Jahren der NS-Herrschaft überstellt wurden. Daraus wiederum ist die Schlußfolgerung abzuleiten, daß in diesen frühen Jahren unter den Überstellungsgründen die subjektorientierten Zuschreibungen dominierten, in den späten Jahren hingegen die sozialen Belastungen. In weiterer Verallgemeinerung kann dieser Umstand auch so formuliert werden, daß in den frühen Jahren der NS-Herrschaft die soziale Ordnungsfunktion (Sanktionierung abweichenden Verhaltens) der Institutionen Kinderpsychiatrie und Jugendwohlfahrt im Vordergrund stand und in den späten Jahren – wohl auch im Zusammenhang des Krieges – die Überstellung als Mittel der Kompensation sozialer Not eingesetzt wurde.

Die Strukturen der Jugendfürsorge in der NS-Zeit

Die Einrichtungen der Jugendfürsorge kooperierten mit den anderen sozialen Systemen – der Pädagogik, der Kinderpsychiatrie - mit dem Ziel, Jugendliche mit abweichendem Verhalten nach dem pädagogischen Aufwand zu differenzieren, der gesellschaftlich geleistet werden sollte, um sie an die damaligen gesellschaftlichen Normen und Erwartungen anzupassen. Die Strukturen der Systeme waren ein Abbild dieses Grundgedankens; sie waren nach den Prinzipien der *Aufwandwürdigkeit* abgestuft. Die Grundstrukturen wurden unmittelbar nach der Okkupation Österreichs entwickelt: 1938 durch das Gesetz zur Vereinheitlichung des Gesundheitswesens, das die Systeme des Gesundheitswesens und der Jugendwohlfahrt in einer gemeinsamen organisatorischen Struktur zusammenfasste sowie durch die Jugendwohlfahrtsverordnung 1940, die die Tätigkeit des Jugendamtes auf eine neue gesetzliche Grundlage stellte. Das Jugendamt erhielt die Bezeichnung *Gaujugendamt,* die Bezirksjugendämter (zwischen 1940 und 1944 schwankte die Anzahl der Jugendämter zwischen 14 und 16) und Wohlfahrtsanstalten behielten ihre alte Bezeichnung bei. Nachdem die Kinder den Jugendämtern vorgestellt wurden, oblag die Entscheidung über die weitere Anstaltsunterbringung der Kinder dem Erziehungsberater des städtischen Jugendamtes. Im Einvernehmen mit dem Leiter der Kinderübernahmestelle und der Anstaltsärztin wurden die Kinder für die Abgabe in eine Pflegestelle, eine Erziehungsanstalt oder zur weiteren Beobachtung auf die Beobachtungsstation in das Zentralkinderheim zugewiesen. „Nach den abschließenden Befunden lag bei 80 Prozent der vorgestellten Kinder gemeinschaftswidriges (dissoziales) Verhalten, bei 15 Prozent Entwicklungsstörungen ohne gemeinschaftswidriges Verhalten vor, zwei Prozent hatten keine besonderen abwegigen Erscheinungen und drei Prozent wurden nicht abschließend beurteilt."[23]

Folgende Strukturen dienten der Administration und Selektion in diesen Bereichen:[24] Pädagogik und Fürsorge außerhalb von (stationären) Institutionen fand in Schulen und Sonderschulen statt, wo der Einfluss der Nationalsozialisten ideologisch und administrativ rasch zunahm. Gegen diese Tendenz gab es zwar eine punktuelle „Hinhaltetaktik" einzelner Akteure aber keinen offenen Widerstand. Der außerschulische Bereich war durch die Strukturen der Hitlerjugend (HJ) dominiert. Die Beurteilung der Eignung von Pflegefamilien lag im Kompetenzbereich der NSV. Im stationären Bereich der Jugendfürsorge bestand ein umfangreiches und gestuftes System von Heimen, deren zentrale administrative Drehscheibe die „Kinderübernahmestelle" war. Teil dieses Systems war der Komplex „Spiegelgrund", der aus mehreren Teilinstitutionen bestand. Die Endstationen des Systems, die zur Vernichtung oder Verwahrung dienten, waren Teile des „Spiegelgrund" (insbesondere die „Kinderfachabteilung") sowie die beiden „Jugendschutzlager" Uckermark (gegründet 1941 – für Mädchen) und Moringen (gegründet 1940 – für Knaben).[25]

Im Komplex „Spiegelgrund" waren Institutionen der Fürsorge und der Kinderpsychiatrie zusammengefaßt.[26] Die „städtische Fürsorgeanstalt" (insgesamt 640 Betten), die

---

23   Magistrat (1938): zit. nach Rudolph/Benetka (2007), S 75-76

24   Berger (2007).

25   Fritz (2007).

26   Dahl (1998); Czech (2002)

1940 eingerichtet wurde, umfaßte ein Durchzugsheim, ein Erziehungsheim (drei Dauergruppen) einschließlich der „Kinderfachabteilung" des Reichsausschusses („Reichsausschuß zur wissenschaftlichen Erfassung von erb- und anlagebedingten schweren Leiden sowie von debilen, bildungsunfähigen Minderjährigen"); überdies war die „Heilpädagogische Klinik" oder „Nervenklinik" Teil des Komplexes, dessen Struktur und Namensgebung im Laufe der knapp sechs Jahre seines Bestehens mehrfach geändert wurde.

Die Kinder aus den beiden beschriebenen Geburtenjahrgängen wurden an die Kinderübernahmsstelle (KÜSt) zugewiesen, die in diesem Kontext als Durchgangsheim fungierte. Der weitere Weg durch das System der Erziehungsheime – insgesamt wurden 80 Heime dokumentiert und viele Kinder absolvierten in diesem System mehrere Stationen – wird als „Folge – Überstellungen" bezeichnet, die für den Geburtenjahrgang 1931 folgendermaßen verteilt waren: 1149 in das KÜSt-Dauerheim, 418 auf den „Spiegelgrund", 175 in Pflegefamilien, 280 in diverse Erholungsheime, die übrigen mit unterschiedlicher Häufigkeit in die zahlreichen weiteren Heime. Für den Geburtenjahrgang 1938 sind an Folge-Überstellungen dokumentiert: 609 erfolgten in das Dauerheim in der Kinderübernahmsstelle, 49 auf den „Spiegelgrund", 568 zu Pflegefamilien und 581 kamen zurück zu den Eltern, 1220 in weitere Heime.

Die Gründung der „Endstationen" des Systems – Spiegelgrund und Jugend-KZ's – erfolgte um 1940 auf dem Hintergrund einer Diskussion zum Überbelag der Heime der Jugendfürsorge. Offenbar fand also um 1940 eine „Optimierung" der Systemstrukturen statt: der Raumgewinn, der durch die T4-Mordaktion in der psychiatrischen Anstalt zu verzeichnen war, wurde – zumindest teilweise (in Konkurrenz zum Bedarf nach Lazarettraum für die Kriegsverletzten) – den ordnungspolitischen Aufgaben von Jugendwohlfahrt und Jugendpsychiatrie gewidmet unter gleichzeitiger Schaffung von „Endstationen" zur Tötung und Sicherheitsverwahrung.

Nur Vergangenheit?

Ja und nein! Die „Endstationen" des Systems – Spiegelgrund und Jugend - KZ's – gehören der Vergangenheit an. Auch der ausgeprägte Konformitätsdruck, der am „Idealbild" der Hitlerjugend orientiert war, und die damit verbundene Law and Order – Politik sind in dieser Form Teil der Vergangenheit. Eine Betrachtung, die sich auf diese Feststellung beschränkt, greift aber zu kurz. Sie würde den Nationalsozialismus als einen Betriebsunfall der Geschichte verstehen und seine militärische Niederschlagung als Bewältigung des Problems. Die historische Analyse hat aber klar gezeigt, daß eine derartige Verkürzung nicht den Tatsachen entspricht. Inhaltliche Kontinuitäten, die an der Wende zum 20. Jahrhundert entstanden sind, haben in der NS-Zeit ihre extreme, staatlich organisierte Ausformung gefunden und wurden nach 1945 nicht diskutiert. Ernst Klee[27] hat dies für die Psychiatrie auf den Punkt gebracht: Nicht die Nationalsozialisten missbrauchten die Psychiatrie, sondern die Psychiater brauchten die Natio-

---

27   Klee (2004)

nalsozialisten, um die Sterilisation[28] und Tötung psychisch kranker und behinderter Menschen zu realisieren, die sie schon lange vorher angedacht hatten. Ähnliches gilt auch für die Sozialarbeit: Selektion gab es als Ideologie und als Realität schon in den 1920-er Jahren.

Der Versuch, jene inhaltlichen Punkte herauszuarbeiten, die für uns auch heute Bedeutung haben, muss an den theoretischen Grundlagen einerseits und den sozialen Bedingungen andererseits ansetzen.[29]

Die ethische Position des Utilitarismus , der das Leben des einzelnen Menschen nur nach seinem Wert für die anderen beurteilt, stellt den Hintergrund für Selektion und Ausgrenzung dar. Zweck sittlichen Handelns ist es, zum Glück der meisten – nicht aller - beizutragen. Dieser Grundsatz liefert die Basis für die Legitimation einer 2/3-Gesellschaft; das, was den Starken nützt, ist gute gesellschaftliche Politik. Den Schwachen soll nur dann geholfen werden, wenn sie nützlich sind. Damit ist die Ausgrenzung jener begründet, die nicht „nützlich" im Sinne der jeweils herrschenden Meinung sind.

Der Biologismus, der den Menschen auf seine biologischen Eigenschaften reduziert, war die dominierende Wissenschaftsposition der damaligen Zeit, die Basis der Erb- und Rassenlehre. Nach 1945 wurde kein wissenschaftlicher Diskurs über diese Zusammenhänge geführt. Die Hartnäckigkeit des biologistischen Paradigmas ist beträchtlich und gewinnt eine neue (scheinbare) Stützung durch Fortschritte der Genforschung - unser Menschsein wird auf die Eigenschaften unserer Gene reduziert. Die wachsende Bedeutung molekularbiologischer Forschung als Wirtschaftsfaktor und als Wissenschaftskonzept vergrößert die Gefahr der biologistischen Verzerrung unseres Menschenbildes.

Wirtschaftliche Krisen und die Zunahme gesellschaftlicher Spaltung führen zu einem Anstieg von absoluter und von relativer Armut. Die globale Finanz- und Wirtschaftskrise, die in den Jahren 2008 und 2009 alle Länder erfasste, führt zu Arbeitslosigkeit, von der junge Menschen besonders betroffen sind. Aber auch davor, in Jahren der wirtschaftlichen Prosperität, gab es mit der wachsenden Dominanz neoliberaler Politik das Problem der relativen Armut.[30] Dieser Begriff beschreibt das innerhalb entwickelter und wohlhabender Gesellschaften in den letzten beiden Jahrzehnten deutlich merkbare Aufgehen der Schere zwischen Reich und Arm. Ein Indiz für die Auswirkungen dieser neuen relativen Armut sind die Gesundheitsdaten und – was speziell die Jugendlichen betrifft – die deutliche Zunahme von Verhaltensauffälligkeit, Drogenkonsum und Veränderungen im Schulleistungserfolg. Soziale Institutionen, sei es Schule, sei es Jugendfürsorge, die für die Finanzierung von Unterstützungsmaßnahmen zur Verfügung stehen müßten, argumentieren damit, daß sie sich den Aufwand, den die Hilfe für diese Jugendlichen bedeuten würde, in Zeiten allgemeiner Sparmaßnahmen nicht leisten könnten. In diesem Kontext treffen wir auch heute auf Argumente, daß es notwendig ist, zwischen jenen zu unterscheiden, denen noch geholfen werden soll, und jenen hoffnungslosen „Fällen", bei denen es sich – das wird nicht immer offen

---

28   Berger/Michel (1997).
29   Berger (2006)
30   Berger (2005).

so formuliert, wohl aber so gedacht – nicht auszahlt, gesellschaftliche Ressourcen zu ihrer sozialen wie gesundheitlichen Integration in die Gesellschaft zu investieren.

Es ist wichtig, diese Zusammenhänge zu erkennen und zu verstehen, um gesellschaftlichen und politischen Tendenzen gegensteuern zu können, die in Österreich wieder bedenkliche Stärke gewinnen.

BIBLIOGRAPHIE

ALY G.: Hitlers Volksstaat. S. Fischer, Frankfurt / Main 2005

BERGER, E.: Psychiatrie im Faschismus. Behinderte 11, 5, 5962, 1988

BERGER, E., MICHEL Barbara: Zwangssterilisation bei geistiger Behinderung. Wr. Klin. Wochenschr. 109 / 23, 925-31, 1997

BERGER E.: Psychosoziale Belastungen für Kinder und Jugendliche – Konsequenzen neoliberaler Politik. In RENNER E., ANZENGRUBER G. (Hrsg.): Zwei Seiten einer Medaille – Information zu Aufrüstung und Sozialabbau. Schulheft 117 (S 46-51); Studienverlag, Wien 2005.

BERGER E.: Also, ich bin nicht wirklich optimistisch. In: HOBL-JAHN E., MALINA P., RENNER E. (Hrsg.): Menschenhaltung, Biologismus- Sozialrassismus. Schulheft 124; Studienverlag, Wien 2006.

BERGER E.: Zur historischen Entwicklung der Jugendfürsorge. In: BERGER E. (Hrsg.): Verfolgte Kindheit. Böhlau, Wien 2007

BÖHLER R.: Die Auswertung der Kinderkarten des Geburtenjahrganges 1931 der Wiener Kinderübernahmestelle. In: BERGER E. (Hrsg.): Verfolgte Kindheit. Böhlau, Wien 2007

CZECH H : Selektion und Kontrolle. Der „Spiegelgrund" als zentrale Institution der Wiener Jugendfürsorge zwischen 1940 und 1945, in: GABRIEL E./ NEUGEBAUER W. (Hrsg.): Von der Zwangssterilisierung zur Ermordung. Zur Geschichte der NS-Euthanasie in Wien Teil II, Böhlau, Wien 2002

DAHL M.: Endstation Spiegelgrund. Verlag Erasmus, Wien 1998

FRITZ R.: Die ‚Jugendschutzlager' Uckermark und Moringen im System nationalsozialistischer Jugendfürsorge. In: BERGER E. (Hrsg.): Verfolgte Kindheit. Böhlau, Wien 2007

GESUNDHEITSAMT: Bericht über die bisher geleistete Arbeit in der Abtlg. II des Gesundheitsamtes vom 28.7.1939 (ohne AZ) Dok. Archiv Österr. Widerstand

JANDRISITS V.: Die Auswertung der Kinderkarten des Geburtenjahrganges 1938 der Wiener Kinderübernahmestelle. In: BERGER E. (Hrsg.): Verfolgte Kindheit. Böhlau, Wien 2007

KLEE E.: ‚Euthanasie' im NS-Staat. Fischer, Frankfurt/M. 2004 (11. Aufl.)

KRAEPELIN E.: Lehrbuch der Psychiatrie. Leipzig 1904 (7. Auflage)

KUCZINSKI J.: Geschichte des Alltags des deutschen Volkes. Bd. 5. Akademie-Verlag, Berlin 1982

MAGISTRAT DER STADT WIEN (Hrsg.): Die Gemeindeverwaltung des Reichsgaues Wien 1938

MALINA P.. Erziehung als sozialer Rassismus: Vorwort zu Kaufmann, A., Spiegelgrund Pavillon 18, Verlag f. Gesellschaftskritik, Wien 1993

MALINA P.: „Erziehungs"- Terror: Politische und gesellschaftliche Voraussetzungen von Kindsein im Nationalsozialismus" und „Verfolgte Kindheit: Kinder und Jugendliche als Objekte der NS-Aussonderungs-‚Pädagogik'". In: BERGER E. (Hrsg.): Verfolgte Kindheit. Böhlau, Wien 2007

MANNLICHER E.: Wegweiser durch die Verwaltung unter besonderer Berücksichtigung der Verwaltung im Reichsgau Wien sowie in den Reichsgauen Kärnten, Niederdonau, Oberdonau, Salzburg, Steiermark und Tirol mit Vorarlberg (Stand vom 1. Februar 1942). Berlin 1942

NEUGEBAUER W.: Der österreichische Widerstand 1938- 1945. Edition Steinbauer, Wien 2008

RUDOLPH C., BENETKA G.: Zur Geschichte des Wiener Jugendamts. In: BERGER E. (Hrsg.): Verfolgte Kindheit. Böhlau, Wien 2007

TANDLER, J. Die wissenschaftliche Methode in sozialer Wohlfahrtsarbeit. Österr. Blätter für Krankenpflege. 5, 129-37, 1929

TANTNER A.: Schlurfs – Annäherungen an einen subkulturellen Stil

Wiener Arbeiterjugendlicher. Diplomarbeit, Univ. Wien 1993 http://tantner.net/publikationen/Tantner_Schlurfs_Diplomarbeit1993.pdf

WOLFGRUBER G.: Zwischen Hilfestellung und sozialer Kontrolle – Jugendfürsorge im Roten Wien, dargestellt am Beispiel der Kinderabnahme. Wien 1997

WOLLENBERG R.: Nervöse Erkrankungen bei Kriegsteilnehmern. Münchner Med. Wochenschrift 61, 1914

Die Vertreibung der Vernunft aus Medizin und Psychotherapie[1]

(„Musiktherapie im Exil. Am Beispiel von Vally Weigl" Internationales Symposium, Orpheus Trust, Wien, 29.5.01)

Einleitung

Der Blick in die Geschichte, häufig als „Vergangenheitsbewältigung" charakterisiert, soll nicht als Selbstzweck oder als Geschichtsschreibung verstanden werden. Er soll auch nicht dazu dienen, den Umfang der Vertreibungen und die damit verbundenen persönlichen Schicksale deutlich zu machen – das ist an anderer Stelle bereits geschehen (FALLEND, HANDLBAUER, KIENREICH 1989). Mein Anliegen bei diesem Blick zurück ist es vielmehr, einen Beitrag zum Verständnis der Gegenwart und zur Erklärung aktueller gesellschaftlicher Prozesse zu leisten.

In der Behindertenpädagogik wurde in den letzten Jahren eine Arbeitsmethode entwickelt, die als „Rehistorisierung" (s. JANTZEN1996) bezeichnet wird: die Rekonstruktion der eigenen Geschichte und ihre Wieder – Aneignung stellt einen Beitrag zur Schaffung von Ich-Identität von Menschen dar, die durch jahrzehntelange Aufenthalte in psychiatrischen Anstalten Schaden an ihrer Identität genommen haben (KREILINGER 2002). In Analogie dazu verstehe ich meine Arbeit als einen Beitrag zur Rekonstruktion von Identität der Disziplinen Medizin und Psychotherapie; einer Identität, die mehrfach beschädigt wurde:

Die „Vertreibung der Vernunft" (STADLER 1987) betraf MENSCHEN und IDEEN. In vielen Fällen führte die Vertreibung auch zur Vernichtung. Die Vertreibung durch die Nationalsozialisten war der Gipfelpunkt eines Prozesses, aber nicht ihr Anfang und nicht ihr Ende; die historische Epoche der NS-Zeit war Teil einer historischen Kontinuität. Diese historische Kontinuität in ihrer inhaltlichen Bedeutung zu verstehen, ist wichtiger als die Dramatik der Erscheinungsformen der individuellen Schicksale darzustellen.

Der Sieg des Biologismus am Beispiel der Jugendpsychiatrie

In meinem Fachgebiet, der Kinder- und Jugendpsychiatrie, ist der historische Prozess, den ich meine, gut erkennbar (BERGER 1997). Die Wurzeln der Kinder- u. Jugendpsychiatrie liegen in einer Epoche, in der die „Wissenschaften vom Menschen" von biologistischen Paradigmen und inhumanen Extremvarianten einer herrschaftsorientierten Psychiatrie dominiert wurden. Mein Blick auf die Entwicklungen erfolgt

---

1   Quelle: BERGER E.: Die Vertreibung der Vernunft aus Medizin und Psychotherapie. In: FITZTHUM E., GRUBER P. (Hrsg.): Give them Music – Musiktherapie im Exil am Beispiel Vally Weigl. Edition Praesens, Wien 2003

36

aus der österreichischen Perspektive. (Für Deutschland sei verwiesen auf BAUMANN et al. 1994; DAHL 2001).

In den Jahren 1850-60 lassen sich folgende Vorläufer der Kinder- u. Jugendpsychiatrie auffinden (vgl. WIESBAUER 1982): In engem zeitlichem Zusammenhang mit der bürgerlichen Revolution des Jahres 1848 kam es zu einer Blüte der sozialmedizinisch orientierten Pädiatrie. Fritz MAUTHNER als Gründer des ersten Wiener Kinderspitals (1837) und Theodor ESCHERICH, sozialpolitisch engagierter Professor für Pädiatrie (ab 1902)sind Repräsentanten dafür. In dieser Zeit entwickelte sich eine Kooperation der Pädiatrie mit der Pädagogik und auf Initiative Mauthners erfolgte 1856 die Gründung der „Heil-, Pflege- u. Erziehungsanstalt LEVANA" für die Erziehung schwachsinniger Kinder, deren pädagogische Leitung Jan Daniel GEORGENS und Heinrich Marianus DEINHARDT übernahmen; dort liegt die Wurzel des Begriffs „Heilpädagogik".

In die gleiche Zeit fällt aber auch ein Aufschwung biologistischer Orientierungen unter den Wiener Pädiatern: A. BEDNAR, L.M.POLITZER, F.MAYR, in deren Arbeiten die anatomisch-biologischen Fakten einen überragenden Stellenwert gewannen und die sozialen Zusammenhänge verloren gingen. Hier liegt auch der Kern des *biologistischen Pradigma*: Es handelt sich um eine Sichtweise, die biologische Erklärungen absolut setzt, überdehnt und fehldeutet.

Der Widerstreit der wissenschaftlichen Positionen dauerte etwa 60 - 70 Jahre (ca. bis 1930). Dieser Widerstreit endete mit einem Sieg der biologistischen Richtung und mündete in den rassenbiologischen Horror, der in Verbindung mit dem Nationalsozialismus seine politische Umsetzung fand. In dieser Periode kam es im deutschen Sprachraum zu einer fast vollständigen Vernichtung der sozialmedizinischen Ansätze.

Folgendes muss in diesem Zusammenhang deutlich unterstrichen werden: Die naturwissenschaftlich-medizinische Konzeption entfaltete bis ins 18. Jhdt. hinein eine aufklärerische Wirkung und leistete einen wesentlichen Beitrag dazu, psychische Störungen von ihrer moralischen Verurteilung zu befreien; dieselbe Konzeption entfaltete jedoch kurze Zeit später in Verbindung mit der Vererbungslehre eine hemmende, diskriminierende und letztlich mörderische Wirkung.

Im Ausklang dieses Kampfes entstanden die unmittelbaren Vorläufer der Kinder- u. Jugendpsychiatrie; sie waren vorwiegend den biologistischen Traditionen verpflichtet:

1911 wurde die heilpädagogische Station an der Universitäts- Kinderklinik in Wien (PIRQUET) gegründet, 1917 die erste heilpädagogische Beratungsstelle Deutschlands (HOMBURGER). Die Kinderabteilung der Nervenklinik Tübingen wurde 1920 von VILLINGER eingerichtet (NEUMÄRKER 1982). Ebenfalls ab 1920 wurden in mehreren deutschen Städten ambulante Einrichtungen der „Psychopathenfürsorge" geschaffen (SCHNIER 1991). 1940 erfolgte in Wien die Gründung der „Deutschen Gesellschaft für Kinderpsychiatrie u. Heilpädagogik"; zum Schriftführer wurde Werner VILLINGER bestellt. VILLINGER war ab 1926 als Psychiater hauptamtlich beim Jugendamt Hamburg tätig; seine inhaltlichen - klar biologistisch orientierten - Positionen in dieser Funktion sind nachzulesen bei BAUMANN et al. (1994). Ab 1941 war er als Euthanasie-Gutachter tätig.

„Rassische Säuberung" der Wiener Ärzteschaft ab 1938

Die Geschichte der Wiener Ärzteschaft wurde viele Jahrzehnte totgeschwiegen. In einer Arbeit von HUBENSTORF (1995) wurde ein erster ausführlicher Überblick publiziert, an dem ich mich bei der folgenden Darstellung orientiere.

Die „rassische Säuberung" – der Begriff entstammt der NS-Sprache – stellt allein schon aufgrund seines quantitativen Umfanges ein historisch relevantes Ereignis dar, dessen Auswirkungen sowohl für die medizinische Versorgung der Wiener Bevölkerung als auch für die universitäre Ausbildung bedeutsam waren und langfristige Konsequenzen hatte.

HUBENSTORF weist darauf hin, dass die verfügbaren Zahlen nicht exakt sind; dies betrifft insbesondere die Zahlenangaben über rassisch verfolgte Ärzte, weil den Vertreibungen und Ordinationsverboten ein weitgefasster Rassebegriff zugrunde gelegt wurde. Das entscheidende historische Faktum bestand darin, dass mit 30.September 1938 die Berufsberechtigung aller „jüdischen" Ärzte erlosch. Das hatte zur Folge, dass im Zeitraum von März bis Oktober 1938 die Zahl der Wiener Ärzte von 4900 auf 1700 sank. Dies bedeutet die Ausschaltung von ca. 65% der Ärzte, die in Wien tätig waren und die medizinische Versorgung der Wiener Bevölkerung trugen. Ein solcher Einbruch ist allein in seinem quantitativen Umfang nur schwer vorstellbar.

An der Wiener Medizinischen Fakultät (HUBENSTORF 1989) wurden im Laufe des Jahres 1938 von 309 Hochschullehrern 51% (178 Personen) aus rassischen Gründen und weitere 20 Personen aus politischen Gründen entfernt. Dieser Prozess betraf alle Fächer, besonders aber die Fächer Physiologie, Biologie, Serologie, Pharmakologie, Neurologie und die Hals-Nasen-Ohrenheilkunde. Im Vergleich zu den anderen Fakultäten bedeutete dies einen überproportionaler Verlust an wissenschaftlicher Kompetenz! Die detaillierte Analyse dieser Ereignisse – ihre Bedeutung für Unterricht und Forschung – ist noch ausständig.

Der quantitative Umfang dieses Ereignisses ist offensichtlich, die inhaltlichen Folgen bedürfen einer bisher nicht geleisteten historischen Analyse.

Überschneidung von „rassischer" und politischer Verfolgung an biographischen Beispielen

Wie im vorigen Abschnitt bereits deutlich wurde, griffen die beiden Vorgänge der rassischen und politischen „Säuberung" ineinander. In den folgenden drei Biographiebeispielen wird deutlich, dass die Nationalsozialisten gleichzeitig zwei für sie nützliche Ziele parallel verfolgten: rassische und ideologische Säuberung. In allen drei Biographien steht die jüdische Herkunft im Hintergrund während die Verbindung mit der Arbeiterbewegung bzw. liberalen Ideen das entscheidende biographische Merkmal darstellt. In allen drei Beispielen wird deutlich, dass die nationalsozialistische Vertreibungs- und Vernichtungspolitik eine für die Nationalsozialisten nützlich Verbindung von ideologischem Kulturkampf und rassenbiologischer Ideologie darstellte, wenngleich diese drei Beispiele für eine historische Verallgemeinerung noch nicht ausreichen.

Karl KAFKA:

Gleichzeitig mit der Publikation der Arbeit von HUBENSTORF (1995) wurde in der Zeitschrift „Wiener Arzt" auch die Biografie des Arztes Karl Kafka rekonstruiert. Er wurde am 21. Februar 1869 in Brünn geboren, absolvierte sein Medizinstudium in Graz, wo er im Jahr 1895 auch promoviert wurde. In der Folge absolvierte er seine praktische Ausbildung und war als Facharzt für Gynäkologie zuerst in Graz und ab 1899 in Wien tätig.

Fragen der Empfängnisverhütung zählten zu seinen Arbeitsschwerpunkten. Wissenschaftliche Arbeiten zu diesem Thema durften aber in der österreichisch-ungarischen Monarchie nicht publiziert werden, weshalb Kafkas Publikationen in London erschienen und in der praktischen Anwendung zur Produktion eines „Kafka-Pessars" führten.

Während des 1. Weltkriegs war Kafka von 1914 – 18 als Militärarzt tätig. Im Jahre 1938 wurde er vom bereits erwähnten Ordinationsverbot betroffen und musste seine Praxis schließen. Da er keine Existenzgrundlage mehr besaß, war er auf die Unterstützung seines Sohnes angewiesen. In der Folgezeit wurde er wiederholten Verhören durch die Gestapo unterzogen. Gegen Kriegsende wurde schließlich seine Wohnung im Jahre 1945 bei einem Bombenangriff zerstört. Im Jahre 1946 hielt er auf Einladung der SPÖ einen Vortrag über Empfängnisverhütung und verstarb bald danach.

Rudolf EKSTEIN:

Rudolf Ekstein wurde am 9. Februar 1912 in Wien geboren und verbrachte hier seine Schul- und Studienjahre und besuchte neben seiner Ausbildung in Psychologie vor allem Vorlesungen von Max Adler und Moritz Schlick (OBERLÄUTER 1985). Max Adler, Extraordinarius an der Juridischen Fakultät, hielt Vorlesungen über Theorie und Geschichte des Sozialismus und war damit - ähnlich wie Schlick - in einer Außenseiterposition an der Universität, denn „Sowohl unter den Studenten als auch unter den Professoren dominierten Anschlussgedanken, Antidemokratismus und Antisemitismus ... Das arisch-völkische Vokabular der diversen Festreden und die Propagierung eines `Rasse-Blut-Moral-Ethos-Kultur-Konglomerats´ sollte zur Ablehnung und zur Stigmatisierung der `Andersartigen´ dienen, wobei `Anderssein´ deutlich mit `Minderwertigsein´ assoziiert war. In diese Kategorie fielen Juden Liberale, Sozialdemokraten, Pazifisten und Kommunisten. Obwohl Ekstein der jüdischen Tradition nicht verhaftet war ... war er als sozialdemokratischer Jude doppelten Angriffen ausgesetzt." (OBERLÄUTER 1985 S 39). Ekstein reichte die Dissertation zum Thema „Zur Philosophie der Psychologie" zuerst bei Moritz Schlick ein, der aber 1936 auf den Stufen der Wiener Universität ermordet wurde. Danach übernahm Karl Bühler die weitere Betreuung; im November 1937 schloss Ekstein sein Studium mit dem Doktorat der Philosophie ab.

Parallel zu seinem Universitätsstudium begann er 1935 seine Ausbildung zuerst am Institut für Individualpsychologie (Alfred Adler), wechselte jedoch sehr bald an das psychoanalytische Lehrinstitut in der Berggasse und widmete sich dort vorwiegend den Kursen über psychoanalytische Pädagogik. Erst nach seiner Emigration konnte er seine psychoanalytische Ausbildung in den USA - bei dem ebenfalls aus Wien emigrierten Eduard Hitschmann - beenden.

Über seine Emigration schreibt Oberläuter (1985): «Ekstein musste aus drei Gründen emigrieren: als Jude, als Sozialist und als Psychoanalytiker ... jedoch standen weltanschauliche Fragen im Vordergrund: Er wollte nicht unter einem faschistischen Regime, gegen das er so lange und überzeugt gekämpft hatte, leben.» (S 59). Er verließ Wien Ende Juli / Anfang August 1938, blieb einige Monate in England, wo es zu einem Wiedersehen mit Anna Freud kam, um dann in die USA weiterzureisen. Er arbeitete zuerst als Lehrer und Psychologe, absolvierte dann in Boston eine Ausbildung zum Sozialarbeiter, engagierte sich bald in der Ausbildung von Psychologen, Therapeuten und Sozialarbeitern und war Forschungsassistent an der Harvard University. Er folgte 1947 dem Ruf an die Menninger Foundation in Topeka /Kansas - einem Institut für psychotherapeutische Behandlung, Ausbildung und klinische Forschung - wo er als Therapeut, Lehranalytiker und Supervisor sowie als Lehrer an der Abteilung für Psychiatrie und klinische Psychologie, später als Direktor der Abteilung für Kinderpsychotherapie 10 Jahre tätig war. Als seine Arbeitsmöglichkeiten aus ökonomischen Gründen eingeschränkt wurden, übersiedelte er nach Los Angeles und trat in das Reiss - Davis Child Study Center ein, wo er bis 1976 insbesondere als Direktor des „Project on Childhood Psychosis" wirkte. Gleichzeitig war er ab 1965 als Clinical Professor of Medical Psychology am Department of Psychiatry der UCLA tätig. Auch heute noch lebt und arbeitet Ekstein in Los Angeles.

Seine erste Wiederbegegnung mit Wien fällt in das Jahr 1961 als Teilnehmer am 5. Intern. Kongress für Psychotherapie. Bald danach beginnen regelmäßige Arbeitskontakte mit seiner alten Heimatstadt: 1970 hielt er in Wien die Sigmund Freud – Vorlesung, ab 1973 war er bis 1994 Gastprofessor jeweils im Sommersemester an der Medizinischen Fakultät der Universität Wien. Am 25. Oktober 1995 wurde ihm das Ehrendoktorat der Medizinischen Fakultät der Universität Wien verliehen.

Herbert ZIPPER:

Herbert Zipper (CUMMINS 1993) wurde im Jahr 1904 geboren und legte 1921 in Wien die Matura ab. Auch sein Musikstudium absolvierte er 1923 – 28 in Wien (insbesondere bei Josef Marx). Weiter relevante Elemente seiner Biographie waren seine Tätigkeiten als Dirigent des HAKOAH-Orchesters sowie als Dirigent von Arbeiterorchestern in Wiener Arbeiterheimen. Am 27. Mai 1938 erfolgte seine Verhaftung und seine Deportation ins Konzentrationslager Dachau. Gemeinsam mit dem ebenfalls in Dachau gefangenen Dichter Jura Soyfer schuf er das „Dachau-Lied", das als Symbol des antifaschistischen Widerstandes weltberühmt wurde. Eine weitere Station seiner KZ-Haft war Buchenwald. Im Februar 1939 wurde er aus dem KZ entlassen und emigrierte nach Manila. Ab März 1946 war er in New York an der New School for Social Research, die 1918 als kulturelles Erziehungsinstitut für Erwachsene gegründet worden war, tätig und hielt dort einen Musikkurs für schwangere Frauen.

Die Folgen und Spätwirkungen

Dass eine Vertreibungsaktion dieses Ausmaßes unmittelbare Folgen gehabt habe muss, ist unzweifelhaft, wenngleich über diesen Umstand kein ausreichendes historisches Forschungsmaterial vorliegt. Es ist nicht davon auszugehen dass durch „Arisierung" der Ordinationen und der Lehrkanzeln – die natürlich stattgefunden hat - ein Ausfall dieses Umfanges auch nur quantitativ ausgeglichen wurde. Ein Verlust von mehr als 60% der Ärzte muss bedeutet haben, dass ärztliche Hilfe nicht mehr ausreichend an dem Ort und zu dem Zeitpunkt zur Verfügung gestanden ist, an dem sie gebraucht wurde. An der Universität ist jedenfalls durch die Vertreibung von mehr als 50% der Hochschullehrer ein massiver Qualitätsverlust der Lehrveranstaltungen anzunehmen. Kurz vor Ende des NS-Regimes betrug der Personalstand etwa 195 aktive Hochschullehrer, von denen Im Jahre 1945 fast 75% (145 von 195) entlassen wurden, sodass 47 Hochschullehrer im Amt waren. Erst im Frühjahr 1949 überstieg die Zahl der Hochschullehrer wieder die Hundertergrenze (32 Habilitationen von 1946 – 49, darunter 4 Emigrationsrückkehrer und ein ehemaliger KZ-Häftling) (HUBENSTORF 1989).

Die langfristigen Konsequenzen dieser Ereignisse wurden bisher wenig thematisiert (s. STADLER 1989). Der weitaus überwiegende Teil der Vertriebenen ist nicht zurückgekehrt – die einen lebten nicht mehr, die anderen wollten oder konnten in dieses Land nicht zurückkehren. Österreich hat auch de facto nichts für die Förderung der Rückkehr unternommen. Jene Kreise, die während der faschistischen Herrschaft akzeptiert, toleriert oder auch gefördert wurden bzw. die sich „arrangiert" hatten, gewannen dominierende Stellungen im österreichischen Geistesleben und in der Wissenschaft (SVOBODA 1993).

Diese Entwicklung hatte natürlich auch inhaltliche Konsequenzen: zahlreiche Fächer waren nach 1945 unbesetzt. Die wissenschaftlichen Kontakte ins Ausland blieben etwa 20 Jahre lang weitgehend unterbrochen. Traditionen der Sozialmedizin und der Psychotherapie waren gelöscht (s. STADLER 1989) und biologistische Orientierungen an ihre Stelle getreten. Dies hat Nachwirkungen bis in die Gegenwart.

Zusammenfassung

Der Neubeginn im Jahre 1945 hatte also eine beträchtliche Schieflage – auf der linken Seite fehlten fast alle Gewichte auf der Waage! Das intellektuelle und wissenschaftliche Leben glich einem Trümmerfeld; der Wiederaufbau in diesem Bereich dauerte aber wesentlich länger als die Wiedererrichtung zerbombter Häuser. Ganze Fachgebiete waren verwaist, konservative und reaktionäre Positionen hatten Monopolstellung erlangt. In der Medizin fehlten sozialmedizinische und psychotherapeutische Inhalte. Die Nachwirkungen dieser Situation sind heute noch festzustellen.

Literatur

BAUMANN Ruth, KÖTTGEN Charlotte, GROLLE Inge, KRETZER Dieter: Arbeitsfähig oder unbrauchbar? Die Geschichte der Kinder- u. Jugendpsychiatrie seit 1933 am Beispiel Hamburgs. Mabuse, Frankfurt/M. 1994

BERGER E.: Ist die Kinder- und Jugendpsychiatrie auf dem Weg vom Gestern ins Morgen? In: KNÖLKER U. (Hg.): Aktuelle Probleme und Zukunftsperspektiven der Kinder- und Jugendpsychiatrie. Shaker, Aachen 1997.

CUMMINS P.F.: Musik trotz allem; Herbert Zipper – Von Dachau um die Welt. Lafite, Wien, 1993

DAHL M.: Aussonderung und Vernichtung- Der Umgang mit „lebensunwerten" Kindern und die Rolle der Kinder- und Jugendpsychiatrie. Praxis Kinderpsychol Kinderpsychiat 50, 170-91, 2001

FALLEND K., HANDLBAUER B., KIENREICH W. (Hg.): Der Einmarsch in die Psyche. Junius, Wien 1989

HUBENSTORF M.: Medizinische Fakultät 1938 – 1945. In: HEIß, MATTL, MEISSL, SAURER, STUHLPFARRER (Hg.): Willfährige Wissenschaft. Die Universität Wien 1938 bis 1945. Verlag f. Gesellschaftskritik, Wien, 1989

JANTZEN W., LANWER-KOPPELIN W. (Hg.): Diagnostik als Rehistorisierung – Methodologie und Praxis einer verstehenden Diagnostik am Beispiel schwer behinderter Menschen. Marhold, Berlin 1996

KREILINGER Barbara: Zwanzig Jahre Leben in der Psychiatrie; eine Frau erzählt – Erinnern als integrativer Prozess. Literas, Wien 2002

OBERLÄUTER Dorothea: Rudolf Ekstein- Leben und Werk. Geyer-Edition, Wien- Salzburg 1985

SCHNIER E.B.: Zur geschichtlichen Entwicklung der psychosozialen Versorgung seelisch erkrankter Kinder und Jugendlicher in Lübeck seit 1900. Unveröffentl. Diss., Med. Univ. Lübeck 1991

STADLER Friedrich (Hg.): Vertriebene Vernunft I; Emigration und Exil österreichischer Wissenschaft 1930-40. Wien 1987

STADLER F.: Emigration und Exil der österreichischen Intellektuellen. In: FALLEND K., HANDLBAUER B., KIENREICH W. a.a.O 1989

SVOBODA W.: Die Partei, die Republik und der Mann mit den vielen Gesichtern. Böhlau, Wien 1993

WIESBAUER E.: Das Kind als Objekt der Wissenschaft. Löcker, Wien 1982

Zwangssterilisation bei geistiger Behinderung[1]

Abstract

Der Diskurs über Rassenhygiene und das „Gesetz zur Verhütung erbkranken Nachwuchses " aus dem Jahr 1933 und sein Vollzug bis 1945 stellt den historischen Hintergrund der Thematik dar. Anhand der Analyse von sechs Gerichtsakten aus den Jahren 1942-45 wird der Vollzug des Gesetzes in Österreich kasuistisch beleuchtet. Diese historischen Fakten werden anhand eines Abrisses der gegenwärtigen Diskussion sowie eines aktuellen kasuistischen Beispiels zur heutigen Praxis in Bezug gesetzt. Den Ähnlichkeiten im Vollzug wird die veränderte Argumentationslinie gegenübergestellt.

COERCIVE STERILIZATION AND MENTAL HANDICAP

Abstract

The ideology of "Racial hygiene" and the law on hereditary health ("Gesetz zur Verhütung erbkranken Nachwuchses") in Nazi Germany from 1933 constitute the historical background of the topic. We analyse six records of Hereditary Health Courts from the years 1942-45. We compare these historical facts to actual discussion and actual praxis of coercive sterilization.

Einleitung

Das Anliegen dieser Arbeit ist es, durch Vergleich historischer Akten und einer aktuellen Kasuistik Kontinuität und Wandel im medizinischen Denken und Handeln bei der zwangsweisen Sterilisation geistig behinderter Menschen anhand konkreter Biographien österreichischer Frauen und Männer zu beleuchten. Die heutige psychiatrische Fachargumentation, die Gutachterargumentation vor 50 Jahren und die daraus ableitbaren Schlußfolgerungen zu einschlägigen medizinischen Denkmustern sind auf den historischen Hintergrund zu beziehen; jedoch kann an dieser Stelle auch nicht annähernd eine Aufarbeitung des Defizits geleistet werden, das insbesondere in der österreichischen medizinischen Fachliteratur zum Themenkreis „Medizin und Nationalsozialismus" zu konstatieren ist.

---

1   Quelle: BERGER, E., MICHEL Barbara: Zwangssterilisation bei geistiger Behinderung. Wr. Klin. Wochenschr. 109 / 23, 925-31, 1997

Historischer Hintergrund

Am 14.7.1933 hat die deutsche Reichsregierung das *Gesetz zur Verhütung erbkranken Nachwuchses (GzVeN)* beschlossen, das mit 1.1.1934 in Kraft trat (1)(2):

> § 1(1) Wer erbkrank ist, kann durch chirurgischen Eingriff unfruchtbar gemacht (sterilisiert) werden, wenn nach den Erfahrungen der ärztlichen Wissenschaft mit großer Wahrscheinlichkeit zu erwarten ist, daß seine Nachkommen an schweren körperlichen oder geistigen Erbschäden leiden werden.

> § 1(2) Erbkrank im Sinne des Gesetzes ist, wer an einer der folgenden Krankheiten leidet: angeborener Schwachsinn, Schizophrenie, zirkulärem Irresein, erbliche Fallsucht, erblicher Veitstanz, erbliche Blindheit, erbliche Taubheit, schwerer erblicher Mißbildung.

> § 1(3) Ferner kann unfruchtbar gemacht werden, wer an schwerem Alkoholismus leidet.

> Im § 12 wird festgelegt, daß die Sterilisation auch gegen den Willen des Betroffenen durchgeführt werden kann.

Die Sterilisation als bevölkerungspolitische Maßnahme war allerdings keine Erfindung der Nationalsozialisten und auch nicht auf Deutschland beschränkt. Der ideologische Hintergrund war der *Rassenhygiene - Diskurs*, der bereits um die Jahrhundertwende entstanden war. Zitate aus „Die sexuelle Frage" (3) des Schweizer Psychiaters August FOREL sollen diese Positionen charakterisieren:

Rassenhygiene / Eugenik

Im Schlußkapitel entwirft FOREL - unter Berufung auf seinen britischen Zeitgenossen Sir Francis GALTON (1902) - ein Programm der Eugenik: Im Kampf gegen die Pathologie des Sexualtriebes und gegen das sexuelle Verbrechen ist dadurch Besserung zu schaffen, daß „...für die Zukunft die möglichste Verhinderung solcher Individuen, sich fortzupflanzen" (S 604) vorgesehen wird. Unmittelbar anschließend setzt er fort: „Endlich gibt es eine außerordentlich ernste Frage ... wie die Kulturmenschheit der Gefahr zu begegnen habe, durch inferiore Menschenrassen infolge deren großen Fruchtbarkeit überwuchert zu werden." Er warnt jedoch vor der Vereinfachung „.... unterschiedslos alle Wilden und Barbaren auf der einen Seite allen Zivilisierten auf der anderen" gegenüberzustellen(S 604)und setzt fort: „... mit welcher Schnelligkeit, auf Grund seiner jetzigen Keimesenergien allein, ein kulturfähiges Volk wie die Japaner sich ohne Christentum unsere Kutur angeeignet hat ... Die Japaner sind ein Kulturvolk und müssen nun als solches behandelt werden, die Neger aber nicht, das heißt, sie sind von selbst nur zu einer niedrigen Kulturstufe befähigt." (S 605). Um zu verläßlichen Aussagen über die Wechselwirkung von „vererbten Rasseneigenschaften und ... Erziehung und sozialer Organisation" zu gelangen schlägt er vor, „...neugeborene Mongolen bei uns aufzuziehen und sie dann auf ihren Kulturwert zu prüfen" (S 606). Sein Ziel ist, „... den Boden für eine zugleich idealere und gesundere Gestaltung der sexuellen Verhältnisse" zu ebnen, ein Zustand, der nicht erreicht werden kann, „wenn wir nicht unsere Zuflucht zu einem künstlichen Hilfsmittel nehmen ... die prinzipiell und praktisch durchgeführte Unterscheidung zwischen der Befriedigung des Geschlechtstriebes und der Kinderzeugung" (S 606). Die Methode hat er bereits an früherer Stelle erläutert: „Man hat in neuerer Zeit ein operatives Mittel gefunden, das geeignet erscheint, Sterilität bei Frauen herbeizuführen, ohne die nachteiligen Folgen der Entfernung der Eierstöcke nach sich zu ziehen, indem man einfach deren Verbindung mit der Gebärmutter ... unterbricht." (S 243). Die theoretischen Grundlagen werden noch weiter entwickelt: „Die menschliche Zuchtwahl ... ist das Prinzip, das uns zu einem noch fernen Ziel führen muß" „Ein gründliches Studium der Blastophthorie sowie auch der Erscheinungen der gewöhnlichen Vererbung läßt keinen Zweifel mehr darüber walten, daß die Sache im Bereich der Möglichkeit liegt. Wie sehr hat sich nicht die Qualität der Hunde gehoben, seitdem man sich bemüht, gute Rassen zu züchten..."(S 608). „Welchen Menschentyp sollen wir nun zu produzieren suchen? Es ist vorerst leichter, hier negativ vorzugehen und diejenigen Typen zu bezeichnen, die sich nicht vermehren sollen. Als solche sind in erster Linie alle Verbrecher, schwerere oder unheilbare Geisteskranke, alle Schwachsinnigen, vermindert Zurechnungsfähige, boshafte, streitsüchtige, ethisch defekte Menschen zu bezeichnen ... Auch die Narkosesüchtigen (Alkohol, Morphium usw.) schaden durch Blastophthorie ... Eine zweite Kategorie bilden die erblich zu Tuberkulose Neigenden, die körperlich Elenden, die Rachitischen, Haemophilen, Verbildeten und sonst durch vererbbare Krankheiten oder krankhafte Konstituion zur Zeugung eines gesunden Menschenschlages unfähigen Individuen. Zur eugenischen Vermehrung besonders günstige Objekte sind umgekehrt die sozial nützlichen Menschen ... die große Freude an Arbeit haben, dabei verträglich und gleichmäßigen Humors, gutmütig und gefällig sind. Wenn sie außerdem einen hellen Verstand und regen Geist, oder gar eine künstlerische oder in anderer Richtung schöpferische Phantasie besitzen, sind sie ganz besonders glückliche und gute Keimträger für die Zukunft! Man kann gewiß in solchen Fällen leichter über einige nicht zu schlimme körperliche Gebrechen hinwegsehen" (S 609f.). Das allgemeine Credo lautet: „... wir bezwecken keineswegs eine neue menschliche Rasse, einen Übermenschen zu schaffen, sondern nur die defekten Untermenschen allmählich durch die Entfernung der Ursachen der Blastophthorie und durch willkürliche Sterilität der Träger schlechter Keime zu beseitigen. Dafür möchten wir bessere, sozialere und glücklichere Menschen zu einer immer größeren Vermehrung veranlassen." (S 608)

Die „wissenschaftliche" Legitimation der Zwangssterilisation - von Ärzten formuliert - lag also zum Zeitpunkt der Machtergreifung der Nationalsozialisten längst vor. Auch der politische Kontext der Rassenlehre war nicht neu. Johannes RANKE, Autor des Buches „Der Mensch" (4), das von 1886 bis 1923 in zahlreichen Auflagen erschien, widmet die mehr als 600 Seiten des 2. Bandes dem Thema „Die heutigen und die vorgeschichtlichen Menschenrassen" und begründet im Vorwort aus dem Jahre 1911 die Notwendigkeit dieses Aufwandes: „Die Rassenkunde wird durch die deutschen Kolonien für uns von immer steigender aktueller Bedeutung" (S VI). Die Rassenkunde - gewissermaßen als Zwillingsschwester des Kolonialismus geboren

- entwickelte sich zu einer menschenverachtenden Extremform einer Pseudowissenschaft.

Auf diesem Hintergrund gab es zeitgleich auch in anderen Teilen der Welt eine analoge Praxis der Sterilisation: „Programs of coercive sterilization were not peculiar to Nazi Germany. They have existed in much of the Western world, including the United States, wich has a history of coercive and sometimes illegal sterilization applied mostly to the underclass of our society" (S 22) (5). Als spezifisches Faktum betont LIFTON: „Only in Nazi Germany was sterilization a forerunner of mass murder" (S 22) (5).

Die Entwicklung im nationalsozialistischen Deutschland

Bereits vor Inkrafttreten des GzVeN begann die „erbbiologische Bestandsaufnahme" z.B. in Fürsorgeheimen und Hilfsschulen ((S 64)(17). Mit Kriegsbeginn 1939 erfolgte einerseits eine Einschränkung des Sterilisationsgesetzes dadurch, daß Anträge auf Sterilisation nur zu stellen waren, wenn besonders große „Fortpflanzungsgefahr" konstatiert werden konnte (S 15) (1); andererseits erfolgte eine Ausdehnung der Maßnahmen durch einen Runderlaß vom 18.4.1940, in dem der Begriff „Erbleiden" auf „alle vererbbaren Leiden und Eigenschaften, die den Wert des Betroffenen gegenüber der Volksgemeinschaft beeinträchtigen, ausgedehnt wurde; „Schwachsinn" im Sinne des Gesetzes liegt auch dann vor, wenn „schwere Ausfälle auf dem Gebiet des Willens und des Trieblebens vorhanden sind" (S 18) (1). Diese Tendenz zur inhaltlichen Ausweitung in Richtung „soziales Fehlverhalten" wird von mehreren Autoren (1)(2)(6) unter Hinweis auf zahlreiche Zitate (7)(12)(13)(14) hervorgehoben. Auch Ernst RÜDIN, ab 1934 Vorsitzender der „Gesellschaft Deutscher Neurologen und Psychiater" forderte 1935 im Sachverständigenbeirat für Bevölkerungs- und Rassenpolitik eine Erweiterung des Gesetzes: auch „moralischer Schwachsinn ohne Intelligenzdefekt" sollte ein Sterilisationsgrund sein (8).

Rückschlüsse auf die Haltung der deutschen Ärzte - abgesehen von den bereits zitierten führenden Protagonisten - zu diesen Entwicklungen ergeben sich zum Teil aus einer Einschätzung der ärztlichen Standesethik in dieser Zeit (Zusammenfassung von SCHMIEDEBACH (9) unter Berufung auf LIEK (10)): Die Ärzte verstanden sich als „geistige Elite", die anstatt einer als „liberalistisch" diffamierten Individualmedizin der „Gesundheit des Volksganzen", das nach biologischen Kriterium definiert wurde, verpflichtet waren; die „Rassenhygiene" sollte der „natürlichen Auslese" zum Durchbruch verhelfen; die bis dahin noch umstrittene Euthanasie wurde als „rassenhygienische Maßnahme" - ergänzend zur Sterilisation - mit hohen Kosten pflegebedürftiger Erbkranker begründet (S 71 f.). Bereits 1933 waren diejenigen Ärzte, die anders dachten und handelten, ausgeschaltet worden (11). Auf diesem Hintergrund ist es verständlich, daß „keine Mediziner bekannt geworden sind, die das GzVeN grundsätzlich öffentlich in Frage gestellt haben" (S 7), sondern, daß „Ärzte mehr als jede andere Berufsgruppe an der Vorbereitung und Durchführung der Zwangssterilisation beteiligt waren"; die Ärzte - insbesondere Amtsärzte - waren Antragsteller, Gutachter, Richter und Operateure (S 57f.)(1).

Die Gesamtzahl der Zwangsterilisationen auf dem Gebiet des Deutschen Reiches (ohne annektierte Gebiete) von 1939-45 wird nach einer Schätzung des Bundesfinanzministeriums von 1961 mit 320.000 angenommen (1).

Aus einer Detailanalyse in Göttingen (1) ist folgendes Bild ersichtlich: 1934-45 wurden 2432 Anträge gestellt, von denen 513 abgelehnt, zurückgenommen oder nicht bearbeitet wurden; die häufigste Indikation war mit 57,6% der „angeborene Schwachsinn", gefolgt von „Schizophrenie" mit 21,9%. Die Geschlechtsverteilung war in Göttingen - wie im gesamten Reichsgebiet - etwa ausgeglichen.

Historischer Hintergrund in Österreich

Per Verordnung vom 14.11.1939 mit Gültigkeit ab 1.1.1940 wurde das GzVeN auf die „Ostmark" ausgedehnt (1)(2). Zu diesem Zeitpunkt war die „Euthanasie-Aktion" (T4) bereits voll im Gange, sodaß der Sterilisierungsaktion in Österreich nicht mehr die gleiche Bedeutung zukam wie in Deutschland (2). Die Zahl der Sterilisierungen in Österreich ist nicht bekannt (15). Jedenfalls ist die massenweise Durchführung in psychiatrischen Krankenhäusern durch Aussagen dortiger Mitarbeiter belegt (S 213)(2). Auch ein Vorschlag des Gauleiters von Niederdonau, Karl Gund, zur Erprobung medikamentöser Sterilisation unter Mitarbeit des pharmakologischen Instituts der Wiener Fakultät ist bekannt (S 214) (2). Öffentlicher Widerstand aus Ärztekreisen ist hingegen nicht bekannt, da genau wie im Deutschen Reich auch in Österreich eine gründliche „Arisierung" der Ärzteschaft unter Anwendung eines weitgefaßten Rassebegriffs erfolgt war: von März bis Oktober 1938 sank die Zahl der Wiener Ärzte von 4900 auf 1700 (16).

Die Biographien im Abschn. 3. sollen beispielhaft konkretisieren, wie die Vollziehung des GzVeN in Österreich aussah.

Das „Gesetz zur Verhütung erbkranken Nachwuchses" und seine Umsetzung

a) Das Gesetz beruht auf einer „Kann" - Bestimmung („Wer erbkrank ist... kann unfruchtbar gemacht werden").

b) Die Feststellung der „großen Wahrscheinlichkeit" von Erbschäden als ärztliches Fachurteil war Bedingung für die Anwendung des Gesetzes.

c) Die Zuschreibung von „Erblichkeit" wird ex lege definiert. Bei den „endogenen" Psychosen koinzidiert diese Sichtweise mit der in Fachkreisen dominierenden - von eher marginalen Diskussionen (6 unter Hinweis auf BUMKE) abgesehen - Annahme der Erblichkeit; der Begriff des „angeborenen Schwachsinns" stützt sich - dem common sense entsprechend - auf die Vermutung der Erblichkeit, differenziert jedoch nicht wie es wissenschaftlich korrekt wäre - zwischen vererbbarem genetischem

Defekt und prä- oder perinatal erworbener Schädigung; beim schweren Alkoholismus wird explizit von der Erblichkeitsargumentation abgesehen.

Diese Fakten lassen bereits erkennen, daß eine wissenschaftlich korrekte Anwendung des Begriffs der „Erblichkeit" nicht in der Absicht der Gesetzesschöpfer lag. Das folgende Zitat von EWALD, Direktor der Universitätsnervenklinik Göttingen, bestätigt diese Sichtweise: „Die Frage, ob angeboren, ererbt oder früh erworben, braucht uns nicht allzuviele Kopfzerbrechen zu machen, denn wir wissen alle, daß kein Schwachsinniger ein gutes Familienniveau schaffen wird" (12 zit. n. 1). Daß das eigentliche Ziel dieser rassenhygienischen Maßnahmen ganz allgemein die sozialen Randschichten waren, wird in der Analyse von ROTH (17) deutlich.

Betrachten wir das Gesetz vom formal-rechtlichen Standpunkt so ist folgendes festzustellen: Die unter a) und b) genannten Punkte lassen in der Anwendung einen formal-rechtlichen Handlungsspielraum offen, der dem Ermessen des Gutachters anheimgestellt ist. Allerdings bestand eine Pflicht zur Anzeige, deren Übertretung unter Strafe gestellt war (Geldstrafen, ev. Verlust der Approbation) (S 57)(1). Dennoch hätte es für die an den Verfahren mitwirkenden Ärzte an vielen Stellen Handlungsspielräume gegeben, die im Interesse der Patienten nutzbar gewesen wären.

Nationalsozialistische Sterilisationspraxis in Österreich - Die Akten

Im Archiv eines Wiener Krankenhauses wurden im Jahre 1995 zufällig sechs Gerichtsakten mit dem Aufdruck „Erbgesundheitssache / Erbgesundheitsgericht" aus den Jahren 1942-45 aufgefunden, aus denen - wohl nicht quantitativ repräsentativ, aber kasuistisch aufschlußreich - der Vollzug des Gesetzes ablesbar ist. Verhandelt wurde über 3 Männer und 3 Frauen im Alter zwischen 37 und 44 Jahren. Als Begründung im Sinne des Gesetzes wurde in 4 Fällen „angeborener Schwachsinn", in 2 Fällen „Schizophrenie" angegeben. Die Verfahren dauerten zwischen 10 und 37 Monaten; in drei Fällen liegen Bestätigungen über die Durchführung der Sterilisation vor (Oktober ‚44 sowie Jänner und März ‚45); in drei Fällen wurden im Jänner bzw. Februar 1945 Bestätigungen der „Dringlichkeit - trotz des totalen Kriegseinsatzes - wegen erhöhter Fortpflanzungsgefahr" ausgestellt.

Kasuistische Auszüge

Frau (A), geb. 1908, 8 Jahre Schulbesuch mit 3 Wiederholungen; industrielle und landwirtschaftliche Hilfsarbeit; Eheschließung mit 20 Jahren, 13 Kinder, tw. behindert; führt den Haushalt für Mann und 10 Kinder. Amtsärztliches GA: Diag: Debilität, Begründung: schwere Belastung der Sippe, Schulversagen, bringt ihren Haushalt gerade noch durch.

Frau (B), geb. 1905, 7 Jahre Schulbesuch, Fabrikshilfsarbeit; 10 Kinder (4 unehelich, 4 aus erster Ehe, 2 aus 2. Ehe) - Fürsorgeunterstützung; 06.1943 nach Begutachtung durch die Asozialen Komission Wien wegen Arbeitsscheu und asozialen Verhaltens in die Arbeitsanstalt „Am Steinhof" eingeliefert. Diag: angeborener Schwachsinn; Begründung: arbeitsscheue, verwahrloste Person mit gemeinschaftsfremdem Charakter, mangelnde Lebensbewährung.

Frau (C), geb. 1905, 7 Jahre Schulbesuch, 5 Wiederholungen, Landarbeiterin; 3 uneh. Kinder; 6 Strafvormerkungen wegen Bettelei, Landstreicherei; ab 1937 Lebensgemeinschaft, Ehewunsch 1943 - amtsärztliche Feststellung eines Ehehindernisses: „Da Th.Z. eine Ehe mit einem Mann, der aus einer äußerst minderwertigen Familie stammt und der überdies bereits vorbestraft ist, eingehen will, wäre aus dieser Ehe höchstens unerwünschter Nachwuchs zu erwarte. Nach Unfruchtbarmachung der Th.Z. bestünden keine Bedenken...". Diag: angeborener Schwachsinn leichten bis mittleren Grades.

Herr(D), geb. 1901, 8 Jahre Schulbesuch (mehrere Wiederholungen, landwirtschaftlicher Hilfsarbeiter.

K.S. war das sechste von sieben Kindern; drei von ihnen starben. Die Familie stand in recht gutem Ruf. Als Kleinkind hatte er Anfälle, im Alter von 4 Jahren hatte K. S. einen Unfall; zur Familienanamnese: drei Schwestern und ein Bruder des K. S., hatten Anfälle, eine Schwester galt als schwachsinnig und eine andere wurde im psychiatr. Krankenhaus wegen reaktiven Depressionen behandelt. Bei den anderen aufgeführten Familienmitgliedern sind keine Auffälligkeiten angegeben. Begründung des Antrags auf Unfruchtbarmachung: „Die Intelligenzprüfung ergibt bei K.S. eine hochgradige Unselbständigkeit im Denken und Handeln u. Urteil, stark eingeengtes Begriffsbildungsvermögen, fast vollständig Ergebnislosigkeit der Schulbildung. Zu einer selbständigen Lebensführung ist er ungeeignet. Die körperliche Untersuchung gibt keinen Anhaltspunkt, daß der zweifellose Schwachsinn Folge des behaupteten Unfalls ist. Für die Erblichkeit des Leiden spricht auch die Sippengeschichte, es ist daher mit Gewißheit anzunehmen, daß etwaige Kinder des K.S. erbkrank sein würden."

Diag: angeborener Schwachsinn

Herr (E), geb. 1904; seine Mutter starb, als er vier Jahre alt war, er besuchte nur zwei Winter die Schule und war bereits mit 8 Jahren in der Landwirtschaft seines Vaters tätig, sein Vater starb, als er zehn Jahre alt war, mit sechzehn Jahren ging er in Tagelöhnerdienste bei Bauern, Heirat 1933, 11 Kinder; eines der Kinder ist mit 3 Jahren ertrunken, sieben sind Hilfsschüler; drei Kleinkinder waren mäßig gepflegt, zwei waren an Rachitis erkrankt. Herr L.T. war 5 Jahre als Nachtwächter und 4 Jahre bei Baufirma beschäftigt; 1940 Arbeitsunfall (Schädeltrauma). 1944 31/2 Monate Krankenhausaufenthalt wegen paranoider Schizophrenie. Lebt in einem Haushalt zusammen mit Ehefrau und Kindern. Diag: Schizophrener Formenkreis, Paranoia; er biete das Bild eines geistig und charakterlich Abwegigen; zudem leidet er an Beziehungs und Verfolgungsideen.

Herr (F), geb. 1906, Matura 1924, erlernte keinen Beruf, sondern pflegte zusammen mit den Eltern seine geisteskranke Schwester und betrieb Sprachstudien (Englisch und Indisch), schrieb Beiträge in indischer Sprache u.a. für eine indische Zeitschrift; 1939 2 Wochen freiwilliger Aufenthalt im psychiatrischen Krankenhaus; Vater an M. Parkinson verstorben, Bruder hat „Nervenleiden". Diag: Schizophrenie.

Ärztl. Begründung des Antrags: «... Trotz Abklingen des akuten Zustandes... und trotz erhaltener überdurchschnittlicher Intelligenz, nicht berufsfähig geworden. Die Aussprache mit dem Kranken deckt eine starke Herabsetzung des Willenslebens, sowie eine Neigung zu ausschweifenden Antworten auf ... Die zweifellos vorhandenen Beschwerden einer ... hyperthyreotischen Konstitution sind doch nicht stark genug, um seine soziale Unverwendbarkeit zu begründen ... Sein Verhalten ist nur Ausdruck seiner Abgewandtheit und Fremdheit der Umwelt gegenüber. Der Vegetarismus ist in diesem Fall nur eine Ergänzung zum schizophrenen Gesamtbild des Kranken. Das Fehlen erotischer Triebe kann möglich, aber auch simuliert sein. Da es nicht ausgeschlossen ist, daß er Nachkommen zeugen kann und da diese Nachkommen mit Gewissheit als erbkrank zu erwarten wären, ist R. Z. unfruchtbar zu machen."

Beginn der Erhebungen Jänner 1942, Beschlußausfertigung April 1944, begründeter Rekursantrag von Herrn (F) Mai 1944, Rekursablehnung Juni 1944; im Februar 1945 urgiert das Gericht die Vorlage einer Bestätigung über die Sterilisationsoperation.

Die Verfahren

Wenngleich in jedem einzelnen Akt eine den Bestimmungen des Gesetzes entsprechende medizinische Diagnose gestellt wird, so sticht bei Betrachtung der 6 Biographien doch ein anderer Umstand ins Auge: Die medizinische Begründung ist in allen 6 Biographien leicht als Scheinargumentation erkennbar. Besonders deutlich wird dies in der Biographie Frau (C) wo von Minderwertigkeit und Vorstrafen des Mannes die Rede ist und die Vermehrung durch Sterilisation der Frau, die als geringgradig schwachsinnig beurteilt wird, verhindert werden soll. Hingegen ist allen sechs Menschen der Umstand der unzureichenden sozialen Adaptation bzw. der „mangelnden Lebensbewährung" (s. Biographie Frau (B)) gemeinsam. Die Annahme, daß hier das eigentliche Motiv der Sterilisation liegt, stimmt mit den im Abschn. 2.4. angeführten Tendenzen zur Sterilisation der „Asozialen" in Deutschland vollinhaltlich überein. Als zusätzliche Bestätigung dieses Umstandes kann folgendes Faktum gewertet werden:

Das Wiener Gesundheitsamt (Abtlg. II) berichtet am 28.7.1939: „Seit Februar 1939 wird an der Erfassung der negativen Auslese Groß-Wiens gearbeitet ... Der tägliche Karteneingang ... umfaßt in der letzten Woche 1200 und wird im nächsten Monat auf 2000 - 2500 ansteigen". Der zitierte Zwischenbericht spricht von der Verkartung eines Personenkreises von 320.000 Personen (über 15% der Wiener Bevölkerung). Als Einschlußkriterien werden angeführt: Geisteskranke, Psychopathen, Trinker, Prostituierte sowie 40.000 schwererziehbare und psychopathische Kinder aus asozialen Familien (18).

Auch hier kann - wie bereits an anderer Stelle ausgeführt (19) - die Schlußfolgerung gezogen werden: Die eugenischen Maßnahmen erfaßten vorerst die psychisch kranken und geistig behinderten Menschen, unter ihnen viele Kinder und Jugendliche; sie waren aber weit darüber hinaus auf Angehörige proletarischer Familien orientiert.

Schließlich ist das Ausmaß der Verwurzelung des „Rassenhygiene-Gedankens" aus der Absurdität der Fortsetzung der Sterilisationsmaßnahmen bis unmittelbar vor Kriegsende erkennbar.

Auch in Österreich waren die Ärzte die Hauptakteure des gesamten Verfahrens. Die Amtsärzte der Gesundheitsämter waren Leiter der Vorerhebung, danach Gutachter und Antragsteller sowie gegebenenfalls Aussteller der Dringlichkeitsbescheinigung meist in einer Person; die ärztlichen Mitglieder des Erbgesundheitsgerichtes unterzeichneten gemeinsam mit dem Richter den Gerichtsbeschluß; schließlich waren Ärzte als Operateure mit der Ausführung beauftragt. Somit übernahmen die Ärzte sowohl die Funktion der „wissenschaftlichen" Begründung als auch die der treibenden Kraft des Verfahrens.

Zwangssterilisation heute

Über die Häufigkeit der Sterilisation geistig behinderter Menschen in der Gegenwart liegen keine verläßlichen Zahlen vor. In Deutschland wurde ein Schätzzahl von mehr als 1000 Sterilisationen geistig behinderter Frauen pro Jahr publiziert (27). In vielen Fällen - jedenfalls bis zur Gültigkeit des neuen BRD-Gesetzes ab 1992 - erfolgten diese Eingriffe in einer rechtlichen Grauzone (26).

Die internationale Fachdiskussion

Die Zwangssterilisation geistig behinderter Frauen ist auch in der Gegenwart Gegenstand einer Fachdiskussion. Inhalte dieser Diskussion sind vor allem die Fragen der Indikation, der Methode, der rechtlichen Voraussetzungen und gelegentlich auch der psychischen Konsequenzen (21). Hier soll vor allem der Argumentation zur Indikation nachgegangen werden.

Eine häufig vertretene Position lautet. „Es ist derzeit allgemeiner Konsens, Nachkommenschaft bei geistig behinderten Menschen, entgegen bejahter Partnerschaft, nicht zu wünschen (23) (S 742). Als zentrale Argumente für die Indikationsstellung werden genannt "the transmission of hereditary defect or doubts about her adequacy as a mother" (22).

Zur Frage der *Heredität* werden unterschiedliche Positionen bezogen. „Auch ist zu fragen, ob nicht eugenische Gründe ... für die Unerwünschtheit einer Schwangerschaft von entscheidender Bedeutung sein können: Das genetische Risiko für Oligophrenie der Nachkommen ist ... nicht unerheblich" (S 742)(23). Differenzierter ist die folgende Argumentation: "When severe mental defect is coupled with a strong hereditary component there is a clear and convincing argument for trying to prevent conception by the most effective means possible ... When hereditary factors are less important, the argument in favour sterilisation is less clear" (22). Eine sehr dezidierte Gegenposition lautet: "The simple eugenic argument is the weakest of all. The severely handicapped are only some 0.3-0.4% of the population ... Fertility amongst the severely handicapped is negligible, and sterilisation of such individuals would make no appreciable difference to the incidence of handicap ... Furthermore, there is no reason to suppose that sterilisation of the mildly handicapped would make any substantial difference to the incidence." (24)

Auch der potentiellen *Elternschaft* geistig behinderter Menschen wird mit unterschiedlichen Meinungen begegnet; sie wird entweder als spezielles sozialpädagogisches Risiko definiert, da geistig behinderte Eltern „dem geborenen Kind in der Regel und ohne begleitende Hilfen kein Elternhaus mit angemessener familiärer Einbettung zu bieten vermögen" (23), oder in die Reihe anderer Risiken gestellt: „Real though this risk may be, mental handicap is by no means the only defect in parents wich makes for unhappy childhood: It is notoriously difficult to predict who will make a poor parent, and I.Q. is a much less effective predictor than some social criteria." (24) Logische Konsequenz dieser Sichtweise ist die Forderung nach sozialer Absicherung des potentiellen Risikos: "... and a corollary must be that if a mentally handicapped person does have a child, society must offer and provide adequate support and supervision to the family for the child's sake." (22).

Schließlich ist noch die Argumentation des „*Schutzanspruches*" anzuführen. Geistig behinderte Frauen sind in erhöhtem Ausmaß der Gefahr des sexuellen Mißbrauchs und der Vergewaltigung - auch in inzestuösem Kontext - ausgesetzt (25)(26). Die daraus abgeleitete Konsequenz wird - wenngleich sachlich nur schwer nachvollziehbar - häufig folgendermaßen formuliert: „.... muß die infolge der geistigen Schwäche nicht selten bestehende Gefahr verstärkter sexueller Verführbarkeit vor allem bei den weiblichen geistig Behinderten als besonderes Problem hervorgehoben werden. Sie haben aus meiner Sicht einen besonderen Schutzanspruch. Unausweichlich stellt sich daher ... die Frage nach einer Sterilisation." (23) Nur selten wird deutlich gemacht, daß die Sterilisation lediglich vor ungewollter Schwangerschaft, nicht aber vor dem physischen und psychischen Trauma der Vergewaltigung schützen kann (21); vielmehr dürfte die Sterilisation die Wahrscheinlichkeit des sexuellen Mißbrauchs noch erhöhen (26)(S 107f.)

Die psychischen Folgen der Sterilisation werden gelegentlich diskutiert, jedoch gibt es keine schlüssigen Untersuchungen (21).

Der „Arbeitskreis zur Aufarbeitung der Geschichte der Euthanasie" wandte sich in einem Appell gegen ein neues Sterilisationsgesetz in der BRD, da damit ein Instrumentarium geschaffen würde, das eine Ausweitung auf weitere Menschengruppen vorprogrammiert(31); das zentrale Argument lautet: „Zur Würde und persönlichen Integrität eines behinderten Menschen gehört das Recht auf Unverletzbarkeit des Körpers. Eingriffe, die keine Heileingriffe sind, wie z.B. die Sterilisation, dürfen nur mit seiner Zustimmung vorgenommen werden. Ist eine solche Zustimmung nicht möglich oder bestehen Zweifel an der Zustimmungsfähigkeit, so dürfen solche Eingriffe nicht vorgenommen werden." Mit 1.1.1992 trat dann ein neues Betreuungsgesetz in der BRD in Kraft, in dem auch die Sterilisation von geistig behinderten Menschen bei mangelnder Einwilligungsfähigkeit geregelt wurde.

Die Situation in Österreich

Auch in Österreich wurde die Zwangssterilisation behinderter Frauen noch in der jüngsten Vergangenheit von ärztlicher Seite befürwortet (20) und wird - teilweise in einer gesetzlichen Grauzone - praktiziert. Die rechtliche Situation läßt derzeit folgenden - fragwürdigen - Weg offen: Durchführung eines Eingriffs bei nicht entscheidungsfähigen Personen (Minderjährigkeit oder volle Sachwalterschaft) auf der Grundlage der Zustimmung der vertretungsbefugten Person (Vormund bzw. Sachwalter) unterstützt durch eine medizinische Indikation (ärztliches Gutachten). Diese Vorgangsweise wird jedoch durch eine Rechtsauffassung in Zweifel gezogen, die die Zustimmung zur medizinischen Behandlung - jedenfalls dort, wo es nicht um „Heilbehandlung" geht - dem Bereich der höchstpersönlichen Rechte zuordnet, die bei mangelnder Entscheidungsfähigkeit des/der Betroffenen nur durch Gerichtsentscheid geregelt werden können. Über die Häufigkeit der Anwendung der einen oder anderen Vorgangsweise liegt uns derzeit kein Datenmaterial vor, da die ärztliche Auskunftsbereitschaft zu diesem Thema sehr gering ist. Hier sind weitere Untersuchungen angezeigt.

Jedoch soll hier anhand der Detailanalyse eines psychiatrischen Gutachtens kasuistisch der Frage nach Analogien bzw. Divergenzen zwischen Geschichte und Gegenwart nachgegangen werden. In diesem Sinne sollen Auszüge aus der Biographie einer jungen Österreicherin die heutige Praxis beleuchten.

Kasuistik zur heutigen Gutachtenspraxis in Österreich

Frau X.Y. kam 1977 durch eine Risikogeburt zur Welt; im Säuglingsalter trat eine halbseitige spastische Lähmung auf, ihre Entwicklung verlief verzögert, sie besuchte einen Kindergarten und dann die Sonderschule. im Alter von 9 Jahren trat eine gut behandelbare Epilepsie auf, damals sprach sie in zwei bis drei-Wort-Sätzen. Bis zu ihrem 17. Lebensjahr lebte sie im Haushalt der Eltern, seither in einem Wohnheim für behinderte Menschen.

Bereits im 15. Lebensjahr wurde auf Initiative der Eltern die Erstellung eines psychiatrischen Gutachtens über die Indikation zur Sterilisationsoperation veranlaßt; die Operation wurde schließlich 1 1/2 Jahre später durchgeführt. Ein Jahr danach wird eine mehrwöchige stationäre psychiatrische Krisenintervention erforderlich, in deren Verlauf deutliche Anhaltspunkte für sexuellen Mißbrauch durch den Vater festgestellt werden.

Das fachärztliche Gutachten bezieht sich auf „den geistigen Zustand, die Einsichts- und Kritikfähigkeit zur Schwangerschaft und zur Sterilisation und über die möglichen Auswirkungen einer Schwangerschaft sowie einer Sterilisation auf den geistigen und körperlichen Zustand". Der Gutachter konstatiert „ausgeprägte Schäden am Gehirn", verursacht durch geburtsbedingten Sauerstoffmangel. Als Konsequenz des Hirnschadens beschreibt er „Störungen der Motorik, des Gleichgewichts und der Koordination", sowie epileptische Anfälle und setzt fort: „Weitaus dominierender sind die Folgen der Hirnschädigung in psychischer Hinsicht: es kam zu schweren intellektuellen und affektiven Behinderungen..... die an der unteren Grenze der Imbezellität einzuordnen" sind. „Die Angaben der Eltern, daß bei ihrer Tochter Gleichgültigkeit und zornige Ausbrüche miteinander abwechseln" wird als „medizinisch glaubwürdig" bezeichnet, und festgestellt, daß „Mängel der Selbststeuerung ebenfalls vorhanden sein müssen", weil „Störungen des Antriebs, der Affektsteuerung und der emotionellen Ansprechbarkeit häufig die intellektuellen Mängel begleiten".

Um die folgenden Ausführungen zum Thema „Schwangerschaft" einordnen zu können, ist die Widergabe der Gesprächsniederschrift nötig (die Fragen des Gutachters sind in Klammern gesetzt):

> Mit Hilfe der Mutter als sprachliche Vermittlerin werden nun Fragen direkt an X.Y. gerichtet: (Woher kommen denn die kleinen Kinder?) Babies? (ja) so klein (woher) von da /diese Antwort ist von einer unbestimmten ausholenden Geste begleitet/ (wünschst Du Dir ein Baby) ja (warum?) Brust trinken (woher willst Du das Baby?) Brust trinken (ja, aber von wo?) und Flascherl auch (aber wie willst Du zu einem Baby kommen?) einen Lutscher (und wo holst Du ein Baby?) Baby kaufen (wo kauft man das?) im Geschäft (und wie holst Du das Baby?) einen Teddybären (was machst Du, wenn das Baby weint?) streicheln (wer bringt das Baby?) ich (und was machst Du dann?) ins Gitterbett.

Im Gutachten findet sich kein Hinweis auf weitere einschlägige Gesprächspassagen mit der Klientin. Die ärztlichen Schlußfolgerungen daraus (auszugsweise):

> Mit einer Schwangerschaft verbindet X.Y. trotz ihrer Geistesschwäche konkrete Vorstellungen. Sie hat beobachtet, daß Säuglinge an die Brust genommen werden und daß man ihnen auch Flaschennahrung geben kann... damit ist ihr Vorstellungsvermögen in dieser Hinsicht allerdings erschöpft. Über die Herkunft der Kinder macht sie sich ebensowenig realitätsnahe Vorstellungen wie über eine Schwangerschaft. Es fehlt ihr jegliches Wissen hinsichtlich Empfängnis. Der Begriff einer Empfängnisverhütung ist ihr vollkommen fremd... die Mängel der Affektsteuerung bewirken, daß X.Y. allfälligen sexuellen Wünschen keinen Widerstand entgegenzusetzen vermag. Wenngleich Schwangerschaften auch von Schwachsinnigen zuweilen gut überstanden werden, sind bei X.Y. für den Fall einer Schwangerschaft Befürchtungen berechtigt... sind Angstzustände, die bis zur Selbstbeschädigung gehen können, zu erwarten. Im Falle einer Sterilisation können vor dem Eingriff Angst- und Abwehrmechanismen auftreten. Sie sind durch ein entsprechendes vorbereitendes Eingehen auf die Eigenheiten der Patientin vermeidbar... Nach Abschluß des Eingriffs wird man mit keinen psychologischen Folgen rechnen müssen, da X.Y. von der Bedeutung des Eingriffs keine Ahnung hat".

Die Durchführung der Sterilisation erfolgte - gemeinsam mit einer Zahnbehandlung - während eines 9-tägigen stationären Aufenthalts in einem psychiatrischen Krankenhaus. In der fachärztlichen Bestätigung des Krankenhauses wird der Eingriff „unter besonderer Aufsicht und intensiver Begleitung von erfahrenem Personal" nochmals begründet: „Da Fr. X.Y. auf Grund der Minderbegabung und der daraus resultierenden Verhaltensstörung keine normale gesundheitserhaltende Einstellung besitzt..."; abschließend wird festgestellt: „Jeder geistig behinderte Mensch hat das Recht auf medizinische Betreuung und Gesunderhaltung seines Körpers unter geringster psychischer Belastung".

Einschätzung

Im fachärztlichen Gutachten werden Schlußfolgerungen gezogen, für die es keine nachvollziehbaren Voraussetzungen gibt:

a) Das Problem der Empfängnisverhütung wurde im Gutachtensinterview mit keinem Wort angesprochen; dessen ungeachtet wird die Behauptung aufgestellt, „der Begriff einer Empfängnisverhütung ist ihr vollkommen fremd"

b) Die Aussage über mangelnde Affektsteuerung und daraus resultierende Widerstandsunfähigkeit hat in der Befunderhebung keine Entsprechung.

c) Weiters werden allgemeine „Erfahrungen" ungeprüft als für den gegenständlichen Fall gültig angenommen, so z.B. die Erwartung von Selbstbeschädigung bei Schwangerschaft im Vergleich zur Folgenlosigkeit der Sterilisation.

d) Die Bedingungen der Durchführung der Sterilisation stehen in einem eindeutigen Zwangskontext; ihre Begründungen haben einen fachlich unsachlichen, als zynisch zu bezeichnenden Charakter. Somit unterscheidet sich der Vorgang wohl nur äußerlich von den im „Gesetz zur Verhütung erbkranken Nachwuchses" legitimierten Zwangsmaßnahmen.

Diese mangelhafte gutachterliche und ärztliche Sorgfalt sowie die Unsachlichkeit und Willkürlichkeit der Argumentation ist als Ausdruck von tendenziöser Vorurteilshaftigkeit zu werten, nach deren Hintergrund zu fragen ist.

Diskussion

Da die Datenlage zur Sterilisation geistig behinderter Menschen - meist Frauen - zum gegenwärtigen Zeitpunkt keine allgemeingültige Aussage zuläßt, soll der Versuch gemacht werden, durch den Vergleich der exemplarischen aktuellen Fallanalyse mit dem historischen Hintergrund zur Formulierung von Hypothesen zu gelangen.

a) Die Sterilisation geistig behinderter Menschen ist heute im Prinzip ebenso aktuell wie in der Zeit der faschistischen Herrschaft. Der quantitative Unterschied ist allerdings bedeutsam.

b) Der großzügige Verzicht auf wissenschaftliche Korrektheit in der Gutachtensargumentation ist ein durchgängiges Merkmal. Die Medizin liefert pseudowissenschaftliche Argumente für ein soziales Urteil - einst und heute.

c) Die Argumentationslinie ist allerdings deutlich verändert: an die Stelle der rassenpolitischen Argumentation, die auch vom Gesetz des Jahres 1934 vorgegeben war, wird heute der „Schutz des Individuums" (z.B. vor den Belastungen durch eine Gravidität) gestellt; dies ist auch im Betreuungsgesetz der BRD der tragende Gedanke.

Jedoch kann an dieser Stelle über einen uns wesentlich erscheinenden Zusammenhang nicht hinweggesehen werden: So wie in der Geschichte Zwangssterilisation und „Euthanasie" eng beieinander lagen, wird auch heute parallel zur Sterilisationsdebatte auch der Gedanke der „Neuen Euthanasie" propagiert. In beiden Fällen wurde in der Argumentation der Gedanke der Eugenik durch die Forderung nach dem Schutz des Individuums und Sorge um sein subjektives Leid - die schließlich wiederum in der Tötung von „lebensunwertem Leben" mündet - abgelöst(28). Diese vordergründige „Mitleidsposition" läßt sich meist auf die Grundposition einer utilitaristischen Ethik zurückführen (29)(30).

d) Wie wir zu zeigen versucht haben, kann die Sterilisation behinderter Menschen den ihr zugeordneten Zielsetzungen gar nicht gerecht werden. Die Tatsache ihrer kontinuierlichen Propagierung muß also vielfach einer anderen Dynamik als der der Rationalität folgen. Wir wollen daher abschließend folgenden Gedanken zur Diskussion stellen: NIEDECKEN beschreibt einen bei vielen Menschen bestehenden Tötungswunsch gegenüber behinderten Menschen (32), der aufgrund mangelnder sozialer Akzeptanz meist unbewußt bleibt. Mit Bezug auf ERDHEIM (33) spricht sie von einem „Phantasma". Es wäre nun zu prüfen, ob die Sterilisation, die über weite Strecken sozial akzeptiert und damit bewußtseinsfähig ist, die Funktion einer Ersatzhandlung erfüllt.

Literatur

(1) KOCH Th.   Zwangssterilisation im Dritten Reich.   Das Beispiel der Universitätsfrauenklinik Göttingen. Mabuse-Verlag, F/M 1994

(2) NEUGEBAUER W.   Zur Psychiatrie in Österreich 1938-1945: „Euthanasie" und Sterilisierung. In: WEINZIERL E., STADLER K.R. (Hrsg.): Justiz und Zeitgeschichte. BMf-Justiz, Wien 1983

(3) FOREL A. Die sexuelle Frage. Eine naturwissenschaftliche, psychologische und hygienische Studie nebst Lösungsversuchen wichtiger sozialer Aufgaben der Zukunft. (14. Aufl.). Verl. E. Reinhardt, München 1923 (1. Aufl. 1904)

(4) RANKE J. Der Mensch I, II. Bibliograph. Institut, Leipzig, 1923 (3. Aufl.)

(5) LIFTON R.J.   The Nazi Doctors. Basic Books, NY 1986

(6) GÜSE H.G., SCHMACKE N.   Psychiatrie zwischen bürgerlicher Revolution und Faschismus I,II. Athenäum, Kronberg 1976

(7) LENZ F. Gedanken zur Rassenhygiene. ARGB 37, 84-109, 1935 (zit. n. 6)

(8) RÜDIN E. Referat in „Niederschrift, Sitzung der AG II d. Sachverständigenbeirats für Bevölkerungs- u. Rassenpolitik, 11.3.35" Bundesarchiv Koblenz; Reichsjustizministerium R 22/1933, Bl. 122-39

(9) SCHMIEDEBACH P.   Ärztliche Standeslehre und Standesethik 1918-45 In: BAADER G., SCHULTZ U. (Hrsg.): Medizin und Nationalsozialismus: Dokumentation d. Gesundheitstages Berlin 1980. Mabuse, Frankf/M. 1987 (3. Aufl.)

(10) LIEK E. Der Arzt und seine Sendung. München 1929 (7. Aufl.) (zit. n. (9)

(11) ROTH K.H.   „Auslese" und „Ausmerze". Familien- u. Bevölkerungspolitik unter der Gewalt der nationalsozialistischen Gesundheitsfürsorge. In: BAADER G., SCHULTZ U. (Hrsg.): Medizin und Nationalsozialismus; Dokumentation d. Gesundheitstages Berlin 1980. Mabuse, Frankf/M. 1987 (3. Aufl.)

(12) EWALD G.   Altes und Neues zum Sterilisierungsgesetz. Zschr.f. psych. Hygiene 7,66,1934 (zit.n.1)

(13) KOPP W.   Die Unfruchtbarmachung der Asozialen. Der Erbarzt 6,66,1939 (zit.n.1)

(14) THIELE H.   Zur Frage der asozialen Psychopathen. Der Öffentliche Gesundheitsdienst 4, 394-96, 1938/39 (zit.n.1)

(15) HUBENSTORF M.   Die Wiener Medizin und der Nationalsozialismus- 50 Jahre danach / II: Medizin ohne Menschlichkeit. Wiener Arzt 6, 6-30,1995

(16) HUBENSTORF M.   Die Wiener Medizin und der Nationalsozialismus- 50 Jahre danach /I: Der Wahrheit ins Auge sehen. Wiener Arzt 5, 14-27, 1995

(17) ROTH K.H.   „Erbbiologische Bestandsaufnahme"- ein Aspekt „ausmerzender" Erfassung vor Entfesselung des Zweiten Weltkrieges (S 57-100). In: ROTH K.H. (Hrsg.): Erfassung zur Vernichtung. Verlagsgesellschaft Gesundheit, Berlin 1984

(18) GESUNDHEITSAMT Bericht über die bisher geleistete Arbeit in der Abtlg. II des Gesundheitsamtes vom 28.7.1939 (ohne AZ) Dok.Archiv Österr. Widerstand

(19) BERGER E. Psychiatrie im Faschismus. Behinderte 11, 5, 5962, 1988

(20) RETT A. Klinische, genetische, soziale und juridische Aspekte der Sterilisation geistig behinderter Jugendlicher. In: MÜLLER- KÜPPERS M, SPECHT F.(Hrsg.): Recht- Behörde- Kind. Huber, Bern 1979

(21) KUNZ J, FELDER W, ZOLLINGER M, ARZT G. Zur Sterilisation geistig behinderter Patientinnen Schweiz. med. Wschr. 121, 1328-35, 1991

(22) WORKING GROUP IN CURRENT MEDICAL/ETHICAL PROBLEMS Sterilisation of Mentally Handicapped. The Lancet 29, 685, 1979

(23) KREBS H.   Partnerschaft, Sexualität und Kontrazeption bei geistig behinderten Menschen Fortschr. Med. 103, 740-43, 1985

(24) ANONYM (EDITORIAL) Sterilisation of Handicapped Minors. The Lancet 23, 352-3, 1975

(25) CHAMBERLAIN A., RAUH J., PASSER A., McGRATH M., BURKET R. Issues in Fertility Control for Mentally Retarded Femal Adolescents. I. Sexual Activity, Sexual Abuse and Contraception.

Pediatrics 73, 445-50, 1984

(26) BECKER M. Sexuelle Gewalt gegen Mädchen mit geistiger Behinderung. Edition Schindele, Heidelberg 1995

(27) PRESSEZENTRUM DES DEUTSCHEN BUNDESTAGES Über 1000 Behinderte werden jährlich sterilisiert. Woche im Bundestag 20, 35, 1990 (zit. n. 26)

(28) KUHSE H., SINGER P. Muß dieses Kind am Leben bleiben? Das Problem schwerst-geschädigter Neugeborener. H.Fischer Verlag, Erlangen 1993 (Orig. engl. 1985)

(29) JANTZEN W. Glück- Leiden- Humanität; Eine Kritik der „Praktischen Ethik" Peter Singers

Zschr.f.Heilpädagogik 42, 230-44, 1991

(30) FEUSER G.   Behinderte Kinder und Jugendliche; zwischen Integration und Aus-sonderung.

Wissenschaftl. Buchgesellsch., Darmstadt 1995

(31) DÖRNER K, WUNDER M. Kein neues Sterilisationsgesetz. Demokrat. Gesund-heitswesen 7/8 1987

(32) NIEDECKEN D. Namenlos. Piper, München 1989

(33) ERDHEIM M. Die gesellschaftliche Produktion von Unbewußtheit; Suhrkamp, Frankfurt/M. 1984

Die Kinderpsychiatrie in Österreich 1945-75 Entwicklungen zwischen historischer Hypothek und sozialpsychiatrischem Anspruch[1]

Child Psychiatry in Austria 1945 – 1975 – Development between Historic Burden and Social psychiatric Demand

Summary:

Die Entwicklung der österreichischen Kinderpsychiatrie ist mit dem historischen Erbe der NS-Zeit belastet. Die Entwicklung nach 1945 zeigt widersprüchliche Facetten, die ein Abbild der gesellschaftlichen und politischen Situation darstellen. Das Additivfach „Kinderneuropsychiatrie" war 1975 eine Kompromisskonstruktion zwischen einer sozialpsychiatrisch und psychotherapeutisch orientierten „Kinderpsychiatrie i.e.S." und dem – quantitativ dominierenden – „heilpädagogischen Netzwerk" konservativer Prägung.

Die Frühgeschichte des Faches – eine untilgbare Hypothek

Die Periode von 1937 – 1945, die Zeit der eigentlichen Konstituierung des Faches, die ich an anderer Stelle[2] als „Frühgeschichte" des Faches bezeichnet habe, stellt eine nicht tilgbare Hypothek in der Geschichte der Kinder- und Jugendpsychiatrie dar, die sich unentwirrbar mit der Politik des Nationalsozialismus verwoben hatte. Aus der Wiener Heil- und Pflegeanstalt Steinhof wurden in den Jahren 1940/41 ca. 3.200 Pfleglinge nach Hartheim transportiert und getötet und in den folgenden Jahren (1941-45) mehr als 3.500 Patientinnen und Patienten durch Hungersterben getötet. Zwischen 25. August 1940 und 3. Juni 1945 starben dort mindestens 789 Kinder und Jugendliche am Spiegelgrund. Die formelle Konstituierung des Faches erfolgte zeitgleich mit der Etablierung der NS-Herrschaft: 1937 fand in Paris der 1. Internationale Kongress f. Kinderpsychiatrie statt, 1939 erfolgte in Wiesbaden die Gründung der Deutschen Arbeitsgemeinschaft für Kinderpsychiatrie, 1940 in Wien die Tagung der Deutschen Gesellschaft für Kinderpsychiatrie und Heilpädagogik (Vorsitz P. Schröder, Schriftführer W. Villinger). Werner Villinger - nach 1945 führender deutscher Kinderpsychiater, Ordinarius und Rektor in Marburg sowie Chef und Lehrer von Hermann

---

1   Quelle: BERGER E.: Die Kinderpsychiatrie in Österreich 1945 – 1975. Entwicklungen zwischen historischer Hypothek und sozialpsychiatrischem Anspruch. In: Gabriel E., Dietrich-Daum E., Lobenwein E., Watzka C. (Hrsg.) Virus. Beiträge zur Sozialgeschichte der Medizin 14 (2016), 239-248.

2   Ernst BERGER : *Die Kinder- u. Jugendpsychiatrie in Österreich – Entwicklungen und Wandel.* In THUN-HOHENSTEIN L. (Hrsg.): Kinder- und Jugendpsychiatrie in Österreich vom „Gestern" zum „Morgen". Krammer-Verlag, Wien 2007

Stutte (der als Leitfigur der deutschsprachigen bis in die 1980-er Jahre zu sehen ist) – hat unter dem Titel „Bekämpfung der psychischen Degeneration"[3] (1926) die Sterilisation befürwortet und 1933 festgestellt, dass „… endogen arbeitslose Jugendliche besonders häufig kriminell werden"[4]. Villinger war NSDAP- Mitglied (1937) und T 4 – Gutachter, hat das Konstrukt der „praktischen Unerziehbarkeit" (S 71) geschaffen und die Begriffe ‚psychopathisch', ‚unerziehbar', ‚asozial' und kriminell nahezu synonym verwendet (S 62)[5]. Die damals vertretenen Inhalte entsprachen über weite Strecken einer Ordnungs- und Verwahrungsideologie, die wenig später durch die Beteiligung am Kindermord ergänzt wurde.

Die Rolle der Kinderpsychiatrie in der Zeit des Nationalsozialismus – in Deutschland und im angeschlossenen Österreich - kann folgendermaßen charakterisiert werden[6]:

- Sie war eine Ordnungs-, Auslese- und Vernichtungspsychiatrie
- Sie fungierte in Kooperation mit der Jugendfürsorge: Gemeinsam mit den Fürsorgeeinrichtungen sollte Wien von einer sog. „negativen Auslese", die etwa 15% der Bevölkerung umfasste, gereinigt werden.
- Sie forderte und begründete die Verlegung der „Unerziehbaren" in die Jugendkonzentrationslager Uckermark (Mädchen) und Moringen (Knaben), in denen Jugendliche aus Österreich deutlich überrepräsentiert waren.
- Sie realisierte die Tötung behinderter Kinder in sogenannten „Kinderfachabteilungen" (in Wien trug die Einrichtung den Namen „Am Spiegelgrund") unter dem Codenamen „Aktion T4"
- Die Namen Ernst Illing, Hans Bertha, Heinrich Gross seien als pars pro toto für Österreich genannt[7].

Kinder- und Jugendpsychiatrie nach 1945 – ein Neubeginn?

Die biologistischen Konzepte, die diesem Denken und Handeln zugrunde lagen, wurden auch nach 1945 keinem wissenschaftlichen Diskurs unterzogen. Exemplarisch für diese Haltung ist die Formulierung von SPIEL: „Dass in den folgenden Jahrzehnten und insbesondere in der Zeit des faschistischen Terrors Arbeiten auf diesem Gebiet gar nicht stattfanden oder in pervertierter Form, braucht nicht besonders erwähnt zu werden". (SPIEL 1992[8]) Die wissenschaftliche Aufarbeitung dieser Geschichte wur-

3   Werner VILLINGER.: Zur Hygiene des Seelenlebens und der Nerven der Kinder u. Jugendlichen. Zschr. Kinderforschung 32, (1926) 111- 129

4   Werner VILLINGER.: Arbeitslosigkeit, Arbeitsscheu, Verstandesschwäche bei jugendlichen Kriminellen. In: Mitteilungen d. Kriminalbiologischen Ges., Bd. IV; Hrsg.: Kriminolog. Inst. Univ. Graz. 1933

5   Martin HOLTKAMP: *Werner Villinger (1887 – 1961). Die Kontinuität des Minderwertigkeitsgedankens in der Jugend- und Sozialpsychiatrie.* (Husum 2002)

6   Ernst BERGER (Hrsg.): *Verfolgte Kindheit – Kinder und Jugendliche als Opfer der NS-Sozialverwaltung.*(Böhlau- Verlag, Wien 2007)

7   Die kurze Phase strafrechtlicher Verfolgung nach 1945(u.a.Todesurteil gegen Ernst Illing) wird hier nicht weiter ausgeführt.

8   Walter SPIEL: *Entstehungsgeschichte.* Unveröffentl. Manuskript (Wien 1992)

de erst mit jahrzehntelanger Verspätung begonnen (vgl. SEIDEL et al[9]. 1987; BERGER 1988[10], 1997[11]; BAUMANN et al. 1994[12]).

Internationale Kontakte begannen1948 als in Zürich das erste Seminar über „Pädiatrie und Kinderpsychiatrie" stattfand. Hans HOFF, der Wiener Ordinarius für Psychiatrie, nutzte seine internationalen Kontakte, die er im Exil geknüpft hatte, um der Kinder- und Jugendpsychiatrie wichtige Entwicklungsanstöße zu geben: er entsandte Walter Spiel 1953 zu einem WHO-Lehrgang nach Chichester und holte im gleichen Jahr den Internationalen Mental Health – Kongress nach Wien. 1954 konnte ein 4-jähriges Rockefeller-Stipendium für die Entwicklung der Wiener Kinder- und Jugendpsychiatrie gewonnen werden.

Auf diesem Hintergrund etablierte sich die klinische Kinder- und Jugendpsychiatrie neben der bereits bestehenden klinischen Heilpädagogik. Dennoch waren für die ersten Jahrzehnte nach 1945 noch andere Merkmale maßgebend, die mit der Bezeichnung „Periode der Anstalten" charakterisiert werden können. In dieser Zeit bestanden – ebenso wie in der Erwachsenenpsychiatrie – Versorgungsstrukturen, die dem Gofman'schen Typus der „Totalen Institution" entsprachen: Kinderhäuser in den Landesheil- und Pflegeanstalten, geschlossene Heime in der Jugendfürsorge, die geschlossene Justizanstalt Kaiser Ebersdorf bei Wien etc.

Die Entwicklungen in den Jahren 1950 – 1970 waren - betrachtet man Österreich insgesamt – widersprüchlich. Sie sollen exemplarisch skizziert werden: eine sozialpsychiatrisch – psychotherapeutische Perspektive am Beispiel Wien (W. Spiel), eine heilpädagogisch – repressive Perspektive an den Beispielen Innsbruck (M. Nowak-Vogl) und Salzburg und eine segregative Behindertenmedizin und –pädagogik am Beispiel Wien (A. Rett).

In Wien begann die Entwicklung 1949 mit der Einrichtung des Kinderzimmers der psychiatrisch – neurologischen Universitätsklinik, das 1951 zu einer 12-Betten-Station erweitert wurde. Das war die Keimzelle des Extraordinariats und der Abteilung für Kinderneuropsychiatrie(1972) und der Universitätsklinik für Neuropsychiatrie des Kindes- und Jugendalters (1975). Die Kinder- und Jugendpsychiatrie hat die inhaltliche Auseinandersetzung mit den „Anstalten" aufgenommen und diese Strukturen problematisiert (MADER, SLUGA 1969[13]). Aber erst ab 1970 dominierten - gemeinsam mit der sich ändernden Politik der Jugendfürsorge - die Bemühungen um eine Reform

---

9   Ralf SEIDEL, H. MEYER,T. SÜSSE: *Hilfreiche Anpassung – hilflose Fügung. Ärzte und Verwaltung Niedersachsens während der Vernichtung psychisch Kranker zur Zeit des Nationalsozialismus.* Psychiat. Prax. 14 / Sonderheft 1 (1987) 27-34

10   Ernst BERGER:. *Psychiatrie im Faschismus.* In. Behinderte 11/ 5, 5962, 1988

11   Ernst BERGER, Barbara MICHEL: *Zwangssterilisation bei geistiger Behinderung.* In: Wr. Klin. Wochenschr. 109 / 23, 925-31, 1997

12   Ruth BAUMANN, Charlotte KÖTTGEN, Inge GROLLE, Dieter KRETZER: *Arbeitsfähig oder unbrauchbar? Die Geschichte der Kinder- und Jugendpsychiatrie seit 1933 am Beispiel Hamburgs.* (Mabuse-Verlag, Frankfurt, 1994)

13   Rudolf MADER., Willibald SLUGA: *Persönlichkeitsänderungen durch langen Heimaufenthalt.* In: Acta Paedopsychiat. 11/2, 36-45, 1969

der alten Strukturen. Walter Spiel – als Sohn des sozialdemokratischen Pädagogen Oskar Spiel - war (ab 1968) als Konsulent des Wiener Jugendamtes eine der Zentralfiguren der Wiener Heimreform, die mit der Heimenquete 1971 (SPIEL et al. 1971[14]) begonnen wurde; als jugendpsychiatrischer Konsulent des Justizministeriums für die Reform des Jugendstrafvollzugs (seit 1953) war er führend an der Auflösung der Justizanstalt Kaiser Ebersdorf beteiligt. Auch der gemeinsame Kongress der österreichischen und deutschen Kinderpsychiater im Jahre 1977 war diesen Themen gewidmet (MÜLLER-KÜPPERS, SPECHT 1979[15]). In diesen Jahren wurden in der Kooperation von Kinderpsychiatrie und Jugendwohlfahrt – zum gegenseitigen Nutzen - zahlreiche neue Betreuungsprojekte initiiert und erprobt. Wenngleich diese inhaltlichen Akzente auch in Wien nicht widerspruchsfrei waren – auf diese Widersprüche komme ich später zurück - lautet meine These: Der Aufbau der KJP in Wien war ein *sozialpsychiatrisches Projekt!* Aber – es geht um die Inhalte sozialpsychiatrischer Orientierung. Der Blick auf die österreichische Heilpädagogik wird relevante Unterschiede deutlich machen.

Eine frühe Publikation von Walter Spiel trägt den Titel „Ein Jahr psychiatrische Arbeit in der öffentlichen Fürsorge"[16]. Diese Orientierung war prägend für den Aufbau und die Arbeit der Wiener Klinik. Sozialpsychiatrische Themen dominierten auch 25 Jahre später in den Vorträgen der KlinikmitarbeiterInnen (laut Jahresbericht 1976/77 waren es 38% und weitere 14% waren psychotherapeutischen Themen gewidmet). Auch die Antrittsvorlesung[17] von Walter Spiel 1975 ist diesem Themenkreis zuzuordnen; sie war der Darstellung der Verankerung des neuen Faches im Netzwerk psychosozialer Strukturen gewidmet. Sozialpsychiatrische Markierungspunkte waren: Der Aufbau eines kinderpsychiatrischen Konsiliardienstes für die Heime des Wiener Jugendamtes, die Kooperation mit dem Jugendamt beim Aufbau des Therapieheimes ‚Im Werd'[18] und die aktive Mitwirkung am Aufbau niederschwelliger Betreuungsangebote (Info-Center, Streetwork) sowie die Vorarbeiten zur Planung der kinderpsychiatrischen Versorgungsstrukturen[19]. Psychotherapeutische Arbeitsformen waren eine weitere Säule dieser Entwicklung. Walter Spiel prägte eine in der Tradition der Individualpsychologie wurzelnde psychotherapeutische Orientierung der Kinderpsychiatrie,

14   Walter SPIEL, Gerhard FISCHER, Josef GRESTENBERGER: *Aktuelle Probleme der Heimerziehung.* Inst. f. Stadtforschung, Wien 1971

15   Manfred MÜLLER-KÜPPERS, Friedrich SPECHT (Hrsg.): *Recht – Behörde – Kind. Probleme der Kinder- und Jugendpsychiatrie.* (Hans Huber-Verlag, Bern 1979)

16   Walter SPIEL: *Ein Jahr psychiatrische Arbeit in der öffentlichen Fürsorge.* In: Wr. Archiv f. Psychologie, Psychiatrie und Neurologie. II/1, 1-12 (1952)

17   Walter SPIEL: *Aktuelle Probleme der Neuropsychiatrie des Kindes- und Jugendalters.* In: Wr. Medizinische Wochenschrift.(Suppl. 34, 1975)

18   Fritz POUSTKA: *Vom Erziehungsheim zum Therapieheim.* In: Fritz Poustka, Walter Spiel (Hg.): Therapien in der Kinder- u. Jugendpsychiatrie (Egermann, Wien 1976)

19   Ernst BERGER, Max H. FRIEDRICH: Bedarfsschätzung für den stationären Bereich der Neuropsychiatrie des Kindes und Jugendalters. In; Mitteilungen der österr. Sanitätsverwaltung 78,30009, 1977
Ernst BERGER, Max H. FRIEDRICH: Möglichkeiten und Strukturen der ambulanten und stationären kinderpsychiatrischen Versorgung. In: Psychiatrische und psychosoziale Versorgung in Wien / Bd. 1: Die Enqueten 1977-79 (Presse- u. Informationsstelle d. Stadt Wien, 1979)

die u.a. von Martha Kos[20], psychologische Mitarbeiterin der Klinik, an die nächste Generation weitergegeben wurde. Rudolf Ekstein[21], direkter Schüler von Sigmund Freud und Alfred Adler, wurde aus dem amerikanischen Exil regelmäßig als Gastprofessor an die Wiener Klinik geholt. Diese Orientierung fand auch im Spektrum der Therapiemethoden ihren Niederschlag: Psychotherapie hatte einen hohen Stellenwert und die Elektrokrampftherapie wurde ab 1975 nicht mehr angewandt.

Die *Heilpädagogik* wurde in einer „österreichischen Variante" von Hans Asperger geprägt. Ihre Bestimmungsmerkmale waren eine ärztliche Dominanz und eine biologisch – medizinische, weitgehend sogar biologistische, Orientierung. Die enge Verknüpfung mit den Systemen Schule und Jugendwohlfahrt könnte man – aufgrund der Dominanz restriktiv-pädagogischer Konzepte – auch als eine ‚andere Sozialpsychiatrie' bezeichnen. Heilpädagogische Stationen gab es im ganzen Bundesgebiet: an der Wiener Universitäts-Kinderklinik (Dr. Kuszen), in Niederösterreich (Dr. Schmuttermeier), in Kärnten (Prof. Wurst), in Oberösterreich, der Steiermark, in Vorarlberg und Tirol. BAUER et al. (2013[22], S 250) sprechen von einem heilpädagogischen Netzwerk, das sie am Beispiel der Heilpädagogischen Beobachtungsstation in Salzburg charakterisieren. 1953 wurde Asperger nach Salzburg eingeladen als „Unterstützung aus dem katholisch-konservativen Lager … wo er vor einem kleinen Gremium von ÖVP-nahen Experten … ein Plädoyer für die Errichtung einer heilpädagogischen Beobachtungsstation hielt. Asperger verwies darauf, dass in ‚unserer Zeit eine bedeutende Zunahme nervöser und neurologischer Erkrankungen zu beobachten' sei … Als Vorbild einer heilpädagogischen Beobachtungsstelle in Salzburg könne jene dienen, die sei Schüler Franz Wurst gerade eben in Kärnten eingerichtet habe … Als zukünftige Leiterin …. brachte Asperger bereits bei dieser Gelegenheit Dr. Ingeborg Judtmann in Vorschlag". Dr. Judtmann war gleichzeitig mit dem Beginn ihres Medizinstudiums mit 19 Jahren der NSDAP beigetreten, hatte deshalb 1946 für 1 Jahr Studienverbot erhalten und 1954 die Leitung der heilpädagogischen Station übertragen bekommen. Ebenso wie in anderen Bundesländern war diese Station eine Zentralstelle für die Begutachtung und Administration in der Jugendwohlfahrt.

Eine ähnliche Situation beschreibt der Bericht der Medizin-Historischen Expertenkommission der Medizinischen Universität Innsbruck[23]. Diese Kommission wurde eingesetzt, nachdem 2012 in der Öffentlichkeit Vorwürfe gegenüber der Innsbrucker Kinderbeobachtungsstation und ihrer Leiterin Maria Nowak-Vogl erhoben wurden. Die Station war der Psychiatrischen Universitätsklinik zugeordnet und wurde von 1954 – 1987 von Prof. Nowak-Vogl geleitet. Auch diese Station war – so der Bericht – in inhaltlicher und organisatorischer Hinsicht als Leitinstitution der Jugendfürsorge zu

20   Martha KOS: *Frauenschicksale in Konzentrationslagern*.(Passagen Verlag, Wien 1998) Martha KOS-ROBES: *Die Beendigung in der Kinderpsychotherapie*. In: Gerd BIERMANN (Hrsg.): Handbuch der Kinderpsychotherapie (Fischer, Frankfurt 1988)

21   Ernst BERGER, Marianne SPRINGER-KREMSER: *Rudolf Eksteins Beiträge zur Psychotherapie und Kinderpsychiatrie*. Wr. Klin. Wochenschr. 108, 407-413, 1996

22   Ingrid BAUER, Robert HOFFMANN, Christina KUBEK: *Abgestempelt und ausgeliefert. Fürsorgeerziehung und Fremdunterbringung in Salzburg nach 1945*.(Studienverlag, Innsbruck 2013)

23   Medizin-Historische ExpertInnenkommission (Hrsg.) „Die Innsbrucker Kinderbeobachtungsstation von Maria Nowak-Vogl. (Med. Univ. Innsbruck, 2013)

sehen. Zu ihren Charakteristika zählt der Bericht ein repressiv – heilpädagogisches Programm innerhalb eines geschlossenen Systems und einen autoritären Führungsstil. Im Kontext der in der Öffentlichkeit erhobenen Vorwürfe wird festgestellt, dass „…psychische, physische, sexualisierte und strukturelle Gewalt in den alltäglichen Abläufen der Station…" (S 100) integriert war. „Die regionalen gesellschaftspolitischen Bedingungen, die Bernulf KANITSCHEIDER mit dem Begriff einer ,klerikal induzierten Neo-Traditionalität', in der das Thema Sexualität mit höchster Geheimhaltungsstufe belegt war, beschreibt, waren der Rahmen für das Wirken von Maria Nowak-Vogl. Sie hat sich mit dieser Grundhaltung voll identifiziert und bildete damit einen Brennpunkt konservativen Beharrens in der Entwicklung des Faches." (BERGER 2013[24])

Die von Andreas Rett geprägte segregative Behindertenmedizin, die mit der damals dominierenden biologistisch orientierten Behindertenpädagogik eng verknüpft war, muss ebenfalls als Teil des kinderpsychiatrischen Spektrums betrachtet werden. Ungeachtet der Beiträge, die Rett in den 1950-er und 1960-er Jahren für die öffentliche Akzeptanz behinderter Menschen und für den Aufbau der Einrichtungen der Lebenshilfe gleistet hat, blieb er lebenslang ein Gegner der Integration behinderter Menschen und ein Vertreter einer biologistischen Medizin und Pädagogik. Die von ihm gegründete Abteilung für entwicklungsgestörte Kinder übersiedelte 1975 aus dem Pflegeheim Lainz in das Neurologische Krankenhaus Rosenhügel. Sie war die entwicklungsleitende Instanz für Behindertenbetreuung in ganz Österreich. Ihre integrationsfeindliche Betreuungsideologie spiegelte sich in stationären Langzeitaufenthalten, in der Verwendung von Netzbetten und Zwangsjacken, in der Verwendung sexualitätsdämpfender Medikamente und in der Befürwortung von Zwangssterilisation behinderter Mädchen und Frauen[25]. Er publizierte im Jahre 1968 (GROSS et al. 1968[26]) gemeinsam mit Heinrich Gross eine Arbeit, die sich auf das Material der Hirnpräparate stützte, die aus der Kindermordaktion am Spiegelgrund stammten. Aus der persönlich – politischen Geschichte von Rett ist festzuhalten, dass er 1932 der HJ und 1942 der NSDAP beigetreten war, dass er dann 1950 Mitglied des Bundes Sozialistischer Akademiker wurde und auch Freimaure war. 1976 wurde er mit dem Vorsitz des Bundesbehindertenbeirates betraut und 1980 war er Vorsitzender des Komitees für die Wiederwahl von Bundespräsident Kirchschläger.

Auch der Kinderpavillon am Psychiatrischen Krankenhaus Steinhof muss hier genannt werden. Als de facto - Nachfolgeinstitution des Spiegelgrund[27] muss er auch deshalb gesehen werden, weil es über die NS-Kindermordanstalt Spiegelgrund weder einen öffentlichen noch einen fachlichen Diskurs gegeben hat. Natürlich wurde nach

---

24   Ernst BERGER: Die Innsbrucker Kinderpsychiatrie/ Heilpädagogik im Kontext der Entwicklung des Faches Kinderpsychiatrie. In: Medizin-Historische ExpertInnenkommission (Hrsg.) „Die Innsbrucker Kinderbeobachtungsstation von Maria Nowak-Vogl" (Med. Univ. Innsbruck, 2013)

25   Andreas RETT: *Klinische, genetische, soziale und juridische Aspekte der Sterilisation geistig behinderter Jugendlicher.* In: Manfred MÜLLER-KÜPPERS, Friedrich SPECHT: Recht, Behörde, Kind.(S 86-93) (Hans Huber, Bern 1979)

26   Heinrich GROSS, Kurt JELLINGER, Elisabeth KALTENBÄCK, Andreas RETT: *Infantile Cerebral Disorders,* In: Journal of the Neurological Sciences Jg. 7 (1968) Heft 551-64

27   Mathias DAHL: *Endstation Spiegelgrund.* (Verlag Erasmus, Wien 1998)

1945 dort nicht mehr gemordet. Es ging aber in diesen Jahren viel mehr um Bewahrung als um Betreuung schwer behinderter Kinder. Erst mit der durch den Zielplan des Wiener Gemeinderates[28] eingeleiteten Psychiatriereform erfolgte die Umwandlung in ein Förderpflegeheim. Der nachfolgende Prozess der Deinstitutionalisierung[29] begann aber erst 1984 und endete erst 2012 mit der Schließung des Förderpflegeheims.

Die Kinderpsychiatrie der dreißig Jahre nach 1945 war also strukturell und institutionell ein buntes und teilweise auch dunkles Flickwerk (mit bräunlichen Spritzern). Die eigentliche Geburtsstunde des neuen Faches, das sich hier entwickelt hat, ist mit dem Jahr 1975 anzusetzen. Damals wurde das Additivfach „Kinder- und Jugendneuropsychiatrie" als Kompromiss zwischen Kinderpsychiatrie (i.e.S.) und Heilpädagogik etabliert. Im selben Jahr wurde auch die Wiener Universitätsklinik gegründet.

Grenzen und inhaltliche Defizite

In den frühen Schriften zur kinderpsychiatrischen Systematik (Kramer, Heller, Lazar) war die ‚psychopathische Konstitution' ein Zentralbegriff, der beim 1. Internationalen Kongress (1937) einer lebhaften Diskussion unterzogen wurde. Mit Beginn der 1970-er Jahre wurde die Diagnose ‚Psychopathie', die in der NS-Zeit zur Begründung von Zwangssterilisation und Patiententötung wurde, einer radikalen Kritik unterzogen. Katschnig, Steinert (1973[30]) bezeichnen das Konzept, das dieser Diagnose zugrunde liegt, als soziale Konstruktion und verweisen darauf, dass der Begriff im psychiatrischen Alltag als Schimpfwort und medizinisch verbrämte Verurteilung eingesetzt wird. Ähnlich auch die Position bei REITER, GABRIEL (1973[31]. Jervis (1978[32]) spricht von einem ‚psychiatrischen Mülleimer'. In dieser Zeit beginnt Walter Spiel, gestützt auf sein psychotherapeutisches Grundverständnis und auf die Kenntnisse der Entwicklungswissenschaft, ein Alternativkonzept zu formulieren und spricht von ‚Persönlichkeits-

Peter MALINA: Zur Geschichte des Spiegelgrund. In Ernst BERGER (Hrsg): *Verfolgte Kindheit – Kinder und Jugendliche als Opfer der NS-Sozialverwaltung.*(Böhlau- Verlag, Wien 2007)

28   Stadt Wien – MA 17 – Anstaltenamt: *Psychiatrische und psychosoziale Versorgung in Wien (Zielplan).* (Stadt Wien 1979). (zit. S 9: „Die Lebensbedingungen der geistig Behinderten müssen, soweit es ihr Zustand zulässt, den allgemeinen Lebensbedingungen angepasst werden. ... Nur dort, wo es unumgänglich ist, also bei den Schwerst- und Mehrfachbehinderten, sind stationäre Einrichtungen zur vollen Betreuung des Behinderten heranzuziehen")

29   BERGER E., HOCHGATTERER P., LEITHNER K., MARYSCHKA Ch., GRASSL R.: Die Reintegration behinderter Menschen durch Ausgliederung aus psychiatrischen Einrichtungen – das Wiener Deinstitutionalisierungsprojekt. In: Med. f. Mensch. Behind. 3, 17 – 27, 2006

30   Heinz KATSCHNIG, Heinz STEINERT: Über die soziale Konstruktion der Psychopathie. In: Hans STROTZKA (Hrsg.): Neurose, Charakter, Umwelt. (Kindler Verlag, München 1973)

31   Ludwig REITER, Eberhard GABRIEL. *Diagnose „Psychopathie" und diagnostischer Prozess bei Jugendlichen.* In: Hans STROTZKA (Hrsg.): Neurose, Charakter, Umwelt. (Kindler Verlag, München 1973)

32   Giovanni JERVIS: *Kritisches Handbuch der Psychiatrie.* (Syndikat _Verlag, Frankfurt/M., 2. Aufl. 1978)

entwicklungsstörung' (Spiel 1976[33]), die er den erlebnisreaktiven Störungen zuordnet. Aber auch in einer späteren Konzeption (Spiel 1981[34]) bleibt neben dieser Kategorie auch jene der ‚abnormen Persönlichkeitsvarianten' bestehen, hinter der die ‚Konstitutionsvariante' Kurt Schneiders steht. Ein wirklicher Paradigmenwechsel, der entwicklungsdynamisches Denken konsequent an die Stelle des konstitutionell – biologischen Denkens gesetzt hätte, ist vorerst ausgeblieben. Er wurde erst 1987[35] vollzogen.

Auch im Grenzbereich zur Sozialpädagogik sind im Rückblick die Defizite deutlich zu erkennen. Die Mitwirkung der Kinderpsychiatrie bei den Reformprojekten in der Jugendwohlfahrt ab Anfang der 1970-er Jahre, insbesondere in der Heimreform, hatte in der Alltagsarbeit der Klinik einen hohen Stellenwert und alle KlinikmitarbeiterInnen waren involviert. Dennoch muss aus heutiger Perspektive festgestellt werden, dass dieses Engagement auch an seine Grenzen gestoßen ist. Durch die mediale Publizität, die in Österreich ab 2010 ein beachtliches Echo ausgelöst hat, ist einer breiten Öffentlichkeit bekannt geworden, dass viele Kinder, die aufgrund einer Entscheidung der Jugendwohlfahrtsbehörde in öffentliche Erziehungseinrichtungen („Heime") eingewiesen worden waren, dort Gewalterlebnissen ausgesetzt waren. Bereits ab dem Ende der 1960-er Jahre wurden die Gewaltereignisse in Heimen unter dem Begriff „Heimmisere" zum Thema der öffentlichen Diskussion. Ulrike Meinhofs Film „Bambule" [36] führte 1970 - nicht nur in Deutschland - zu öffentlichen Diskussionen, die auch in der pädagogischen Fachwelt aufgegriffen wurden. Dieser Diskurs „deckte Erziehungsverhältnisse auf, die den Fürsorgeerziehungsskandalen der 20-er Jahre wenig nachstanden. Nach diesen Berichten wird noch immer geprügelt, eingesperrt, unterdrückt, Selbstbewusstsein zerstört, auf Sauberkeit, Gehorsam, Arbeitseifer und Verzicht dressiert, Sexualität verdrängt und werden mit diesen Eingriffen Persönlichkeitsstörungen hervorgebracht, vertieft, vervielfältigt und Außenseiterdasein sowie Kriminalität als zwangsläufige Folgen erzeugt" (Iben 1972, S 123[37]). Die Diskussion in Österreich folgte fast zeitgleich. Im Rahmen ihrer Kampagne „Öffnet die Heime" führte die Gruppe „Spartacus" 1969 im öffentlichen Raum in Wien Aktionen mit beträchtlicher Öffentlichkeitswirksamkeit durch (Keller 1983[38]). Die Wiener Kinderpsychiatrie unterstützte das Jugendamt zwar tatkräftig bei der Reformarbeit, muss aber dennoch die Frage im Raum stehen lassen, ob sie genug getan hat. Die Wiener Heimkinderstudie (Berger, Katschnig 2013[39]) bezieht sich auf Heimaufenthalte zwischen 1945-1990 und referiert folgende Ergebnisse: Fast alle Personen

33   Walter SPIEL: *Therapie in der Kinder- und Jugendpsychiatrie.* (Thieme-Verlag, Stuttgart 2. Aufl. 1976

34   Walter SPIEL: *Entwicklungsdynamische Gedankengänge zur Neurose-Entstehung.* Vortrag (unveröffentl. Manuskript) Neuropsychiatrie-Symposium, Charité,(Berlin 1981)

35   Walter SPIEL, Georg SPIEL: *Kompendium der Kinder- und Jugendneuropsychiatrie.* Reinhardt Verlag, München 1987)

36   www.ubu.com/film/meinhof_bambule.html

37   Gerd IBEN: *Selbst- und Mitbestimmung in sozialpädagogischen Institutionen.* In: Alois LEBER, Helmut REISER (Hrsg.): *Sozialpädagogik, Psychoanalyse und Sozialkritik.* (Neuwied, Luchterhand 1972) (S 123-44)

38   Fritz KELLER: *Wien, Mai 1968 – eine heiße Viertelstunde.* (Junius, Wien 1983)

39   Ernst BERGER, Tamara KATSCHNIG: **Gewalt in Wiener Heimen zwischen 1945 und 1990 – *eine retrospektive Studie aus psychotraumatologischer Perspektive.** In: Neuropsychiatrie 27, 188-195, 2013

(98,5%) geben psychische Gewalterlebnisse an; die Häufigkeit körperlicher Gewalterlebnisse ist mit 96,2% nur knapp niedriger; Erinnerungen an Erlebnisse sexueller Gewalt werden von 48,5% angegeben. Die von der Sozialpädagogik intendierte Kompensation belastender Sozialisationsbedingungen wurde also häufig nicht eingelöst. Nicht kompensatorische, sondern traumatisierende Erziehung prägte den Lebensalltag dieser Kinder. Auch wenn die Möglichkeit, von diesen Daten auf das gesamte damalige System der Sozialpädagogik Rückschlüsse zu ziehen, begrenzt ist (die Zahl von 1500 Selbstmeldern beim Weissen Ring stellt vermutlich einen Anteil von weniger als 5% der Gesamtzahl an Heimkindern dar), wird hier gestützt auf subjektive Berichte ein Sektor der damaligen Sozialpädagogik beleuchtet, in dem Gewalt ein bestimmendes Element gewesen ist. Die Langzeitfolgen sind beträchtlich: Bei der Betrachtung des späteren Lebensweges stehen die Instabilität der Partnerschaft und der Gestaltung sozialer Kontakte – gefolgt von instabilen Berufswegen – an der Spitze der späteren Lebensprobleme. Den Erlebnissen sexueller Gewalt kommt offensichtlich spezifische Bedeutung unter den verschiedenen Gewaltformen zu – sie zeigen deutliche Zusammenhänge mit späterer Psychopathologie, Partnerschaftsproblemen und Schwierigkeiten in der Gestaltung sozialer Beziehungen. Hier wird der tiefe Eingriff sexueller Gewalt in die Persönlichkeitsentwicklung erkennbar. Erlebnisse körperlicher Gewalt, die zwischen den Heimperioden 1946-75 und 1976-90 einen signifikanten Rückgang zeigen, prägen vor allem die späteren Strategien der Bewältigung von Konflikten - sie sind spezifisch mit späteren Delinquenzproblemen verknüpft. Wir müssen – trotz der Reformbemühungen - zur Kenntnis nehmen, dass die Betroffenen auf eine Mitverantwortung der Kinderpsychiatrie verweisen.

Eine abschließende Zusammenfassung muss festhalten, dass die dargestellten widersprüchlichen Tendenzen sowohl die wissenschaftlichen als auch die politischen Tendenzen dieser Zeit widerspiegeln. „Das Spannungsfeld zwischen einer Denkrichtung, die sich an den Konzepten von Psychotherapie, psychoanalytischer Pädagogik und Child guidance-Bewegung orientierte und jenen Repräsentanten, deren Selbstverständnis in konservativen pädagogischen Konzepten wurzelte und durch stark biologistisch orientierte Vorstellungen geprägt war, war noch lange Zeit erkennbar. Die Frage nach der Aufwandswürdigkeit, die in der Pädagogik und Medizin der NS-Zeit die tragende Rolle spielte, hat hier ihre deutlichen Nachwirkungen gehabt, die erst mit dem Wechsel zur Nachkriegsgeneration ausgeklungen ist." (BERGER 2013[40]) Der Kompromiss des Additivfaches (1975) war die Grundlage einer Entwicklung, die zur Überwindung alter Gräben beigetragen, aber erst 2007 zur Etablierung einer eigenen Facharzt-Spezialisierung geführt hat. Ein historischer Diskurs über die ‚Euthanasie' der NS-Psychiatrie wurde erst in den 1980-er Jahren begonnen und der Diskurs über biologistische Paradigmen der 1920-er Jahre ist bis heute weitgehend ausgeblieben.

---

40   Ernst BERGER: Die Innsbrucker Kinderpsychiatrie/ Heilpädagogik im Kontext der Entwicklung des Faches Kinderpsychiatrie. In: Medizin-Historische ExpertInnenkommission (Hrsg.): Die Innsbrucker Kinderbeobachtungsstation von Maria Nowak-Vogl. (Med. Univ. Innsbruck, 2013)

Die Innsbrucker Kinderpsychiatrie / Heilpädagogik im Kontext der Entwicklung des Faches Kinderpsychiatrie

Das Thema ‚Hypersexualität' bei Nowak-Vogl

Die Epiphysan-‚Therapie' bei Nowak-Vogl[1]

Der folgende Abschnitt dient der Einordnung der Kinderbeobachtungsstation Nowak-Vogls in die zeitgenössische Entwicklung des Faches Kinderpsychiatrie in Österreich.

Das heutige medizinische Sonderfach „Kinder- u. Jugendpsychiatrie" existierte in der Zeitspanne der beruflichen Tätigkeit von Maria Nowak-Vogl noch nicht. Ungeachtet dessen gab es aber fachliche Bezugspunkte in anderen europäischen Ländern und Entwicklungsschritte in Österreich. Diese „Ungleichzeitigkeiten" der Entwicklung bilden den Hintergrund für die Beurteilung der von Nowak-Vogl geprägten Periode.

Während der Tätigkeit von Maria Nowak-Vogl als Leiterin der Kinderbeobachtungsstation von 1954 bis 1987 hat sich auch das Fach der Kinder- und Jugendpsychiatrie langsam und schrittweise entwickelt. Am Anfang dieser Zeitspanne gab es zwar in anderen europäischen Ländern Konturen des Faches – nicht aber in Österreich. Als Nowak-Vogl 1987 pensioniert wurde, sollte es noch weitere zwanzig Jahre bis zur Schaffung eines medizinischen Sonderfaches dauern, als Additivfach Kinder- und Jugendneuropsychiatrie war es aber seit 1975 existent. Dieser Umstand erklärt auch, dass es in dem zur Diskussion stehenden Zeitraum keine verbindlichen fachlichen Standards gegeben hat. Auch das fachspezifische Diagnosemanual (MAS) ist erstmals 1977 in deutscher Übersetzung erschienen (die englische Version von Michael RUTTER et al. 1969)[2].

---

1   BERGER E.: Die Innsbrucker Kinderpsychiatrie / Heilpädagogik im Kontext der Entwicklung des Faches Kinderpsychiatrie \ Das Thema ‚Hypersexualität' bei Nowak-Vogl \ Die Epiphysan-‚Therapie' bei Nowak-Vogl. In: Medizin-Historische ExpertInnenkommission (Hrsg.): Die Innsbrucker Kinderbeobachtungsstation von Maria Nowak-Vogl. (50 – 64). Med. Univ. Innsbruck, 2013

2   M. RUTTER, L. LEBOVICI, L. EISENBERG, A.V. SNEZNEVSKII, R. SADOUN, E. BROOKE, A. LIN T-Y, A Tri-axial Classification of Mental Disorders. In: Childhood. J. Child Psychol. Psychiat. 10 (1969) 41-61.

Die österreichische Kinder- und Jugendpsychiatrie stützt sich – ebenso wie ihre Schwesterfächer in anderen Ländern – auf internationale historische Vorläufer. Vertreter verschiedener Disziplinen beschäftigten sich mit den Verhaltensstörungen und psychischen Erkrankungen von Kindern. In der Entwicklung der Systematik der Kinder- und Jugendpsychiatrie in den 1920er und 1930er Jahren des 20. Jahrhunderts (August HOMBURGER 1926, SANTO DE SANCTIS 1925) spielte der Begriff der *„psychopathischen Konstitution"*, der eine biologisch bis biologistisch orientierte Sichtweise widerspiegelt, eine zentrale Rolle. Parallel dazu war von Sigmund FREUD ein anderer Akzent gesetzt worden, der die Hintergründe der psychischen Störungen von Kindern aus einer anderen Perspektive betrachtete: *„Drei Abhandlungen zur Sexualtheorie"* (1905), *„Der kleine Hans"* (1909), *„Der Wolfsmann"* (1914).

In Wien ist – umrisshaft und verkürzt – auf Entwicklungen im Bereich der Kinderheilkunde hinzuweisen, die für die Kinder- und Jugendpsychiatrie relevant sind: eine sozialmedizinisch orientierte Richtung – hervorgegangen aus der Tradition der bürgerlichen Revolution des Jahres 1848 – die mit dem Namen MAUTHNER (Gründung der Heilpflege- und Erziehungsanstalt Levana 1856, an der Daniel GEORGENS und Heinrich Marianus DEINHARDT, die Schöpfer des Begriffs „Heilpädagogik" tätig waren) verbunden ist, sowie 1911 die Gründung der „Heilpädagogischen Station" an der Universitätskinderklinik durch Erwin LAZAR unter der Leitung von Clemens von PIRQUET. Parallel dazu und mit wachsender Dominanz gab es eine primär biologisch orientierte Pädiatrie, die mit den Namen Alois BEDNAR, Leopold POLITZER; Franz MAYER verknüpft ist. 1935 wurde die „Österreichische Gesellschaft für Heilpädagogik" gegründet und 1936 ein Ambulatorium für entwicklungsgehemmte Kinder an der Allgemeinen Poliklinik – der Nervenabteilung (Hans HOFF) und der Kinderabteilung angegliedert – eröffnet.[3]

Das hier aufgezeigte Spannungsfeld zwischen biologischen versus psychodynamischen und sozialpsychiatrischen Akzente wird auch für die weitere Entwicklung des Faches bestimmend bleiben. Vorerst aber gewinnt die biologistische Orientierung die Oberhand und manifestiert sich in den unmittelbaren Vorläufern der Kinder- und Jugendpsychiatrie in besonderem Maße: 1920 wurde die Kinderabteilung an der Nervenklinik in Tübingen unter der Leitung von Werner VILLINGER gegründet, der wenige Jahre später (1924-26) als Oberarzt auch die Leitung der sechs heilpädagogischen Beratungsstellen in Hamburg übernahm. Der fachliche Diskurs dieser Jahre war durch Begriffe geprägt, die eine Dominanz eugenisch-erbbiologischer Positionen erkennen lassen: *„Asozialenfrage"*, *„Gemeinschaftsunfähigkeit"*, *„soziale und rassische Minderwertigkeit"*.

Die Periode von 1937 bis 1945, die Zeit der eigentlichen Konstituierung des Faches, stellt eine nicht tilgbare Hypothek in der Geschichte der Kinder- und Jugendpsychiatrie dar, die sich unentwirrbar mit der Politik des Nationalsozialismus verwoben hatte.

Die Konstituierung ist mit dem 1. Internationalen Kongress 1937 in Paris zu datieren, dessen Präsident der französische Kinderpsychiater Georges HEUYER, erster

---

3   M. HUBENSTORF, Pädiatrische Emigration und die „Hamburger-Klinik" 1930-45. In: K. WIDHALM, A. POLLAK (Hg.), 90 Jahre Universitäts-Kinderklinik am AKH in Wien (Wien 2005).

Lehrstuhlinhaber dieses Faches in Europa, war. Drei Jahre (1940) später fand in Wien der Gründungskongress der „Deutschen Gesellschaft für Kinderpsychiatrie und Heilpädagogik" unter der Präsidentschaft von Paul SCHRÖDER (Schriftführer VILLINGER) statt. SCHRÖDER hatte sich 1911 mit einer Arbeit über Minderwertigkeit und Fürsorgeerziehung habilitiert[4] und war als Beisitzer am Erbgesundheitsgericht tätig.[5]

In dieser Konstituierungsperiode gestaltete sich die Kinder- und Jugendpsychiatrie als Ordnungs- und Verwahrungspsychiatrie. Manfred MÜLLER-KÜPPERS, der spätere Ordinarius in Heidelberg, schreibt über diese Periode:

> „Da entwickelt sich das eigene Fachgebiet, wie in anderen europäischen Ländern – soweit nicht im Krieg – im Konsens zu einer Gemeinschaft von Ärzten und Pädagogen, die das gleiche Ziel haben und dabei in Methode und Durchführung sich nicht unterscheiden. Die Mehrzahl der Beiträge ist untadelig und nur vereinzelt werden ideologische Tendenzen erkennbar, die peinlich wirken. [...] Und was passiert in Wirklichkeit? Kinder werden ihren Eltern entzogen und fremdbestimmt. Die Eltern werden – wie die Kinder – belogen und betrogen. Man misshandelt und quält Kinder auf vielfältige Art. Man lässt sie verwahrlosen, man spritzt sie ab und vergiftet sie. Man experimentiert mit ihnen und benutzt sie als Versuchskaninchen, lässt sie verhungern. Man bringt sie auf jedwede Art vom Leben zum Tode. [...] Wie konnte das geschehen? Und wer ist ‚man'? "[6]

Die Rolle der Kinderpsychiatrie in der Zeit des Nationalsozialismus – in Deutschland und im angeschlossenen Österreich – kann folgendermaßen charakterisiert werden: Sie war eine Ordnungs-, Auslese- und Vernichtungspsychiatrie. Sie fungierte in Kooperation mit der Jugendfürsorge: Gemeinsam mit den Fürsorgeeinrichtungen sollte Wien von einer sogenannten „negativen Auslese", die etwa 15 Prozent der Bevölkerung umfasste, gereinigt werden.

Sie forderte und begründete die Verlegung der „Unerziehbaren" in die Jugendkonzentrationslager Uckermark (Mädchen) und Moringen (Knaben), in denen Jugendliche aus Österreich deutlich überrepräsentiert waren.

Sie realisierte die Tötung behinderter Kinder in sogenannten „Kinderfachabteilungen" unter dem Codenamen „Aktion T4". Die Namen Ernst ILLING, Hans BERTHA, Heinrich GROSS seien als pars pro toto für Österreich genannt.

Die biologistischen Konzepte, die diesem Denken und Handeln zugrunde lagen, wurden auch nach 1945 keinem wissenschaftlichen Diskurs unterzogen. Die wissenschaftliche Aufarbeitung dieser Geschichte wurde erst mit jahrzehntelanger Verspä-

---

4   M. MÜLLER-KÜPPERS, Die Geschichte der Kinder- u. Jugendpsychiatrie unter besonderer Berücksichtigung der Zeit des Nationalsozialismus. In: Forum der Kinder- u. Jugendpsychiatrie und Psychotherapie Heft m2 (2001).

5   R. CASTELL, J. NEDOSCHILL, M. RUPPS, D. BUSSIEK, Geschichte der Kinder- u. Jugendpsychiatrie in Deutschland in den Jahren 1937-1961 (Göttingen 2003).

6   MÜLLER-KÜPPERS, Geschichte.

tung begonnen.[7] Die sterblichen Überreste der Opfer der „Forschung" der NS-Zeit am Wiener Spiegelgrund wurden erst 2002 beigesetzt. Eine Erklärung der ÖGKJP[8] (gemeinsam mit der DGKJPP) zu dieser historischen Periode wurde 2003 beschlossen.

Der Neubeginn in der 2. Republik war insofern widersprüchlich, als er ohne jede Aufarbeitung der Geschichte erfolgte. Er wurde aus mehreren Quellströmen gespeist: Aus der

- Heilpädagogik, die in ihrer österreichischen Spielart von Hans ASPERGER repräsentiert wurde

- Mental Health-Bewegung, die als Entwicklungshilfe aus den USA zu sehen ist

- Child Guidance-Bewegung, in den USA in den 1920er-Jahren in der Betreuung krimineller Jugendlicher entstanden,[9] die als Rückkehr einer exilierten Idee (Wiener Erziehungsberatungsstellen, psychoanalytische Pädagogik) verstanden werden kann.

Vor diesem Hintergrund etablierte sich die klinische Kinder- und Jugendpsychiatrie neben der bereits bestehenden klinischen Heilpädagogik. Die Entwicklung begann in Wien 1949 mit der Einrichtung des Kinderzimmers der psychiatrisch-neurologischen Universitätsklinik, das 1951 zu einer 12-Betten-Station erweitert wurde. Das war die Keimzelle des Extraordinariats und der Abteilung für Kinderneuropsychiatrie 1972 und der Universitätsklinik für Neuropsychiatrie des Kindes- und Jugendalters1975.

Internationale Kontakte begannen 1948, als in Zürich das erste Seminar über „Pädiatrie und Kinderpsychiatrie" stattfand. Hans HOFF, der Wiener Ordinarius für Psychiatrie, nutzte seine internationalen Kontakte, die er im Exil geknüpft hatte, um der Kinder- und Jugendpsychiatrie wichtige Entwicklungsanstöße zu geben: er entsandte Walter SPIEL 1953 zu einem WHO-Lehrgang nach Chichester und holte im gleichen Jahr den Internationalen Mental Health-Kongress nach Wien. 1954 konnte ein 4-jähriges Rockefeller-Stipendium für die Entwicklung der Wiener Kinder- und Jugendpsychiatrie gewonnen werden.

Dennoch waren für die ersten Jahrzehnte nach 1945 noch andere Merkmale maßgebend, die mit der Bezeichnung „Periode der Anstalten" charakterisiert werden können. In dieser Zeit bestanden – ebenso wie in der Erwachsenenpsychiatrie –

---

7   R. SEIDEL, H. MEYER, T. SÜßE, Hilfreiche Anpassung – hilflose Fürsorge. Ärzte und Verwaltung Niedersachsens während der Vernichtung psychisch Kranker zur Zeit des Nationalsozialismus. In: Psychiatr. Praxis 14 (1987) 27-34; Ernst BERGER, Psychiatrie im Faschismus. In: Behinderte 11/ 5 (1988) 59-62; Ernst BERGER, B. MICHEL, Zwangsterilisation bei geistiger Behinderung. In: Wiener Klinischer Wochenschrift 109/23 (1997) 925-931; R. BAUMANN, Ch. KÖTTGEN, I. GROLLE, D. KRETZER, Arbeitsfähig oder unbrauchbar? Die Geschichte der Kinder- u. Jugendpsychiatrie seit 1933 am Beispiel Hamburgs (Frankfurt 1994). Ernst BERGER (Hg.), Verfolgte Jugend (Wien 2006).

8   Vgl. http://www.psyweb.at/download/KJNP_NS-Psychiatrie_Erklaerung.pdf.

9   CASTELL, NEDOSCHILL, RUPPS, BUSSIEK, Geschichte der Kinder.

Versorgungsstrukturen, die dem Goffman'schen Typus der *„Totalen Institution"*[10] entsprachen: Kinderhäuser in den Landesheil- und Pflegeanstalten, geschlossene Heime in der Jugendfürsorge, die geschlossene Justizanstalt Kaiser Ebersdorf bei Wien etc. Die Kinder- und Jugendpsychiatrie hat die inhaltliche Auseinandersetzung mit diesen „Anstalten" aufgenommen und diese Strukturen problematisiert.[11] Aber erst ab 1970 dominierten – zumindest in Wien – gemeinsam mit der sich ändernden Politik der Jugendfürsorge – die Bemühungen um Reform der alten Strukturen. Walter SPIEL war – ab 1968 – als Konsulent des Wiener Jugendamtes eine der Zentralfiguren der Wiener Heimreform, die mit der Heimenquete 1971[12] begonnen wurde; als jugendpsychiatrischer Konsulent des Justizministeriums für die Reform des Jugendstrafvollzugs (seit 1953) war er führend an der Auflösung der Justizanstalt Kaiser Ebersdorf beteiligt. Auch der gemeinsame Kongress der österreichischen und deutschen Kinderpsychiater im Jahre 1977 war diesen Themen gewidmet.[13] In diesen Jahren wurden in der Kooperation von Kinderpsychiatrie und Jugendwohlfahrt – zum gegenseitigen Nutzen – zahlreiche neue Betreuungsprojekte initiiert und erprobt.

Der wesentliche Inhalt dieser Periode bestand – neben der Überwindung der Anstaltsstrukturen – darin, dass parallel zur Entwicklung neuer Krankenhausstrukturen psychosoziale Netzwerke aufgebaut wurden. Dieser Prozess hatte bereits 1953 in der „Österreichischen Gesellschaft für Psychische Hygiene" begonnen; dort wurde die Kooperation zwischen Schul- und Sozialbehörde, den einschlägigen Universitätseinrichtungen und der Politik etabliert; zwei Jahre später wurde Walter SPIEL als Konsulent des schulpsychologischen Dienstes bestellt und 1954 wurde die Familien- und Sozialberatungsstelle der Stadt Wien unter Mitwirkung der Kinderpsychiatrie eingerichtet.

Das Additivfach wurde in der Ärzteausbildungsordnung 1975 als Teilgebiet der Sonderfächer Psychiatrie, Neurologie und Pädiatrie mit einer 3-jährigen Zusatzausbildung definiert. Diese Regelung stützte sich auf eine – fast identische, damals als Übergangslösung gesehene – Planung aus dem Jahre 1964, an der unter der Federführung von D. BUCKLE als Vertreter der WHO die beiden Ordinarien Hans HOFF und Hans ASPERGER sowie für die Kinderpsychiatrie Walter SPIEL und Hans WURST beteiligt waren. Die Realisierung dieses Konzepts hatte elf Jahre gedauert und konnte als Zusammenführen der verschiedenen Quellströme verstanden werden. Damit war die Etablierung der Kinder- und Jugendpsychiatrie in unserem Land vollzogen.

Diese Entwicklung hat sich mit beträchtlichen regionalen Unterschieden vollzogen. Wien nimmt insofern eine Sonderstellung ein, als die Entwicklung des Faches ab 1970 hier mit der Dynamik der gesellschaftspolitischen Reformperiode zusammenfällt: eine sozialdemokratische Landesregierung leitete eine Reform der Jugendwohlfahrt in die

10   Vgl. Erving GOFFMAN, Asyle. Über die soziale Situation psychiatrischer Patienten und anderer Insassen (Original 1961) (Frankfurt am Main 1972).

11   R. MADER, W. SLUGA, Persönlichkeitsänderung durch langen Heimaufenthalt. In: Acta Paedopsychiat. 11/2 (1969) 36-45.

12   W. SPIEL, G. FISCHER, J. GRESTENBERGER, Aktuelle Probleme der Heimerziehung (Wien 1971).

13   M. MÜLLER-KÜPPERS, F. SPECHT (Hg.), Recht – Behörde – Kind. Probleme der Kinder- und Jugendpsychiatrie (Bern 1979).

Wege und eine sozialdemokratische Bundesregierung (Regierung Kreisky, Wissenschaftsministerin Herta Firnberg) richtete 1975 eine Universitätsklinik für Neuropsychiatrie des Kindes- u. Jugendalters ein. In allen anderen Bundesländern war die Entwicklung durch jene Personen geprägt, die aus dem Quellstrom der Heilpädagogik kamen, der allerdings auch in Wien an der Heilpädagogischen Station der Universitäts-Kinderklinik vertreten war. Das Spannungsfeld zwischen einer Denkrichtung, die sich an den Konzepten von Psychotherapie, psychoanalytischer Pädagogik und Child Guidance-Bewegung orientierte und jenen Repräsentanten, deren Selbstverständnis in konservativen pädagogischen Konzepten wurzelte und durch stark biologistisch orientierte Vorstellungen geprägt war, war noch lange Zeit erkennbar. Die Frage nach der Aufwandswürdigkeit, die in der Pädagogik und Medizin der NS-Zeit die tragende Rolle spielte, hat hier ihre deutlichen Nachwirkungen gehabt, die erst mit dem Wechsel zur Nachkriegsgeneration ausgeklungen ist.

Die regionalen gesellschaftspolitischen Bedingungen, die Bernulf KANITSCHEIDER[14] mit dem Begriff einer „klerikal induzierten Neo-Traditionalität", in der das Thema Sexualität mit höchster Geheimhaltungsstufe belegt war, beschreibt, waren der Rahmen für das Wirken von Maria Nowak-Vogl. Sie hat sich mit dieser Grundhaltung voll identifiziert und bildete damit einen Brennpunkt konservativen Beharrens in der Entwicklung des Faches.

Das Thema „Hypersexualität" bei Nowak-Vogl

Ein wesentlicher Bestandteil der Tätigkeit der medizin-historischen ExpertInnenkommission war die Auseinandersetzung mit der in der öffentlichen Diskussion vielfach thematisierten Verordnung von Epiphysan. Nowak-Vogl verabreichte dieses umstrittene Medikament zur Behandlung der so genannten *„Hypersexualität".* Die Verabreichung dieses umstrittenen Medikaments, auf das im folgenden Kapitel näher eingegangen wird, ist gewissermaßen als sichtbarer Teil eines weiterreichenden Problems zu betrachten: Es geht um Nowak-Vogls Haltung zur Sexualität junger Menschen, um ihre Auffassung von der Rolle von Medizin und Pädagogik in der Normierung und Kontrolle von Verhalten und um das Niveau ihrer wissenschaftlichen Kompetenz. Im Folgenden wird daher Maria Nowak-Vogls Verständnis von so genannter *„Hypersexualität"* erläutert werden.

Maria Nowak-Vogl verwendet anfänglich (1959) den Begriff *„kindliche Hypersexualität"* und spricht später (1967) von *„sexuelle Verhaltensstörungen"* und widmet diesem Themenkreis über die Jahrzehnte hinweg beträchtliches Interesse. Der wissenschaftshistorische Bezugsrahmen stellt sich folgendermaßen dar:

Die Publikation von August FOREL[15] wurde lange Zeit als Standardwerk betrachtet.

---

14   Bernulf KANITSCHEIDER, Die Materie und ihre Schatten (Aschaffenburg 2007).
15   August FOREL, Die sexuelle Frage. Eine naturwissenschaftliche, psychologische und hygienische Studie nebst Lösungsversuchen wichtiger sozialer Aufgaben der Zukunft (München 1923).

Es trägt den Titel „*Die sexuelle Frage. Eine naturwissenschaftliche, psychologische und hygienische Studie nebst Lösungsversuchen wichtiger sozialer Aufgaben der Zukunft*". Er vertritt dort eine explizit eugenische Position, fordert aber gleichzeitig vehement einen offenen Zugang zum Thema Sexualität und tritt als Verfechter einer offensiven Sexualaufklärung von Kindern und Jugendlichen und für eine koedukative Pädagogik auf. Zum Themenkreis Onanie finden sich – auszugsweise, als Beispiel für das in den 1950er- und 1960er-Jahren verfügbare Wissen – folgende Aussagen:

> „*Eine leider bis heute noch sehr verkannte, aber höchst wichtige Seite der sexuellen Pädagogik betrifft die angeborenen sexuellen Perversionen. Die herkömmliche Ansicht, in jeder sexuellen Abnormität ein erworbenes Laster zu sehen, dem man mit größter sittlicher Entrüstung zu begegnen hat, zog die allerschlimmsten Folgen nach sich. Sie führte die Jugend zu ganz falschen Begriffen und machte die Eltern wie die Erzieher blind für die Wahrheit [...].16 [...] Das Kind hat dagegen das Recht, vor allen sexuellen Perversionen, wie auch vor sexuellen Attentaten jeder Art geschützt zu werden, und die Gesellschaft hat die Pflicht, diesen Schutz zu organisieren. Das kann sie aber nicht, wenn sie nicht selbst aufgeklärt ist [...] Gegen die Onanie gibt es außer der Suggestion kein besseres Mittel, als gerade die Art der Erziehung, wie sie in den Landeserziehungsheimen herrscht, vor allem die unausgesetzte, mit geistiger, anregender Arbeit verbundene körperliche Beschäftigung [...]*".[17]

Und an anderer Stelle:

> „*Ich muss aber unbedingt betonen, dass man die Folgen einer mäßig betriebenen Onanie bei Geschlechtsreifen [...] ins Unglaubliche übertrieben hat. Die Notonanie ist ungeheuer häufig und verbreitet.[18] [...] Wenn auch lange nicht so gefährlich, wie behauptet wurde, sind doch alle diese Dinge Verirrungen des Sexualtriebs und wir brauchen kaum zu betonen, dass jeder Mensch, schon aus Achtung gegen sich selbst, sich davon fernhalten sollte.*[19]

Er beschreibt verschiedene Formen der Onanie um dann auf therapeutische Strategien zu sprechen zu kommen:

> „*Mit Ausnahme der überhaupt auf unheilbarer sexueller Reizbarkeit beruhender paradoxaler Form sind die bis jetzt beschriebenen Arten der Onanie nicht durch Strafen und Drohungen, sondern durch liebevollen Zuspruch, verbunden mit Ablenkung des Geistes auf andere Dinge, besonders durch Arbeit, eventuell durch Suggestion erfolgreich zu bekämpfen. Die neugegründeten Reformschulen, die man Landeserziehungsheime nennt, haben sich in dieser Beziehung gut bewährt [...]*".[20]

Etwa gleichzeitig (1905) sind Sigmund FREUDs „*Drei Abhandlungen zur Sexualtheorie*" erschienen. Die Darstellung der Entwicklung kindlicher Sexualität schließt mit

---

16   Vgl. FOREL, sexuelle Frage 575.
17   FOREL, sexuelle Frage 577.
18   FOREL, sexuelle Frage 264.
19   FOREL, sexuelle Frage 265.
20   FOREL, sexuelle Frage 266.

folgender Feststellung: *„Ein guter Teil der später beobachteten Abweichungen vom normalen Sexualleben ist so bei Neurotikern wie bei Perversen durch die Eindrücke der angeblich sexualfreien Kindheitsperiode von Anfang an festgelegt."*[21]

Bereits 50 Jahre vor den Arbeiten von Nowak-Vogl waren also Kenntnisse verfügbar, die Auffälligkeiten sexuellen Verhaltens als entwicklungsbedingt und durch die Umwelt geprägt und nur als mäßig problematisch verstehen. Ähnlich auch die Aussagen in der Fachliteratur, die den Arbeiten von Frau Vogl zeitlich naheliegen. Im Standardwerk der Kinderpsychiatrie[22] taucht der Begriff *„Hypersexualität"* nur einmal auf und zwar im Kontext der Beschreibung von *„Neuropathie"* (eine Diagnose, die mittlerweile überholt ist). Unter der Terminologie *„exzessive Onanie"* wird dort beschrieben: *„sie ist bei verwahrlosten Kindern als Symptom der seelischen Vereinsamung und als Zeichen mangelnder Liebe und Geborgenheit besonders häufig anzutreffen."*[23]

In der 1. Auflage des Multiaxialen Klassifikationsschemas für psychiatrische Erkrankungen im Kindes- und Jugendalter wird Masturbation unter der Kategorie *„Andere und nicht näher bezeichnete spezifische Symptome oder Syndrome"* angeführt, die *„kein eindeutiger Bestandteil einer klassifizierbaren Grundkrankheit sind".*[24]

Im Lehrbuch *„Theorie und Praxis der Psychiatrie"*[25] ist im Kapitel *„Onanie"* zu lesen:

„Vor der Erreichung der sexuellen Reife ist diese Praxis nahezu universell verbreitet; nach Kinsey gaben über 90% der befragten Männer an, in ihrer Pubertät onaniert zu haben: bei Frauen ist der angegebenen Prozentsatz geringer, aber es ist möglich, dass Frauen weniger geneigt sind, solche Erfahrungen zuzugeben. [...] Man kann also der Onanie eine soziale Schutzfunktion zusprechen. [...] Noch zu Anfang unseres Jahrhunderts hielt man die Onanie für außerordentlich schädlich. [...] Heute sind wir überzeugt, dass die „schädlichen" Wirkungen der Onanie auf die damit verbundenen bewussten oder unbewussten Ängste, Schuld- und Schamgefühle zurückzuführen sind. [...] Stellt die Onanie ein Symptom einer tieferen neurotischen oder psychotischen Verhaltensstörung dar, so hat sich die Therapie nach diesem Grundleiden zu richten."[26]

Die Position von Nowak-Vogl zu diesem Themenkreis muss – ungeachtet gelegentlicher Bemühung um differenzierte Sichtweisen – als anachronistisch bezeichnet werden. In ihren Arbeiten finden sich – unter Hinweis auf den Kinsey-Bericht – Aussagen, dass zwar die Säuglings- und Pubertätsonanie bei Knaben und Mädchen als unbedenklich eingeschätzt werde, aber Pubertätsonanie, die nicht geheim erfolgt, kinderpsych-

---

21   Sigmund FREUD, Drei Abhandlungen zur Sexualtheorie (1905). In: A. MITSCHERLICH, A. RICHARDS, J. STRACHEY (Hg.), Studienausgabe, Sexualleben Bd. V. (Frankfurt am Main 1972) 144f.

22   Hubert HARBAUER, Reinhard LEMPP, Gerhard NISSEN, Peter STRUNK, Lehrbuch der speziellen Kinder- und Jugendpsychiatrie (Berlin 1971).

23   HARBAUER, LEMPP, NISSEN, STRUNK, Lehrbuch 147.

24   Helmut REMSCHMIDT, Martin SCHMIDT (Hg.), Multiaxiales Klassifikationsschema für psychiatrische Erkrankungen im Kindes- und Jugendalter (Bern 1977) 59.

25   Fredrick C. REDLICH, Daniel X FREEDMANN, Theorie und Praxis der Psychiatrie, (Frankfurt/M. 1970) [amerik. Orig. 1966].

26   REDLICH, FREEDMANN, Theorie und Praxis 576f.

iatrisch relevant sei. Insbesondere den fugenlosen Übergang der Säuglingsonanie in die Latenzzeit schätzt sie als prognostisch ungünstig ein und verweist – fast paradox – darauf, dass das insbesondere bei späterem Aufenthalt in einem Erziehungsheim zutreffe.[27] Folgende Textstelle macht ihre moralisierende Haltung fernab jeglicher fachlicher Begründungszusammenhänge deutlich:

„Es gibt gerade unter weiblichen Jugendlichen immer wieder solche, bei denen eine isolierte sexuelle Verwahrlosung besteht, also Patientinnen, die weder kriminell sind, noch in ihrem Arbeitsverhältnis die geringsten Schwierigkeiten machen, aber in völlig ungeordneten, wahllosen sexuellen Verhältnissen leben.

Bisher erwies sich als notwendig – und die gesetzliche Bestimmungen ergaben die Möglichkeit dazu – solche Mädchen, um sie vor Schwangerschaft, evtl. Abtreibungen und Geschlechtskrankheiten zu schützen, in Erziehungsheimen so lange zu bewahren, bis sie entweder für reif genug erklärt wurden, die Folgen ihres Verhaltens zu überblicken und danach zu handeln, oder bis sie mit Erreichung der gesetzlichen Altersgrenze ausscheiden im Hinblick auf die Tatsache, daß sich eine wesentliche charakterliche Änderung jetzt doch nicht mehr erwarten läßt. Eine erfolgreiche hormonelle Behandlung würde nicht nur die Heimkosten usw. ersparen, sondern die bei isolierter sexueller Verwahrlosung sicherlich bestehende Gefährdung durch einen Aufenthalt in einem Erziehungsheim vermeiden." [28]

Michel FOUCAULT macht in seiner sozialhistorischen Analyse verstehbar, in welchen Kontext die Position von Nowak-Vogl einzuordnen ist:

„Bis zum Ende des 18. Jahrhunderts haben drei große explizite Codes die sexuellen Praktiken beherrscht: kanonisches Recht, christliche Pastoraltheologie und Zivilrecht.29 [...] In Begriffen der Unterdrückung gefasst, erscheinen die Dinge mehrdeutig. So sieht es nach Milde aus, denkt man daran, wie beträchtlich sich die Gesetzesstrenge gegenüber sexuellen Vergehen im Laufe des 19. Jahrhunderts gemildert hat und wie oft die Justiz solche Fälle zugunsten der Medizin aus den Händen gegeben hat. Umgekehrt sieht es nach einer gerisseneren Version der alten Härte aus, denkt man an alle von Pädagogik und Therapeutik eingesetzten Kontrollinstanzen und Überwachungsmechanismen.30 [...] Die Pädagogen und die Mediziner haben die Onanie wie eine Epidemie bekämpft. [...] Man hat unerschöpfliche, korrigierende Diskurse durchgesetzt [...] den Verdacht erweckt, alle Kinder seien schuldig. [...]. Man hat sie zu ständiger Wachsamkeit vor dieser wiederkehrenden Gefahr gerufen." [31]

---

27   Maria VOGL, Katamnestische Erhebungen bei sexuellen Verhaltensstörungen im Kindesalter. In: H. STUTTE (Hg.), Jahrbuch für Jugendpsychiatrie und ihre Grenzgebiete, Bd. V (Bern 1967) 98-103.

28   Maria VOGL, Differentialdiagnose und Therapie der kindlichen Hypersexualität, In: Praxis der Kinderpsychologie und Kinderpsychiatrie 8, Heft4-5 (1959) 164-167 hier 164.

29   Michel FOUCAULT, Sexualität und Wahrheit (Frankfurt/M. 1979) 51 [franz. Orig. 1976].

30   FOUCAULT, Sexualität und Wahrheit 55.

31   Ebd.

Nowak-Vogl hat eine Extremposition in dieser von FOUCAULT beschriebenen Kontrollfunktion von Pädagogik und Medizin vertreten, die vor allem im Kontext ihres Lebens- und Arbeitsumfeldes gedeutet werden kann:

„In den 1950er Jahren waren Tiroler Schulen Stätten katholischer Restauration. [...] [sie waren] Orte konservativen Geistes und klerikal induzierter Neo-Traditionalität. [...] Skeptische Kritik und Aufklärung, speziell im ethischen Bereich, waren absolut tabuisiert. [...] Nicht zu reden davon, dass das Thema Sexualität mit der höchsten Geheimhaltungsstufe belegt war. [...] [M]an war seinerzeit im erzkatholischen Tirol der Meinung, gefährlichen Liberalismen gleich in den Anfängen wehren zu müssen und die Sexualität barg damals wie heute die Dimension der Subversivität in sich."[32]

Vor diesem Hintergrund wurde es zu einem zentralen Anliegen von Frau Nowak-Vogl, das medizinisch-pädagogische Inventar zur Kontrolle des sexuellen Verhaltens um eine medikamentöse Strategie zu erweitern – die „Therapie" mit Epiphysan.

Die Epiphysan-„Therapie" bei Nowak-Vogl

Maria Vogl beruft sich auf Vorarbeiten von R. HOFSTÄTTER (1936, 1950), K. v. BAUER (1935) und R. HUSSA (1954) und betont, dass sich dort keine Hinweise auf die Behandlung von Jugendlichen finden.[33] Sie zitiert HUSSA und BAUER, die über die Behandlung von Häftlingen berichten, *„die infolge von plötzlicher Isolierung unter heftiger Onanie litten"*. Vor diesem Hintergrund führt sie 1954 einen eigenen Pilotversuch durch und nimmt das Risiko iatrogener Schädigung bewusst in Kauf. Sie gibt an, dass sie bei diesem Einzelfall von *„isolierter sexueller Verwahrlosung"* versuchen wollte, die ihr aufgrund der sexuellen Verhaltensstörung unvermeidlich erscheinende Einweisung in eine Anstalt zu vermeiden und holte bei dem elternlosen Mädchen die Zustimmung des Jugendamtes ein. Aufgrund der positiven Erfahrungen schließt sie dann eine Folgestudie an 32 ProbandInnen an,[34] in der sie anhand einer Differenzierung von positiven und negativen Therapieverläufen eine differentialdiagnostische Einteilung vornimmt: sie unterscheidet eine „echte *Triebhaftigkeit*" von „*neurotisch bedingter sexueller Aktivität*" und von „*durch Verwahrlosung bedingter sexueller Aktivität*", ohne zu beschreiben, wie sie zu diesen Kategorien gelangt. Sie macht – abgesehen vom Hinweis auf den Beipackzettel – keine Angaben über die Dosierung und beschreibt nach intramuskulärer Applikation einen sofortigen und anhaltenden Effekt. Als Ergebnis führt sie an, dass von den ProbandInnen mit „reiner Triebhaftigkeit" vier Knaben und sechs Mädchen durch die Behandlung mit Epiphysan geheilt werden konnten, während diese Therapie an Kindern aus den anderen diagnostischen Kategorien erfolglos war. Die Katamnese nach fünf Jahren zeigte keinen Hinweis auf Nebenwirkungen und auch keine Dauerwirkung des Epiphysan (hinsichtlich Unterdrückung der Sexualität).

Aus diesen Erfahrungen leitet sie allgemeine Schlussfolgerungen hinsichtlich Indikation und Therapierichtlinien ab:

---

32   Bernulf KANITSCHEIDER, Die Materie und ihre Schatten (Aschaffenburg 2007), 13.
33   VOGL, Differentialdiagnose und Therapie.
34   VOGL, Differentialdiagnose und Therapie.

„*Der Versuch einer Epiphysankur ist selbstverständlich gebunden an die Beobachtung exzessiver sexueller Akte. Bei geringer Aufsichtsmöglichkeit und eventuell bei besonderer Geschicklichkeit des Zöglings besteht jedoch die Gefahr, diesen Zustand lange Zeit zu übersehen. Deshalb soll die Randsymptomatik mitberücksichtigt werden.*"[35].

Das sind jene von Foucault beschriebenen „*von Pädagogik und Therapeutik eingesetzten Kontrollinstanzen und Überwachungsmechanismen*"![36] Als Richtlinie für die Indikationsstellung fordert sie eine stationäre kinderpsychiatrische Beobachtung. Sie kommt in ihrer Publikation von 1959 zu folgenden abschließenden Aussagen:

„*Wir sind uns im Klaren, dass unsere Versuche mit Epiphysan noch viel zu spärlich sind, um irgendwelche Ergebnisse zu sichern. [...] Eine positive Überprüfung unserer Ergebnisse würde ja nicht nur ein bisher therapeutisch unzugängliches Gebiet öffnen, sondern auch in der kinderpsychiatrischen Praxis zu differentialdiagnostische Untersuchungen anregen und unerwartete Hilfsmöglichkeiten erschließen.*"[37]

Der folgende Satz setzt einen zusätzlichen – etwas schwer deutbaren – Akzent: „*Es mag dahingestellt bleiben, ob sich auch der Pastoralmedizin neue Wege öffnen, die den Bereich der Sünde auf sein eigentliches Gebiet zu beschränken vermögen.*"[38]

Eine fachliche Beurteilung der einschlägigen Publikationen hat folgende Fakten zu berücksichtigen:

Die Publikation von 1967 wird als Katamnese-Studie ausgewiesen.[39] Nach Darstellung einer scheinbar korrekten wissenschaftlichen Basis (2.000 Schulkinder in 15 Jahren als Grundgesamtheit, aus der 100 für die Katamnese ausgewählt wurden mit der Aussage, dass keine Statistik erstellt, sondern nur Schwerpunkte beschrieben wurden und das Ergebnis nur einen Anhaltspunkt darstellt) folgt eine Reduktion auf quantitativ nicht belegte Globalaussagen:

„*Die Hauptmasse der Kinder sind Mädchen, die uns wegen gesteigerter sexueller Interessen am Beginn der Pubertät zugewiesen wurden. [...] mit erstaunlicher Regelmäßigkeit konnten wir feststellen, dass dieses massiv verfrühte Interesse für den späteren Lebensweg bestimmend bleibt.*"[40]

Besonders markant erscheint folgende Formulierung: Besondere Beachtung finden Mädchen,

„*[...] die in den Nächten wahllose Männerbeziehungen haben, oft mit eminenter Schlafverkürzung, und deren grandiose Vitalität dann trotzdem tagsüber in ganz ungewöhnlichen körperlichen Leistungen gipfelt. Wann die verbrauchten Kräfte ergänzt werden, scheint unerfindlich.*"[41]

---

35   VOGL, Differentialdiagnose und Therapie 165.
36   Vgl. Kapitel 9.
37   VOGL, Differentialdiagnose und Therapie 167.
38   Ebd.
39   VOGL, Katamnestische Erhebungen.
40   Ebd. 102.
41   VOGL, Katamnestische Erhebungen 102.

Hier wird die moralisierende Intention, die in dem von Bernulf KANITSCHEIDER beschriebenen Klima ihre Wurzeln hat und der von Michel FOUCAULT analysierten Kontroll- und Überwachungsfunktion entspricht, besonders deutlich.[42] Jedenfalls kann dies nicht Stil und Inhalt einer wissenschaftlichen Publikation sein. Daraus ist zusammenfassend folgende Beurteilung abzuleiten:

Die Vorstudien wurden bei Erwachsenen Häftlingen als Symptomtherapie durchgeführt und haben somit keinerlei fachspezifischen Hintergrund.

Die Autorin liefert eine inkorrekte Beschreibung der Grundgesamtheit: sie behauptet, dass sie sich auf 2.000 Schulkinder stützt, die in 15 Jahren wegen Erziehungsauffälligkeiten auf Elterninitiative an ihrer Station behandelt wurden; sie schließt Zuweisungen durch Jugendwohlfahrt oder Schulpsychologie dezidiert aus und begründet damit die Behauptung, dass *„keine Vorauslese"*[43] vorliegt. Das entspricht in keiner Weise der Realität der Kinderstation.

Die angeführte Indikationsstellung ist höchst vage: *„exzessive sexuelle Akte"* inkl. *„Randsymptomatik"*[44] bzw. *„Onanie, exhibitionistische Neigungen, grob verfrühtes sexuelles Interesse"*[45] nach Erzieherangaben.

Es gibt keine Dosisangaben für die Verabreichung des Epiphysan.

Sie beschreibt keine nachvollziehbaren Kriterien für die Beurteilung des Therapieeffekts und keine nachvollziehbaren Kriterien für die von ihr formulierten (und in der Fachliteratur sonst nicht verwendeten) differentialdiagnostischen Kategorien.

Ein abschließender Hinweis auf *„Pastoralmedizin"*, *„die den Bereich der Sünde auf sein eigentliches Gebiet zu beschränken vermögen"*[46] ist befremdlich, schwer verständlich und jedenfalls absolut unwissenschaftlich, kann aber eventuell den eigentlichen Denkhintergrund der Intentionen der Autorin beleuchten.

Zusammenfassend kann gesagt werden, dass Frau Nowak-Vogl dem Thema „Hypersexualität" und der daraus abgeleiteten Verordnung des Präparats „Epiphysan" einen zentralen Stellenwert zuerkannt hat, der in ihren Arbeiten weitaus größer war, als es der Fachliteratur dieser Zeit entsprochen hat. Die einschlägigen Publikationen entsprechen formal in vielen Aspekten nicht den wissenschaftlichen Standards und stellen inhaltlich eine Extremposition der von FOUCAULT für diesen Bereich beschriebenen Kontrollfunktion von Pädagogik und Medizin dar.

---

42 KANITSCHEIDER, Materie.
43 VOGL, Katamnestische Erhebungen.
44 VOGL, Differentialdiagnose und Therapie.
45 VOGL, Katamnestische Erhebungen.
46 VOGL, Katamnestische Erhebungen.

Gewalt in Wiener Heimen zwischen 1945 und 1990 – eine retrospektive Studie aus psychotraumatologischer Perspektive.[1]

Abstract

Im Auftrag der Opferschutzorganisation „Weißer Ring" wurden im Verlauf von 12 Monaten (März 2011 – März 2012) Interviews mit 130 Personen (34% Frauen, 66% Männer, Alter-MW 53,6 J.) geführt, die angaben, als ehemalige Heimkinder (1946-1975: 70%, 1976-1990: 25%) traumatisiert worden zu sein. Primäres Ziel der Interviews war es, durch fachliche Einschätzung des Ausmaßes etwaiger Traumafolgen eine Grundlage für Entschädigungsleistungen zu schaffen. Die spätere Evaluation der Interviews ermöglicht Aussagen über die Art und die Quantität subjektiver Traumaerlebnisse und deren Spätfolgen, wenngleich der Prozess der Rekrutierung der InterviewpartnerInnen keine quantitativen Rückschlüsse auf das Gesamtsystem der Sozialpädagogik in Wien zulässt. Alle etwa 1-stündigen klinisch-biographischen Interviews wurden von ein und demselben Beurteiler (mit psychiatrischer und jugendpsychiatrischer Qualifikation) durchgeführt.

Ergebnisse: 98,5% berichten über Erlebnisse psychischer, 96,2% körperlicher und 46,9% sexueller Gewalt. 45,5% berichten auch über positive Erlebnisse (unabhängig von der Art der erlebten Gewalt). Aus den Jahren 1946-75 wird die Häufigkeit körperlicher Gewalt, nicht aber der anderen Gewaltformen, signifikant öfter berichtet als aus späteren Jahren. Probleme im späteren Leben finden sich signifikant häufiger nach sexuellen Gewalterfahrungen: instabile Berufslaufbahnen, instabile Partnerschaften, psychopathologische Symptome, gravierende Turbulenzen im Lebenslauf. Die Erlebnisse körperlicher Gewalt sind signifikant korreliert mit instabiler Berufslaufbahn und tendenziell mit höherer Delinquenzneigung. Die Häufigkeit späterer psychiatrischer Behandlung ist (nicht signifikant) mit der Dauer des Heimaufenthaltes verknüpft.

Violence in residential care – a retrospective study from a psychotraumatological perspective

Abstract

Commissioned by the victims-organisation 'Weißer Ring', we conducted 130 interviews (34% female, 66% male, medium age of 53,6 years) during a period of 12 months (March 2011-March 2012). All of them reported that they had been traumatised children in residential care (1946-1975: 70%, 1976-1990: 25%). The interviews primarily

1   Quelle: BERGER E., KATSCHNIG Tamara: Gewalt in Wiener Heimen zwischen 1945 und 1990 – eine retrospektive Studie aus psychotraumatologischer Perspektive. Neuropsychiatrie December 2013, Volume 27, Issue 4, pp 188-195

aimed at providing expert estimates of the consequences of individual traumas in order to establish a valid basis for compensation. The later evaluation of the interviews allows insight in to forms and quantity of subjective experiences of trauma and of their consequences for later life; although – due to the sampling procedures – no reliable generalisations about the entire system of Social Pedagogy of the City of Vienna are possible. All 130 one-hour long, clinical-biographic interviews were conducted by the same expert (who has qualifications in general and in adolescent psychiatry).

Results: 98, 5% report experiences of psychic, 96, 2% of bodily and 46, 9% of sexual violence. 45, 5% also report some positive experiences (independent of the form of experienced violence). There are significantly more reports about the frequency of physical violence during 1946-75, however not about other forms of violence than from the later years. Problems in later life emerge more frequently after experiences of sexual violence, such as instable career trajectories, instable partnerships, psychopathological symptoms and severe turbulences in one's life history. The experiences of physical violence correlate significantly higher with instable career trajectories and (not significantly) with criminal tendencies. The frequency of later psychiatric care is related to the length of time spent in residential care (but not significantly).

Einleitung

In Österreich hat die öffentliche Diskussion über Gewalterlebnisse in kirchlichen und staatlichen Heimen in den Jahrzehnten nach dem 2. Weltkrieg erst relativ spät begonnen und war von regional unterschiedlichen Entwicklungen geprägt. Die wachsende mediale Berichterstattung seit 2010 hat immer mehr Menschen veranlasst, die Erinnerungen an ihre Erlebnisse in Erziehungsheimen wachzurufen und darüber – in unterschiedlichen Kontexten – zu reden. Die Bereitschaft betroffener Institutionen (kirchlicher und öffentlicher, aber auch privater Träger), in den Diskurs über die historischen Ereignisse einzutreten, konnte erst durch den öffentlichen Druck erreicht werden. Dies führte zur Einrichtung von Opferschutzkommissionen und zu Entschädigungsmaßnahmen. Während in Deutschland eine bundeseinheitliche Initiative („Runder Tisch") bereits 2011 einen Bericht[2] vorlegen konnte und auch in der Schweiz ein Forschungsprojekt[3] der Guido Fluri-Stiftung über Heimkinder 2010 gestartet wurde, ist die Entwicklung in Österreich durch eine Vielzahl unterschiedlicher Kommissionen gekennzeichnet, deren Wirkungsbereich entweder auf die Aufarbeitung von Gewalt in kirchliche Einrichtungen („Klasnic-Kommission") oder in öffentlichen Heimen in bestimmten Bundesländern beschränkt ist. Somit liegt bisher kein umfassender Überblick über Gewalterlebnisse im Kontext von Sozialpädagogik vor.

Durch die Medienpublizität ist einer breiten Öffentlichkeit bekannt geworden, dass viele Kinder, die aufgrund einer Entscheidung der Jugendwohlfahrtsbehörde

---

2   Abschlussbericht der Unabhängigen Beauftragten zur Aufarbeitung des sexuellen Kindesmissbrauchs, Dr. Christine Bergmann

3   http://www.kinderheime-schweiz.ch/de/kinderheime_schweiz_hintergrund.php

in öffentliche Erziehungseinrichtungen («Heime») eingewiesen worden waren, dort Gewalterlebnissen ausgesetzt waren, dass also die von der Sozialpädagogik intendierte Kompensation belastender Sozialisationsbedingungen häufig nicht eingelöst wurde. Nicht kompensatorische, sondern traumatisierende Erziehung prägte den Lebensalltag dieser Kinder.

Der Rückblick in vergangene Epochen erfordert auch eine korrekte historische Perspektive, die vorweg kurz skizziert werden soll. Wenn im Jahr 1984 70% (von N=2000) befragter Eltern angegeben haben, als Kind geschlagen worden zu sein, so kann das als Blitzlicht auf die Pädagogik der 1950-60-er Jahre gewertet werden. Wenn die Aussage ‚es sei nichts dabei, wenn einem die Hand ausrutscht' 1977 von 57% und 1984 von 42% bestätigt wird, dann zeigt das den historischen Wandel pädagogischer Ansichten[9]. Für große Bereiche der Gesellschaft der 1950-60-er Jahre trifft wohl Alice Millers [15] Charakterisierung der „Schwarzen Pädagogik„ zu: „Unter der `Schwarzen Pädagogik´ verstehe ich eine Erziehung, die darauf ausgerichtet ist, den Willen des Kindes zu brechen, es mit Hilfe der offenen oder verborgenen Machtausübung, Manipulation und Erpressung zum gehorsamen Untertan zu machen". Das Gewaltverbots-Gesetz des Jahres 1989 hat eine markante Zäsur bedeutet [4] Die Häufigkeit von Gewalt als Erziehungsmaßnahme ist schrittweise zurückgegangen und auch der subjektive Maßstab des Verständnisses von ‚Gewalt' hat sich verändert. Aber auch heute noch wird die Lebenszeitprävalenz psychischer Gewalt (bei verändertem subjektivem Maßstab) mit 80-90%, schwerer körperlicher Gewalt mit ca. 15% (Frauen 14,4 / Männer 16,7) und sexueller Gewalt von Frauen mit ca. 30% und von Männern mit ca. 10% angegeben [11]. In den 1950-er und 1960-er Jahren des vorigen Jahrhunderts waren also andere implizite und explizite pädagogische Normvorstellungen gültig – gesamtgesellschaftlich und in der Sozialpädagogik. Pädagogische Gewalt war weithin akzeptiert und gehörte auch außerhalb von Heimen zur Alltagserfahrung von Kindern und Jugendlichen. Heutige Schilderungen damaliger pädagogischer Praktiken müssen also – unter Vermeidung jeder Geringschätzung – auf diesen Hintergrund projiziert werden.

Diese gewaltorientierte Pädagogik hat in den Heimen zweifellos ihre extremste Ausprägung gefunden, da die Nachwirkungen der NS-Pädagogik, die Vorstellungen von Selektion und Aufwandswürdigkeit bis hin zur sozialen Eugenik [2] weiterhin wirksam waren. Ab dem Ende der 1960-er Jahre wurden diese Umstände unter dem Begriff „Heimmisere" zum Thema des öffentlichen Diskurses, der in Deutschland früher, in Österreich [13] etwas später stattgefunden hat. Dieser Diskurs „deckte Erziehungsverhältnisse auf, die den Fürsorgeerziehungsskandalen der 20-er Jahre wenig nachstanden. Nach diesen Berichten wird noch immer geprügelt, eingesperrt, unterdrückt, Selbstbewusstsein zerstört, auf Sauberkeit, Gehorsam, Arbeitseifer und Verzicht dressiert, Sexualität verdrängt und werden mit diesen Eingriffen Persönlichkeitsstörungen hervorgebracht, vertieft, vervielfältigt und Außenseiterdasein sowie Kriminalität als zwangsläufige Folgen erzeugt" [8]. Diese Einsicht formulierte Iben bereits 1972. Die Annahme, dass die in dieser Zeit weit verbreitete Gewaltpädagogik erst jetzt öffentlich thematisiert wird, trifft also keineswegs zu.

Auch die Konsequenzen der damaligen Heimerziehung wurden bereits in diesen Jahren beschrieben. Unter dem Begriff „Heimsyndrom" wurden 1969 u.a. folgende Merkmale zusammengefasst: Psychische Anästhesie, Indolenz, Kontaktscheu, paranoide Reaktionsbereitschaft, Pseudodebilität, Narzissmus, Scheinanpassung [14].

Das Interviewprojekt

Kontext der Datenerhebung und Interviewmethodik

Die Stadt Wien hat die Opferschutzorganisation Weisser Ring mit der Durchführung eines Entschädigungsprojekts beauftragt. Auf der Grundlage individueller Gespräche, die mit jeweils einer InterviewerIn (Zufallsauswahl aus einem Team mehrerer fachlich geschulter Personen, meist SozialarbeiterInnen, PsychotherapeutInnen) geführt wurden, wurde die Anspruchsberechtigung ehemaliger Heimkinder erhoben und einer Kommission zur Entscheidung vorgelegt. Die Gesamtzahl der Meldungen zwischen Herbst 2010 und Frühjahr 2013 lag bei etwa 1500 Personen („Meldegruppe"). Die vorliegende Arbeit stützt sich auf die Evaluation einer Subgruppe („Interviewgruppe") von N = 130, die in diesem Rahmen einem der beiden Studienautoren (Berger) zugewiesen wurden, der über eine langjährige Erfahrung als Psychiater, als Kinder-und Jugendpsychiater sowie als Psychotherapeut sowohl im klinischen als auch im sozialpädagogischen Bereich verfügt. Die Interviewgruppe ist eine 9% – Zufallsstichprobe der Meldegruppe, wobei nicht auszuschließen ist, dass Personen mit einem höheren Ausmaß psychischer Probleme leicht überrepräsentiert sind, da der Interviewer der einzige Psychiater im InterviewerInnenteam war.

Der Versuch, die Zahl der InterviewpartnerInnen zur Gesamtzahl von fremduntergebrachten (Heime, Pflegefamilien) Kindern und Jugendlichen zwischen 1946 und 1990 in Beziehung zu setzen, kann sich nur auf eine grobe Schätzung stützen: nach langjährigen (auch internationalen) Erfahrungen beträgt die Zahl von Plätzen für „volle Erziehung" (= Fremdunterbringung) in Großstädten etwa 1 % der Kinder und Jugendlichen; in Wien liegt diese Zahl seit mehreren Jahrzehnten ziemlich konstant bei 3000. Die quantitative Schätzung wird noch weiter erschwert, weil die Aufenthaltsdauer auf Fremdpflegeplätzen ebenso wie die Häufigkeit von Entlassungen und Wiederaufnahmen in den verfügbaren administrativen Aufzeichnungen nicht erfasst ist. Somit können wir nur feststellen, dass zwischen 1946 bis 1990 mehrere zehntausend Kinder und Jugendliche fremduntergebracht waren. Die Meldegruppe stellt also vermutlich einen Anteil von weniger als 5% der Gesamtzahl dar.

Oral history – das Spannungsfeld zwischen subjektiven Berichten und historischer Wahrheit und die Gefahr der Retraumatisierung

Der Zeitrahmen, auf den sich die Berichte Betroffener beziehen, spannt sich in unserer Studie von 1946 bis 1990. Zum Zeitpunkt der Interviews liegen die berichteten Erlebnisse also mehrere Jahrzehnte – zwischen 50 und 20 Jahren – zurück. Insbesondere (aber nicht nur) aufgrund dieses langen Zeitintervalls muss die Frage beantwortet werden, wie wir die Relation zwischen subjektiver Erinnerung und historischer Wahrheit sehen. Unser Leitfaden ist die Sichtweise von Margarete Mitscherlich [16]: „Dennoch sind alle Erinnerungen von Nachträglichkeit geprägt ... Alles, was wir zwischen früher und jetzt erlebt haben, verändert und beeinflusst unsere Erinnerungen". Wir gehen davon aus, dass die Wiedergabe von Erinnerungen immer als nachträglich verfasste und mit Sinn versehene Erzählung und somit als Konstruktion zu verstehen ist [7]. „Wahrheit" ist immer nur das, was eine konkrete Person aus dem macht, was sie als Realität erlebt hat. Auch der situative Kontext der Erzählsituation ist in Rechnung zu stellen: Biographische Interviews werden aus der gegenwärtigen sozialen Position des Interviewten konstruiert und die dargestellte Lebenssituation wird dadurch ebenso gefärbt wie durch die Interviewsituation selbst und durch die Beziehung zwischen den Gesprächspartnern. Auch wenn wir in diesem allgemeinen Kontext von oral history die in den Interviews berichteten Erinnerungen soweit wie möglich mit vorhandenen schriftlichen Quellen – den in unterschiedlichem Umfang vorhandenen Akten der Jugendwohlfahrtsbehörde – in Beziehung gesetzt haben, ist nicht davon auszugehen, dass aus den Interviewinhalten ein umfassendes Panorama der Sozialpädagogik dieser Zeit entwickelt werden kann. Allein die quantitativen Relationen, auf die bereits hingewiesen wurde, machen deutlich, dass ein solcher Anspruch nicht einlösbar wäre. Im Bereich des Möglichen liegt es allerdings, gestützt auf subjektive Berichte eine Skizze eines Sektors dieses Panoramas zu entwerfen – jenes Sektors, in dem Gewalt ein bestimmendes Element gewesen ist.

Ähnlich wie in einem früheren Forschungsprojekt zur Geschichte der Jugendfürsorge [2] steht noch ein anderes Anliegen im Zentrum: die Interviews auf dem Hintergrund unseres historischen Wissens in ihrem individuellen Bedeutungszusammenhang zu interpretieren, die subjektiven Dimensionen der Traumatisierung und die Mechanismen der Bewältigung zu verstehen. Die Interviews bieten darüber hinaus die Chance, traumatische Erfahrungen zu kommunizieren, mit den Aufzeichnungen des Aktenmaterials in Beziehung zu setzen und dadurch die Einsicht der Betroffenen in ihre eigene Geschichte – im Sinne der Rehistorisierung als psychotherapeutischer Prozess [3] – zu vertiefen. Gleichzeitig ist zu berücksichtigen, dass die Aktualisierung der Erinnerung auch die Gefahr der Retraumatisierung birgt. Ein Vertrauensverhältnis und die notwendige psychotherapeutische Kompetenz des Interviewers können dieser Gefahr entgegenwirken. „In einer nachträglichen Form der verantwortungsbewussten Zeugenschaft für die Aussagen der traumatisierten Personen legt der Zuhörer Zeugnis über das Gehörte ab. Das Erinnern soll dazu dienen, gemeinsam ‚wider das Vergessen anzukämpfen'. Zeugnis abzulegen, das Erlebte vermitteln zu können, gibt dem Schrecken einen Sinn. Der Zuhörer verschafft dem ehemaligen Opfer nicht nur Gehör, er verleiht ihm Sprache und Stimme. Wir gehen davon aus, dass durch diesen Prozess der Konfrontation mit angsterregenden Erinnerungen eine seelische Erleichterung bei den betroffenen Personen möglich ist." [12].

Schließlich ist an dieser Stelle auch die Frage nach den Motiven für die Meldung bei der Opferschutzorganisation zu stellen. Die im Interview angegebenen Meldemotive zeigten eine weite Streuung: Manchen war es wichtig, als Opfer wahrgenommen zu werden, andere lehnten den Opferstatus dezidiert ab, hatten aber den Wunsch nach öffentlicher Benennung des damaligen Unrechts. Der Wunsch nach finanzieller Entschädigung stand bei manchen, keineswegs aber bei allen, im Vordergrund und viele hatten die Hoffnung, einen Beitrag zur Aufklärung der historischen Wahrheit – auch ohne eigenen materiellen Vorteil – leisten zu können. Die Intention der Bestrafung der Täter (gerichtliche Anzeige) und der Erlangung einer finanziellen Entschädigung sowie der Anerkennung eines individuellen Opferstatus stand gegenüber dem Wunsch nach gesellschaftlicher Anerkennung des erlittenen Unrechts deutlich im Hintergrund. Die Beobachtung der begleitenden Emotionen und der affektiven Beteiligung wurde in der Beurteilung der Authentizität der Berichte und der aktuellen subjektiven Relevanz der Inhalte mit berücksichtigt. Insgesamt dominiert der Eindruck von „Ehrlichkeit" und „Offenheit" der InterviewpartnerInnen.

Fragestellungen

Folgende Fragen lagen der Evaluation der Interviews zugrunde:

- Welche Gewaltformen werden mit welcher Häufigkeit berichtet?
    - Bestehen diesbezüglich Unterschiede zwischen den verschiedenen historischen Perioden?
- Wie häufig sind Auffälligkeiten des späteren Lebensweges?
    - Sind diese Auffälligkeiten mit bestimmten Gewaltformen verknüpft?
- Wie häufig ist spätere Psychopathologie feststellbar?
    - Wie ist sie mit bestimmten Gewaltformen verknüpft?
- Wie häufig sind psychiatrische und psychotherapeutische Interventionen?

Methodik

Im Zeitraum von März 2011 bis März 2012 wurden Interviews mit N = 130 Personen (w: N=51 / m: N=71. Alter: MW 53,6 a / min 23,5 a/ max 79,4 a) durchgeführt, die sich als Betroffene von Gewalt in Heimen bei der Opferschutzkommission des Weißen Rings gemeldet haben.

Das Interview wurde als etwa 1-stündiges Gespräch („klinisches Interview") geführt. Es handelt sich um ein teilstrukturiertes Interview mit ausführlichen narrativen

Anteilen. Die Strukturvorgaben bezogen sich auf folgende Bereiche: *Heim'karriere'* (in welchen Heimen waren sie?), Schilderung der *Erlebnisse im Heim* (welche Erinnerungen haben sie an ihre Zeit im Heim?), subjektiv *relevante Aspekte des späteren Lebens* (wie ist ihr späteres Leben verlaufen?).. Der Gesprächsrahmen wurde einleitend folgendermaßen festgelegt: es geht nicht um Wahrheitsfindung, sondern um das Verständnis des Zusammenhangs der früheren Erlebnisse mit dem späteren Leben. Empathie und der Ausdruck von Verständnis für das durch Unrecht erlittene subjektive Leid waren wesentliche Aspekte der Gesprächsführung. Der überwiegende Anteil der Informationen stammt aus den spontanen Erzählungen, die nur selten durch konkretisierende Nachfragen fokussiert wurden.

Die Evaluation wurde als semiquantitative Beurteilung der Interviewinhalte nach folgendem Raster durchgeführt:

	Beurteilungsbereiche	Beurteilungsskala
Familiäre Vorgeschichte		nicht belastet / Gewalt / Psychopathologie / Instabil (broken home, deutliche Erziehungsprobleme)
Heimerinnerungen	Gewalterlebnisse im Heim	Allg. Gewaltpädagogik[1] / spezif. Gewalt[2] / keine Gewalt
	Gewaltformen	Körperl. Gewalt (1 gering-10 stark) Psychische Gewalt (1-10) Sexuelle Gewalt (1-10)
	Positive Erinnerungen aus den Heimen	Ja / nein
	Gewalterlebnisse im Heim	Allg. Gewaltpädagogik / spezif. Gewalt / keine Gewalt
	Gewaltformen	Körperl. Gewalt (1-10) Psychische Gewalt (1-10) Sexuelle Gewalt (1-10)
	Positive Erinnerungen aus den Heimen	Ja / nein
	Gewalterlebnisse im Heim	Allg. Gewaltpädagogik / spezif. Gewalt / keine Gewalt
Späterer Lebensweg	Partnerschaft	Keine / rel. instabil / rel. stabil
	Berufslaufbahn	Keine / rel. instabil / rel. stabil
	Lebensprobleme	Keine relevanten / Probleme Sozialkontakt / gravierende Turbulenzen
	Delinquenz	Keine / marginal / lebensbestimmend
	Somatische Krankheiten	Keine relevanten / marginal / lebensbestimmend
Coping	Dauer	Bisher keine / seit kurzer Zeit /seit langem
	Setting	Informell / professionell / keines
	Psychiatrische Behandlung	Ja / nein
Hinweise auf Psychopathologie		Keine / nur anamnestisch / aktueller Befund (Interviewsituation) auffällig

Tab. 1 Evaluationsmatrix

1   Allgemeine Gewaltpädagogik /Beispiele (Strafmaßnahmen): Schläge mit Lineal, nächtliches Strafe stehen, Prügelstrafe und Kniebeugen wegen nächtlichem WC-Gang; nächtliches Namensticken auf Merkbänder; knien im Waschraum mit Büchern auf den Händen,, Zwang zum Essen durch Zuhalten der Nase

2   Spezifische Gewalt: jede Form sexueller Gewalt sowie folgende Strafen (beispielhaft): Schläge mit Schlüsseln oder Holzschuhen ; Isolation in kleinem Kellerraum mit Matratze, die morgens entfernt wurde - längste Strafzeit war 6 Wochen Einzelhaft; gewaltsame gynäkologische Untersuchung nach Entweichung; sexuelle Belästigung (sexuelle Berührungen, Wasserstrahl aufs Genitale beim Duschen); Schläge auf den Mund bis die Lippen verschwollen waren als Strafmaßnahme fürs Nägelkauen; Schläge auf den Penis bei unzureichender Reinigung oder als Strafe wegen Onanie

Ergebnisse

Meldemotive

Folgende Ergebnisse können mit dem Aspekt der Meldemotive in Zusammenhang gebracht werden: Nur 20% (N=26) haben spontan einen Anzeigewunsch formuliert und 45,4 % haben in ihren spontanen Erzählungen (ohne spezifische Nachfrage) auch positive Erinnerungen berichtet (diese Gruppe unterscheidet sich in keinem der erhobenen Parameter von denen, die keine positiven Erinnerungen erzählen).

Heime

Die Interviews bezogen sich auf Erinnerungen aus insgesamt 63 verschiedenen Heimen. Die Trägerschaft dieser Heime reicht von gemeindeeigenen über kirchliche zu privaten Heimen, in die Kinder durch Entscheidung des Trägers der öffentlichen Jugendwohlfahrt (Jugendamt der Stadt Wien) eingewiesen wurden. Die Einweisungsgründe waren breit gestreut: broken home-Situationen, Gewalt (einschließlich sexueller Gewalt) in der Familie, Vernachlässigung und Aufsichtsmangel, Erziehungsprobleme, Verhaltensstörungen u.a.m. Neben den subjektiven Erinnerungen konnten die Einweisungsgründe in vielen Fällen auch anhand der Aufzeichnungen der Akten der Jugendämter überprüft werden, jedoch war eine systematische quantitative Auswertung aufgrund der Lückenhaftigkeit der Unterlagen nicht möglich.

Aus der überwiegenden Mehrzahl der Interviews ist eine „Heimkarriere" (Aufenthalt in mehreren Heimen) abzulesen. Der „Aufenthalt in 1 Heim" umfasst auch N = 9 InterviewpartnerInnen, die zusätzlich auch (meist einige Wochen) in der zentralen Administrationseinrichtung „Kinderübernahmsstelle" (KÜST) aufgenommen waren.

Aufenthalt in		
1 Heim	2 – 5 Heimen	> 6 Heime
N = 27 (20,8%)	N = 75 (57,7%)	N = 28 (21,5%)

Tab. 2: Zahl der „absolvierten" Heime

Aufenthaltsdauer, Herkunftsfamilien, Gewalterlebnisse

Wir haben die Zeit zwischen 1946 und 1990 in zwei Perioden unterteilt und das Jahr 1975 deshalb als Zäsur gewählt, weil etwa um diese Zeit in der Wiener Sozialpädagogik erste Reformen – vorerst meist als Pilotprojekte – umgesetzt wurden [10].

76,6 % waren zwischen 1946-1975 und 23,4% zwischen 1976-1990 im Heim. Weitere zwei InterviewpartnerInnen waren bereits vor 1945 und weitere 4 nach 1990 im Heim.

Nur 5,4% geben in ihrer Erinnerung unbelastete familiäre Konstellationen an; 36,1% stellen ihre Herkunftsfamilie als gewaltbelastet, 52,3% als instabil und 6,2% als psychopathologisch belastet dar.

Die Aufenthaltsdauer verteilt sich folgendermaßen:

< 5 a	5-10 a	11-15 a	> 15 a
20,8%	46%	21,5%	11,5%

Tab. 3 Aufenthaltsdauer

Um die Gewalterlebnisse in ihrem historischen Kontext korrekt abzubilden (vgl. die oben dargestellte gesellschaftliche Konstellation der „schwarzen Pädagogik"), haben wir die Gewalterlebnisse in die Kategorien „allgemeine Gewaltpädagogik" und „spezifische Gewalt" unterteilt: 57,7% gaben an, auch Formen spezifischer Gewalt erlebt zu haben, 40,8% erinnern sich „nur" an allgemeine Gewaltpädagogik und 1,5% haben keine Erinnerung an Gewalterlebnisse.

Fast alle Personen (98,5%) geben psychische Gewalterlebnisse an; die Häufigkeit körperlicher Gewalterlebnisse ist mit 96,2% nur knapp niedriger; Erinnerungen an Erlebnisse sexueller Gewalt werden von 48,5% angegeben. In allen drei Gewaltbereichen gibt es keine (statistisch signifikanten) Geschlechtsunterschiede, wenngleich Männer etwas häufiger von körperlichen und von sexuellen Gewalterlebnissen berichten (Mittelwert auf 10-stufiger Skala: körperliche Gewalt: 3,84 Frauen; 4,15 Männer / sexuelle Gewalt: 1,75 Frauen; 2,53 Männer).

Körperliche Gewalterlebnisse werden signifikant ($p=0,006$) häufiger von ehemaligen Heimkindern der Periode 1946-75 angegeben (Mittelwert Periode 1946-75: 5,35 zu MW Periode 1976-90: 3,28).

Auffälligkeiten des späteren Lebensweges

10,8% gaben an, keine Partnerschaften gehabt zu haben, in 53% waren die Partnerschaften relativ instabil, 36,2% führten relativ stabile Partnerschaften.

Die berufliche Laufbahn verlief bei 39,2% relativ stabil, bei 38,5% relativ instabil und 22,3% gaben an, keine Berufslaufbahn gehabt zu haben- ihr Arbeitsleben bewegte sich zwischen Gelegenheitsarbeiten und Arbeitslosigkeit.

Relevante Schwierigkeiten in der Gestaltung sozialer Kontakte werden von 54,6% angegeben, 26,2% schildern diesbezüglich gravierende Turbulenzen im bisherigen Lebensweg und 19,2% gaben keine derartigen Probleme an.

Delinquentes Verhalten wurde von 23,1% als geringfügiges Problem bezeichnet, von 3,8% als lebensbestimmend und von 73,1% negiert.

Keine relevanten psychischen Probleme wurden von 27,7% angegeben, 20% zeigten im Rahmen des Interviews klinisch relevante psychopathologische Symptome und 52,3% schilderten im Interview psychische Probleme im bisherigen Lebensverlauf, die als klinisch relevant einzustufen sind.

45,4% gaben an, in dieser oder jener Form seit langem gezielte Versuche zur Bewältigung der traumatischen Erlebnisse unternommen zu haben, 20% machten derartige Copingversuche seit Kurzem und 34,6% haben noch nie solche Versuche gemacht. Die Bewältigungsversuche, die in keinem quantitativem Zusammenhang mit der Ausprägung psychopathologischer Symptome stehen, haben bei 40,4% in einem professionellen Setting (Psychotherapie), bei 25% in einem informellen Setting (Gespräche mit FreundInnen oder PartnerInnen) stattgefunden. Über psychiatrische Behandlungsperioden im Laufe des Lebens berichteten 30,8% (69,2% hatten keine psychiatrischen Kontakte), dieser Parameter korreliert positiv (nicht signifikant) mit der Dauer des Heimaufenthaltes.

Die genannten Häufigkeitsangaben zeigen keine statistisch signifikanten Unterschiede zwischen den Heimperioden (1946-75 vs. 1976-90).

Zusammenhänge zwischen Trauma und Lebensweg

Das Auftreten psychopathologischer Probleme (ausschließlich anamnestische Angabe wird niedriger gewertet als direkte Beobachtung) korreliert mit den Berichten über Gewalterlebnisse im Heim (signifikant s. Tab. 4) und der Angabe sexueller Gewalt (signifikant, s. Tab. 5). Keine Zusammenhänge bestehen zu den Parametern familiäre Vorgeschichte, Dauer des Heimaufenthaltes (s. Tab. 6).

Die Intensität sexueller Gewalterlebnisse, die aus den narrativen Darstellungen abgeleitet werden konnte, steht in einem statistisch signifikanten Zusammenhang mit Partnerschaftsproblemen (p=0,015) und mit den Schwierigkeiten der Gestaltung sozialer Beziehungen (p=0,012). (s. Tab. 7), sowie (nicht signifikant) mit Problemen der Berufslaufbahn. Der Zusammenhang mit den Erlebnissen körperlicher Gewalt weist tendenziell in die gleiche Richtung, allerdings ohne statistische Signifikanz. (s. Tab. 8). Bei psychischer Gewalt ist dieser Zusammenhang nicht gegeben. Erlebnisse körperlicher Gewalt korrelieren mit späteren Delinquenzproblemen (statistisch signifikant p=0,016) (s. Tab.9).

Diskussion

Umfassende aktuelle Dokumentationen über die Gewalterlebnisse früherer Heimzöglinge in Österreich wurden von Sieder et al. [18] und Schreiber [17] vorgelegt. Die Publikation von Schreiber bezieht sich auf Tiroler Heime, die Publikation von Sieder et al. wurde im Auftrag der Stadt Wien zum selben Themenkreis wie die vorliegende Arbeit erstellt . Beide Publikationen wählen eine kasuistische und sozialhistorische Perspektive und kommen hinsichtlich der Präsenz von Gewalt in den damaligen sozialpädagogischen Einrichtungen zu ähnlichen Ergebnissen wie unsere Studie, stellen aber die nachfolgende Lebensperiode nicht ins Zentrum. Eine rezente Publikation zu einer Studie in Schottland [6] hat die Lebenssituation von Jugendlichen nach Entlassung aus Heimen (2000-2001) zum Thema: die Jugendlichen zeigen Unterbrechungen der Ausbildung und schlechte Qualifikation, häufigere Arbeitslosigkeit (61% verglichen mit 10% der Normalpopulation), instabile Wohnsituationen und bei 40% Wohnungslosigkeit, frühe Elternschaft (< 17.Lj. bei Knaben 9%, bei Mädchen 16%, verglichen. mit 7% aller schottischen Frauen). Auch Lernschwierigkeiten, emotionale und Verhaltensschwierigkeiten und psychische Krankheiten treten häufiger auf – in 60% nach Heimerziehung (vgl. mit 42% nach anderen Formen der Fremdunterbringung). Auch wenn diese Zahlen wiederum auf dem Hintergrund von negativen Vorerfahrungen in den Herkunftsfamilien gesehen werden müssen, ist anhand der Studienergebnisse festzustellen, dass sozialpädagogische Erfahrungen vorbestehende Schwierigkeiten eher verstärken als kompensieren können. Auf dieses Faktum haben Mader und Sluga [14] mit der Beschreibung eines „Heimsyndroms" bereits 1969 hingewiesen.

Die Tatsache, dass (im Jahr 2008) 67% der Jugendlichen, die in Heimen oder Pflegefamilien leben, psychische Störungen zeigen (verglichen mit 15% der Jugendlichen in Ursprungsfamilien), wird mit mehreren Risikofaktoren in Beziehung gesetzt, unter denen Vernachlässigung und Missbrauch in den Herkunftsfamilien eine wesentliche Rolle spielen [1]. Auch In unserer Studie liegt die Zahl der Belastungen der Herkunftsfamilie mit 94,6% sehr hoch. Der hohe Anteil von familiärer Vorbelastung entspricht dem gesellschaftlichen Auftrag an die Sozialpädagogik, deren Aufgabe die Kompensation dieser Belastungen wäre. Die Heimerziehung als die dominierende Form sozialpädagogischer Betreuung der damaligen Zeit konnte – gemessen an den Berichten der Interviewgruppe –diesen Anspruch nicht (umfassend) einlösen. Die Tatsache, dass auch aktuelle Studien [6] zum Ergebnis kommen, dass sozialpädagogische Erfahrungen vorbestehende Schwierigkeiten eher verstärken als kompensieren können, ist nicht als Relativierung der geschilderten Gewalterlebnisse, sondern als substantielle Kritik an den Inhalten damaliger und heutiger Sozialpädagogik zu verstehen.

Bei der Betrachtung des späteren Lebensweges stehen die Instabilität der Partnerschaft und der Gestaltung sozialer Kontakte – gefolgt von instabilen Berufswegen – an der Spitze der späteren Lebensprobleme. Diese Tatsache erscheint inhaltlich plausibel und erklärt sich zweifellos aus abnormen Bedingungen der Sozialisation in der Peergroup der Heime. Ähnlich ist auch das hohe Maß an klinisch relevanten psychischen Problemen im Lebensverlauf zu interpretieren, das mit 72% etwa der Häufigkeit von 67% bei van Beinum [1] entspricht.

Der signifikante Rückgang der Häufigkeit (berichteter) körperlicher Gewalt zwischen den beiden Heimperioden ist vermutlich auf einen epochalen Veränderungsprozess [5], auf den damaligen öffentlichen Diskurs über die „Heimmisere" [8] und die beginnenden Reformtendenzen in der Sozialpädagogik [10] zurückzuführen.

Den Erlebnissen sexueller Gewalt kommt offensichtlich spezifische Bedeutung unter den verschiedenen Gewaltformen zu – sie zeigen deutliche Zusammenhänge mit späterer Psychopathologie, Partnerschaftsproblemen und Schwierigkeiten in der Gestaltung sozialer Beziehungen. Hier wird der tiefe Eingriff sexueller Gewalt in die Persönlichkeitsentwicklung erkennbar. Erlebnisse körperlicher Gewalt hingegen prägen vor allem die späteren Strategien der Bewältigung von Konflikten - sie sind spezifisch mit späteren Delinquenzproblemen verknüpft.

Die Tatsache, dass fast die Hälfte der InterviewpartnerInnen spontan auch positive Erinnerungen berichtetet, kann ebenso wie der niedrige Anteil an Anzeigewünschen als Parameter dafür gewertet werden, dass das Ausmaß einer tendenziösen Verzerrung in den Berichten als gering einzuschätzen ist.

LITERATUR

[1] van Beinum M. Mental Health and Children and Young People in Residential Care. In: Kendrick A (Ed.): Residential Child Care (S 47-59). London, Jessica Kingsley Pub., 2008

[2] Berger E. (Hrsg.): Verfolgte Kindheit. Wien, Böhlau 2007

[3] Berger E. Psychotherapie für Menschen mit intellektueller Behinderung.

Med. f. Menschen m. Behind. 2007, 4, 10-16

[4] Bussmann, K.-D., Erthal, C., Eichrodt, A. & Richter, K. Auswirkungen des Verbots von Gewalt in der familialen Erziehung. Eltern-, Jugend- und Expertenbefragung 2005. Vergeich der Studien von 2001/2002 und 2005.Unveröffentlichter Forschungsbericht. Martin-Luther-Universität Halle-Wittenberg, 2005

[5] Bussmann, K.-D. Changes in Family Sanctioning Styles and the Impact of Abolishing Corporal Punishment. In D. Frehsee, W.Horn & K.-D.Bussmann (Eds.):

Family violence against children. A Challenge for Society (pp. 39-61). Berlin: de

Gruyter. (1996)

[6] Dixon J. Young People Leaving Residential Care . In: Kendrick A (Ed.): Residential Child Care (S 76-89). London, Jessica Kingsley Pub. 2008

[7] Heer, H., Manoschek, W., Pollak, A. & Wodak, R. (Eds.) (2008) The discursive construction of History. Remembering the German Wehrmachts War of Annihilation. Basingstoke: Palgrave, 2008

[8] Iben G. Selbst- und Mitbestimmung in sozialpädagogischen Institutionen. In: Leber A., Reiser H. (Hrsg.): Sozialpädagogik, Psychoanalyse und Sozialkritik. Neuwied , Luchterhand, 1972

[9] Institut für empirische Sozialforschung (IFES) Züchtigung als Erziehungsmittel. In: Bundesministerium f. Familie, Jugend u. Konsumentenschutz (Hrsg.): Gegen die Gewalt am Kind. Wien, 1984

[10] Jugendamt der Satdt Wien (Hrsg.): Aktuelle Probleme der Heimerziehung. Jugend & Volk, Wien 1981

[11] Kapella O., Baierl A., Rille-Pfeiffer Christiane, Geserick Christine, Schmidt Eva-Maria: Gewalt in der Familie und im nahen sozialen Umfeld- Österreichische Prävalenzstudie zur Gewalt an Frauen und Männern. Österreichisches Institut für Familienforschung , Universität Wien, 2011

[12] Kronberger Maria-Luise Überlegungen zur Beschäftigung mit Überlebenden aus psychoanalytischer und psychiatrischer Sicht. (S 338) In: BERGER E. (Hrsg.) Verfolgte Kindheit. Wien, Böhlau, 2007

[13] Leirer Irmtraud, Fischer Rosemarie, Halletz Claudia. Verwaltete Kinder. Eine soziologische Analyse von Kinder- und Jugendlichenheimen im Bereich der Stadt Wien. Wien 1976

[14] Mader R., Sluga W. Persönlichkeitsänderung durch langen Heimaufenthalt. Acta Paedopsychiat. 36, 36-45, 1969

[15] Miller Alice: Evas Erwachen – Über die Auflösung emotionaler Blindheit. Frankfurt / M., Suhrkamp, 2001

[16] Mitscherlich Margarete: Die Radikalität des Alters. (S 15) Frankfurt / M., Fischer, 2010

[17] Schreiber, Horst: Im Namen der Ordnung. Heimerziehung in Tirol. Studien-Verlag, Innsbruck/Wien/Bozen 2010

[18] Sieder Reinhard, Smioski Andrea Der Kindheit beraubt. Gewalt in den Erziehungsheimen der Stadt Wien. Wien, Studienverlag, 2012

Welchen ethischen Grundsätzen folgt die Kinder- und Jugendpsychiatrie[1]

Trotz der wachsenden Häufigkeit, mit der ethische Probleme in der Medizin zur Diskussion gestellt werden, ist die Antwort auf die Frage nach den ethischen Grundsätzen der Kinder- und Jugendpsychiatrie nach wie vor keine Selbstverständlichkeit. Deshalb sollen einleitend 3 Fragen gestellt und beantwortet werden:

Warum braucht die KJP ethische Grundsätze?

Meine Grundannahme lautet, dass die Kinder- und Jugendpsychiatrie aus folgenden Gründen in höherem Maße als viele andere medizinische Disziplinen einer Reflexion ihrer ethischen Grundlagen bedarf:

a) Kinder- und Jugendpsychiater treffen in ihrer Alltagsarbeit weichenstellende Entscheidungen die in unserem beruflichen Alltag viel zu selten reflektiert werden. Die Reflexion verschwindet meist hinter der fachlichen Rationalität und hinter einer vermeintlichen Sachlogik.

b) Kinder- und Jugendpsychiater nehmen häufig eine sensible gesellschaftliche Funktion wahr, wenn sie über ihren beruflichen Alltag hinaus – z.B. in Massenmedien - Lebensformen und Verhaltensweisen junger Menschen öffentlich legitimieren oder auch diskreditieren.

c) Ein Rückblick in die Geschichte bestätigt diese Sichtweise: Kinder- und Jugendpsychiater waren beteiligt an der ideologischen und wissenschaftlichen Legitimierung und an der Ausführung des Euthanasieprogramms des Nationalsozialismus (DAHL 2001).

d) Dieser Gesichtspunkt gewinnt in der Gegenwart deshalb wieder besonderes Gewicht, weil wir in einer Übergangsphase des Wechsels gesellschaftlicher und wissenschaftlicher Paradigmen leben: Die Fortschritte der Molekularbiologie werfen Fragen auf, die auch für die Kinder- und Jugendpsychiatrie relevant werden können – z.B. bei der genetischen Begründung psychischer Störungen. Auch die Diskussion über die Persönlichkeitsrechte, die Rechte eines Individuums in und gegenüber der Gesellschaft, sind von unmittelbarer Relevanz für unser Fach.

---

[1]   Quelle: BERGER E.: Welchen ethischen Grundsätzen folgt die Kinder- und Jugendpsychiatrie? In: LEHMKUHL U. (Hrsg.): Ethische Grundlagen in der Kinder- und Jugendpsychiatrie und Psychotherapie. Vandenhoeck & Ruprecht 2003

Was ist Ethik?

Ethik ist eine Theorie der Moral. Ihr Gegenstand ist die Moral, somit die Gesamtheit der Regeln des gesellschaftlichen Verkehrs der Menschen. Aufgaben der Ethik sind die Fragen nach dem Inhalt und den Gründen der Moral. „Auch wenn wir schon wissen, was moralisch ist, gehört es zur Aufgabe des Ethikers, dies Wissen auf Begriffe zu bringen und als Prinzipien zu formulieren." (STEINVORTH 1990). Im Ethikdiskurs geht es also nicht um Lösungsanleitungen für praktische Fragestellungen sondern darum, einen Beitrag zum Verständnis zu leisten, warum wir moralisch sein sollen und zu welchen Positionen bestimmte praktische Entscheidungen in der Konsequenz führen können. Somit ist Ethik als ein Feld theoretischer Reflexion über praktische Problemstellungen bestimmt. Um diesen Umstand deutlich zu machen, soll folgende Frage beantwortet werden: was kann Ethik nicht?

Ethik kann keine allgemeinverbindlichen Regeln aufstellen, aus denen sich Handlungsanweisungen für jede beliebige Situation selbstverständlich ableiten lassen. Es gibt somit kein „Rezeptbuch der Ethik in der KJP", in dem ich nachschlagen kann, wie in einer schwierigen Situation zu entscheiden ist. Ethik schafft vielmehr den theoretischen Rahmen, in dem praktische Fragen der Reflexion zugeführt werden können. Ethik, Moral und praktisches Handeln stehen zueinander in einem systematischen Verhältnis, das in folgender Form dargestellt werden kann:

ETHISCHE GRUNDSÄTZE → MORALISCHE REGELN → HANDLUNGSANLEITUNGEN

Moralische Regeln werden auf der Ebene der Ethik reflektiert und verallgemeinert und sie liefern ihrerseits die Voraussetzung für die Ableitung von Handlungsrichtlinien. Bei diesem letzten Schritt müssen überdies die Konsequenzen der Handlung und die Interessenslagen der an der Handlung Beteiligten reflektiert werden.

Ein Beispiel aus der Praxis

Ein 13-jähriger Knabe lebt aufgrund des Zerfalls seiner Herkunftsfamilie und aufgrund der persistenten und tiefgreifenden externalisierenden Störungen des Sozialverhaltens seit seinem 6. Lebensjahr in verschiedenen sozialpädagogischen Einrichtungen. Aufgrund einer aktuellen subakuten Krise mit schweren Sachbeschädigungen und Aggressionshandlungen droht der Verlust des Wohnplatzes in einer sozialtherapeutischen Wohngemeinschaft. Der Versuch einer konsequenten psychopharmakologischen Therapie scheitert an seiner häufigen Weigerung der Medikamenteneinnahme. Die Frage der weiteren Betreuungsstrategie soll – um den Hintergrund ethischer Positionen transparent zu machen - auf drei grundsätzliche Alternativen (die in der Realität nicht unbedingt Gegensätze darstellen müssen) zugespitzt werden:

- Zwangsweise Verabreichung einer neuroleptischen Depotmedikation
- Unterbringung in einer geschlossenen Einrichtung
- Erhöhung der sozialpädagogischen Betreuungskapazität im offenen Wohnbereich

Ethische Grundsatzpositionen

Im Folgenden soll der Versuch gemacht werden, ethische Grundsätze, zu benennen, die für die Lösung des praktischen Problems relevant sein können. Weder die Auswahl noch die Darstellung dieser ethischen Positionen ist umfassend und repräsentativ; sie sind jedoch im aktuellen Ethikdiskurs relevant.

DER UTILITARISMUS (Bentham, Mill etc.): Der Zweck sittlichen Handelns besteht darin, zum Glück der Meisten beizutragen und dadurch nützlich zu sein. STEINVORTH's Kritik betont, dass diese Position auch die Entwicklung einer 2/3 Gesellschaft legitimiert.

DIE KONSENSETHIK (Mead, Habermas etc.): Jede Entscheidung ist legitim, die sich auf den aufgeklärten Konsens aller Beteiligten stützen kann. Diese Position (so STEINVORTH) kennt keine inhaltlichen Moralprinzipien und hat z.B. der Witwenverbrennung in Indien, sofern sie mit Zustimmung der Opfer erfolgt, nichts entgegenzusetzen. Sie schließt auch keine Zukunftsverantwortung ein.

DIE SEINS- und VOLKOMMENHEITSETHIK (Jonas): Sein ist besser als Nicht-Sein und Seinsformen können auf einer Werteskala geordnet werden – das Sein ist steigerbar. STEINVORTH's Kritik: es handelt sich um eine Form der Klassischen Ethik, die von a priori – Setzungen ausgeht und überdies die Seinsformen einer Wertung unterzieht.

Schopenhauers Moralformel

Macht man den Schritt auf die Ebene moralischer Regeln, so bietet sich gerade für den Bereich der Medizin Schopenhauers Moralformel als Bezugspunkt an: *Verletze niemanden, vielmehr hilf soviel du kannst allen.* Dieser Satz umfasst ein Verletzungsverbot als unbedingte Pflicht und ein Hilfegebot als verdienstliche – aber nicht unbedingte – Pflicht.

Die Ausführungen von STEINVORTH (1990) zu diesem Satz beleuchten weitere Aspekte, die für unseren Kontext relevant sind: „Unter Verletzung ist die Behinderung des Willens eines menschlichen Individuums zu verstehen, sofern es nicht selbst den Willen eines anderen Individuums behindert .... Die Bedingung, dass eine Behinderung des Willens nur dann eine Verletzung ist, wenn das im Willen eingeschränkte Individuum nicht selbst den Willen eines anderen Individuums behindern will, impliziert, dass trotz des Gewaltverbots Gewalt legitim und moralisch erlaubt, sogar geboten sein kann, nämlich dann, wenn sie der Verhinderung der Behinderung eines Willens dient. Unterscheidet man solche reaktive Gewalt als sekundäre von unprovozierter Gewalt als primärer, so kann man das Gewaltverbot als *Verbot primärer Gewalt* beschreiben."

Ärztliche und psychiatrische Ethik

Die Prinzipien ärztlicher Ethik werden seit Hippokrates bis heute in ähnlicher Weise formuliert (ROTH 1995): Grundsätzliche Hilfsbereitschaft / Anwendung des Könnens zum Wohle der Menschen / Schutz des menschlichen Lebens / Achtung des Patienten aufgrund seiner menschlichen Würde (Schweigepflicht, Aufklärungspflicht, sittliches Verhalten) / Fortbildungspflicht.

Die Psychiatrie besitzt im Rahmen der Medizin eine Sonderposition, die auch hinsichtlich der ethischen Maximen reflexionsbedürftig ist. Eine differenzierte Diskussion dieser Problematik ist im Rahmen dieses Beitrags nicht möglich; ich beschränke mich daher auf einen zentralen Aspekt, den JERVIS (1978) hervorhebt: der Psychiatrie als gesellschaftlicher Institution werden 2 Aufgaben zugeordnet, die eine beträchtliche Widersprüchlichkeit besitzen: die Psychiatrie ist einerseits eine Versorgungsinstitution mit dem Auftrag der individuellen Hilfe und andererseits eine Institution der gesellschaftlichen Kontrolle, die auch individuelle Repression nicht ausschließt. Aus diesem Umstand ist eine besondere Verantwortlichkeit abzuleiten, die ethische und moralische Reflexion in besonderem Maße erfordert.

Ethische Grundpositionen als Entscheidungshilfe

Ich versuche nun, die oben skizzierten ethischen Grundpositionen zu psychiatrischen Problemstellungen in Beziehung zu setzen.

Wenn der *Utilitarismus* das Glück der Meisten zur moralischen Maxime erhebt, stellt das individuelle Schicksal keinen Entscheidungsparameter dar. Im psychiatrischen Kontext können wir nicht darüber hinwegsehen, dass die Ordnungs- und Vernichtungspsychiatrie des Nationalsozialismus stets das „Volksganze" über die Interessen des Individuums gestellt hat und die Tötung behinderter und psychisch kranker Menschen aus dieser Perspektive legitimiert hat. In unserem konkreten Beispiel wäre die Entscheidung wohl in jene Richtung zu lenken, die die geringeren sozialen Kosten (im übertragenen und im wörtlichen Sinne) verursacht.

Den Prinzipien der *Konsensethik* folgend müsste ein Diskurs aller Beteiligten (z.B. eine Helferkonferenz) unter Teilnahme des Betroffenen eingeleitet werden; jede Maßnahme, die auf der Zustimmung aller beruht, wäre legitim. Dies würde natürlich neben psychiatrischen Handlungsstrategien auch Repressionsmaßnahmen (Beschränkungen der individuellen Freiheit) einschließen, sofern in diesem Diskurs Einsicht des Betroffenen in derartige Maßnahmen erzielt werden kann.

Die *Seins- und Vollkommenheitsethik* stellt das individuelle Sein in den Mittelpunkt und bietet die Voraussetzung für eine individuelle Perspektive der Veränderung: Maß des Handelns ist die Verbesserung des individuellen Seins, dessen konkreter Inhalt jeweils bestimmt werden muss.

Orientierungshilfen der Moral

Auf der Ebene moralischer Regeln kann die *Schopenhauer'sche Moralformel* als Leitlinie dienen: den Willen eines Individuums nicht zu verletzen sondern das Individuum so zu fördern, dass es seinen Willen betätigen kann. Diese Perspektive stellt Zwangsmassnahmen grundsätzlich in Frage. Gleichzeitig ist aber die Legitimität sekundärer Gewalt in Betracht zu ziehen.

Folgende Positionen mit spezifisch psychiatrischen Inhalten können als weitere moralische Orientierungshilfen betrachtet werden:

a) Der italienische Sozialpsychiater Franco Basaglia versteht das „Andersartige" als Teil unserer Gesellschaft und sieht in dieser Sichtweise die Grundlage psychiatrischen Handelns. „Das Problem liegt in der Verinnerlichung des Konzepts, dass das Andersartige ausgegrenzt werden muss, dass es nicht geduldet werden dürfe. Solange dieses Konzept in Geltung ist, wird die Reaktion darauf immer nur repressiv, eindimensional und undialektisch sein..." (BASAGLIA 1980).

b) Wolfgang Jantzen beschreibt *Isolation* – die Störung der Austauschprozesse des Individuums mit seiner Umwelt – als Kernproblem der psychopathologischen Symptombildung. Die Umkehrung dieses Vorganges bedeutet: Überwindung von Isolation ist die Voraussetzung der Reduktion psychopathologischer Symptome (JANTZEN 1979, 1987).

c) Der deutsche Sozialpsychiater Manfred Bauer konkretisiert den Gedanken Basaglias als Inhalt sozialpsychiatrischen Handelns: „Gemeindepsychiatrie ist der Versuch... schwierigen Menschen auf die Dauer eine Bleibe unter uns zu geben" (BAUER 2000).

Die Kinder- und Jugendpsychiatrie unterliegt als praktisch-medizinische Disziplin gesellschaftlich definierten Aufträgen – meist in gesetzliche Bestimmungen gefasst – die ebenfalls der Ebene moralischer Regeln zuzuordnen sind:

- Sie hat zur Realisierung des gesellschaftlichen Schutzbedürfnisses beizutragen (dabei kann die Ausübung reaktiver Gewalt legitim sein).
- Sie hat die Personenrechte von Kindern und Jugendlichen – festgelegt in der UN-Kinderrechtskonvention – zu schützen.
- Sie hat die Aufsichtspflicht gegenüber Minderjährigen auszuüben
- Sie hat ihren fachlichen Behandlungsauftrag – einschließlich der Schaffung von Handlungsspielräumen zur Entwicklungsförderung – zu realisieren.

Die ethisch und moralisch legitimierten Handlungsrichtlinien für die Lösung des praktischen Problems sind unter Berücksichtigung all dieser Gesichtspunkte abzuleiten. Ethik schafft kein Rezeptbuch sondern bietet den Rahmen für Reflexion.

Literatur

BASAGLIA F, BASAGLIA-ONGARO F. Befriedungsverbrechen. Europäische Verlagsanstalt: Frankfurt / M. 1980 (Orig. ital. 1975)

BAUER M.: Der „schwierige" Patient in der Gemeindepsychiatrie. Psychiatr. Praxis 27, 1-5, 2000

DAHL M.: Aussonderung und Vernichtung – Der Umgang mit lebensunwerten Kindern und die Rolle der Kinder- und Jugendpsychiatrie. Praxis Kinderpsychol. Kinderpsychiat. 50, 170 – 91, 2001

JANTZEN W.: Grundriss einer allgemeinen Psychopathologie und Psychotherapie. Pahl-Rugenstein. Köln 1979

JANTZEN W.: Allgemeine Behindertenpädagogik, Bd. 1. Beltz. Weinheim 1987

JERVIS G.: Kritisches Handbuch der Psychiatrie. Syndikat, Frankfurt / M. 1978

JONAS H.: Das Prinzip Verantwortung. Frankfurt / M. 1979

ROTH G.: Juro, Spondeo ac Polliceor. Konstanz und Wandel der ärztlichen Eide und Gelöbnisse. Imago Hominis 1, 9-16, 1995

STEINVORTH U.: Klassische und moderne Ethik. Rowohlt. Reinbek 1990

Spezifische Probleme der Unterbringung Minderjähriger – ein kinder- und jugendpsychiatrischer Beitrag zur Diskussion der UbG-Novelle 2010[1]

Die Quantität des Problems der Unterbringung (Aufnahme ohne Verlangen) von Minderjährigen zeigt in den vergangenen Jahren (Daten 2006 und 2007 s. Tab.) eine leicht steigende Tendenz. Die Zahl von 779 Unterbringungen (gegenüber 3277 Aufnahmen ohne UbG-Kontext) macht 4,5% der Unterbringungen Erwachsener aus. Die Ausgangsbasis im Jahre 2005 betrug 481 Unterbringungen (etwa 15% aller Aufnahmen)

Aufnahmen an KJP-Abteilungen (GÖG / ÖBIG 2008):

Aufnahmen	2006		2007[1]	
	Absolut	Prozent	Absolut	Prozent
Gesamt	3.346		4.109	
AoV	756	22,6	779	19,0
AaV	38	1,1	52	1,3
Ainf	2.552	76,3	3.277	79,8

AoV = Aufnahme ohne Verlangen, AaV = Aufnahme auf Verlangen, Ainf = informelle Aufnahme
[1] Angaben ohne Christian-Doppler-Klinik Salzburg, Daten zur KJP ausschließlich für 2006
Quelle: GÖG/ÖBIG-eigene Erhebung und Berechnungen

Die Diskussion bezieht sich also auf ein quantitativ relativ geringes Problem, dessen Bedeutung aus anderen Zusammenhängen abzuleiten ist. Einerseits gibt es – anders als im Erwachsenenalter – Überschneidungen mit der Zuständigkeit anderer Institutionen und andererseits ist bei der Unterbringung Minderjähriger wegen der spezifischen psychischen Dynamik dieser Altersphase mit besonderer Vorsicht vorzugehen.

Auch wenn die öffentliche Diskussion den Eindruck aufkommen läßt, dass es sich um eine brandaktuelle Problematik handelt, täuscht dieses Bild. In Wien wird in interdisziplinären Arbeitsgruppen zwischen Jugendwohlfahrt und Jugendpsychiatrie seit den 1980-er Jahren immer wieder und mit wechselnder Intensität an diesem Problem gearbeitet und es wurden verschiedene, für den jeweiligen Zeitraum nützliche Lösungsansätze entwickelt. Stets ging es um eine Zahl von 15 – 20 Jugendlichen, die – aufgrund unterschiedlicher aber schwerwiegender - Probleme ihres Verhaltens komplexe Strategien der Hilfe und Unterstützung erforderlich machten. Zu diesen Ansätzen gehörten auch die Konzepte, die von einer interdisziplinären Kommission zum Problem „Schulverweigerung" entwickelt wurden (Zwischenbericht Sept. 1983): „Es

---

1   Quelle: Interdisziplin. Zeitschr. f. Familienrecht 5. Jg., Spezial Juli 2010, 18-20, 20

geht um verstärkte Zusammenarbeit der beteiligten Institutionen, um die Einbeziehung ungewöhnlicher therapeutischer Maßnahmen, da die herkömmlichen vielfach scheitern und um ausgedehnte prophylaktische Überlegungen.... Das Ursachenfeld der Schulverweigerung ist sehr komplex, intrafamiliären Lebensbedingungen und schulischen Bedingungen kommt wesentliche Bedeutung zu; dementsprechend können Hilfsmaßnahmen nur in enger, regional betonter Kooperation zwischen den drei Institutionen effektiv werden." Noch bevor die Kommission erste Maßnahmen ihrer Zielsetzung in die Öffentlichkeit tragen konnte, wurden Gegenpositionen formuliert: In einem Schreiben von ca. 20 LehrerInnen wurde im April 1983 gefordert, „besonders schwierige, weil bedrohend wirkende Kinder sofort in entsprechende Sondererziehungsanstalten zu überstellen".(Berger 2005).

Schon in den 1940-er Jahren - der Zeit des Nationalsozialismus in Österreich – wurden „Lösungen" dieses Problems entwickelt: Im Herbst 1940 wurde ...ein spezielles Sanktionsmittel, der „Jugendarrest", eingeführt . ... ein „Zuchtmittel" und keine Strafe... Verhängt ... nicht nur durch die Jugendrichter, sondern auch durch die Polizei und andere Institutionen. ...zwei Formen (standen) zur Auswahl, den „Wochenendkarzer" und der höchstens bis zu vier Wochen lange „Dauerarrest". .... Der „Jugendarrest" diente auch dazu, um Übertretungen der „Polizeiverordnung" zu ahnden; vor allem aber sollte er bei Vergehen gegen die „Arbeitsdisziplin" eingesetzt werden... In Wien rechneten der Oberlandesgerichtspräsident und der Generalstaatsanwalt „mit einer ständigen Belegung von etwa 80 Jugendlichen" (Tantner 1993). Ein weiteres Instrument der „Problemlösung" waren die Jugendschutzlager. Der erste Erlass bezüglich „Jugendschutzlager" wurde am 26. Juni 1940 vom Reichssicherheitshauptamt (RSHA) herausgegeben: „In Kürze wird mit der Unterbringung Minderjähriger in polizeiliche Jugendschutzlager begonnen werden können. In Frage kommen zunächst männliche Minderjährige, für die trotz ihres kriminellen oder asozialen Verhaltens Fürsorgeerziehung wegen Aussichtslosigkeit oder Überschreitung der Altersgrenze nicht angeordnet oder aufrecht erhalten werden kann." Diese Jugendschutzlager – Uckermark für Mädchen, Moringen für Jungen - waren Teil der Administration der NS-Konzentrationslager. ÖsterreicherInnen waren in beiden Lagern überrepräsentiert (FRITZ 2007).

Die Rückkehr in die jüngere Vergangenheit führt in das Jahr 1998. Damals war ein Teil der Richtertagung in Kitzbühel diesem Thema gewidmet. In meiner Präsentation zum Thema „Spezifische Probleme der Unterbringung Minderjähriger" formulierte ich folgende Zusammenfassung:

- Die klinische Praxis der Kinder- und Jugendpsychiatrie zeigt häufig Situationen von Selbst- u. Fremdgefährdung
- Die Entscheidungssituationen im Dreieck Eltern / Jugendamt / Klinik sind oft unklar
- Der Nutzen der UbG-Anwendung ist oft fraglich
- Eine extensive Ausschöpfung der Alternativen zur Unterbringung in Kooperation mit den Jugendwohlfahrtseinrichtungen ist notwendig.

Im selben Jahr wurden einige der Spezifika der Anwendung des UbG bei Minderjährigen in einem ministeriellen Erlaß des BM f. Arbeit, Gesundheit und Soziales 1998 geregelt:

Im Gegensatz zu volljährigen Personen bedeutet bei Minderjährigen die Anwendbarkeit des UbG auf eine Einrichtung oder Abteilung nach dem Vorgesagten jedoch nicht zwangsläufig, dass jede Einschränkung der Bewegungsfreiheit notwendigerweise eine Unterbringung im Sinne des § 2 UbG darstellt. Immer dann, wenn die bezüglich des einzelnen betroffenen Kindes auferlegten Beschränkungen nach Art und Ausmaß nicht weiter gehen, als es die Ausübung elterlicher Obsorge (§§ 146 bis 146b ABGB) üblicherweise erfordert, wird man nicht von einem Eingriff in die persönliche Freiheit (einer „Anhaltung" oder „Festnahme" im Sinne des Bundesverfassungsgesetzes zum Schutz der persönlichen Freiheit, BGBl. Nr. 684/1988) sprechen können. Unterscheidet sich mit anderen Worten eine von der Zustimmung der mit der Obsorge betrauten Person getragene Behandlung und Betreuung Minderjähriger nicht grundsätzlich von der, die in anderen Krankenhausabteilungen unter Bedachtnahme insbesondere auf das Alter und den Reifegrad der Minderjährigen notwendig und üblich ist, wird eine Unterbringung nicht vorliegen.... Vielmehr handelt es sich - wenn diese nicht präzise formulierbare, altersabhängige Schwelle nicht überschritten wird - um eine von den im Rahmen der Obsorge mit Pflege und Erziehung betrauten Personen vorgenommene, der Einrichtung oder Abteilung zur Durchführung übertragene Aufenthaltsbestimmung, wie sie etwa auch durch das Verschließen der Türen eines Kindergartens oder der Beaufsichtigung im Rahmen von Schulveranstaltungen verwirklicht wird.... Zu beachten ist allerdings, dass - schon nach den Vorschriften des Krankenanstaltengesetzes – im gegebenen Zusammenhang nur anstaltsbedürftige psychisch Kranke aufgenommen werden dürfen, eine Aufnahme zur bloßen Unterstützung elterlicher Erziehungsziele oder allein zu Zwecken des Jugendschutzes ist daher nicht zulässig (Kopetzki, Unterbringungsrecht, 1995, Band II, Seite 467f) (BMAGS 1998).

Freiheitsbeschränkungen Minderjähriger bewegen sich also stets auch in der Grenzzone pädagogischen Handelns. Dies impliziert, dass sowohl im Einzelfall als auch bei grundsätzlichen Regelungen stets die Frage gestellt werden muß, ob die Freiheitsbeschränkung unter Anwendung des UbG nicht primär oder gar ausschließlich pädagogischen Zielen dient. Genau auf diesen Punkt zielt die Argumentation der Österreichischen Gesellschaft für Kinder- und Jugendpsychiatrie in der Diskussion um die UbG-Novelle 2010:

Der Entwurf zur Ub-HeimAuf-Nov 2010 enthielt unter Pkt. 4. (vorerst nicht verwirklichte Überlegungen) den Vorschlag zur Modifikation des Gefährdungsbegriffs für Minderjährige in einem neuen Absatz zu § 3 UbG:

„Bei Minderjährigen ist auch eine ernste und erhebliche Gefährdung der weiteren gedeihlichen Entwicklung der Persönlichkeit als ernste und erhebliche Gefährdung der Gesundheit im Sinne des Abs. 1 anzusehen."

In der Stellungnahme der ÖGKJP wurde u.a. ausgeführt: Ein in diesem Bereich bestehender legistischer Handlungsbedarf kann nur unter Einbeziehung des Jugendhilfegesetzes (dzt. Jugendwohlfahrtsgesetz) realisiert werden, da die Unterstützung der Persönlichkeitsentwicklung primär in den Aufgabenbereich der Pädagogik (Sozialpädagogik) fällt.

Darüber hinaus werden in der Stellungnahme grundsätzliche Überlegungen angeführt: Die Formulierung „Gefährdung d. gedeihlichen Persönlichkeitsentwicklung" ist als Begründung freiheitsbeschränkender Maßnahme zu unbestimmt, da sie einerseits auf einer normativen Wertung beruht, andererseits eine langfristige Prognose einschließt, die fachlich nicht einlösbar ist. Damit widerspricht diese Formulierung dem „Geist" des UbG, die Restriktionen der Freiheitsrechte des Patienten durch den Arzt restriktiv, transparent und kontrollierbar zu regeln.

Abschließend ist also festzuhalten, dass unter den „schwierigen" Kindern und Jugendlichen manche auch psychisch krank sind und andere nicht. So selbstverständlich diese Aussage auch klingen mag, so schwierig ist die Unterscheidung in der Praxis oft zu treffen. Einerseits deshalb, weil die verwendeten Begriffe im alltäglichen Sprachgebrauch und in der Vorstellung der Beteiligten nicht eindeutig sind. Wann Jugendliche als „schwierig" eingeschätzt werden, hängt von persönlichen Einstellungen und professioneller Kompetenz aber auch von gesellschaftlichen Normen und Erwartungen ab. Auch die Verfügbarkeit von Ressourcen in pädagogischen Einrichtungen ist ein maßgebender Faktor. Andererseits lassen auch die Begriffsinhalte der psychiatrischen Krankheitslehre keine scharfen Grenzziehungen zu. Somit müssen wir uns von der Vorstellung verabschieden, die „Zuständigkeit" mit eindeutigen Grenzziehungen definieren zu können. Die Arbeit mit „schwierigen" Kindern und Jugendlichen ist und bleibt eine typische Nahtstelle zwischen verschiedenen Disziplinen. Eine detaillierte Darstellung dieses Problemfeldes haben wir an anderer Stelle vorgelegt (Berger, Spiel 2010)

Adäquate Hilfestellung für Kinder und Jugendliche mit psychischen Störungen und Krankheiten ist nur dann möglich, wenn in der Bevölkerung und in verschiedenen gesellschaftlichen Institutionen Einstellungen und Haltungen vorhanden sind, die eine – auch heute noch existierende - Diskriminierung der Betroffenen vermeiden. Ebenso wichtig sind qualitativ hochwertige professionelle Angebote verschiedener Fachbereiche. Die Kinder- und Jugendpsychiatrie hat stets ihre Mitverantwortung für diese Betreuungsaufgaben betont und wahrgenommen, ebenso aber die alleinige Zuständigkeit abgelehnt: Es kann keine alleinige Zuständigkeit der KJP für die gesellschaftliche Reglementierung abweichenden Verhaltens junger Menschen geben. Die KJP kann ihren Beitrag zu den Hilfs-, Betreuungs- und Behandlungsangeboten für Kinder und Jugendliche mit psychischen Störungen (Krankheiten) nur in Kooperation mit anderen Disziplinen (Psychotherapie, Sozialpädagogik etc.) leisten, bedarf dafür aber eigenständiger Strukturen, die seit der Etablierung des Sonderfaches „Kinder- und Jugendpsychiatrie" im Jahre 2007 nur zögerlich geschaffen werden (Berger et al. 2006).

Literatur

BERGER E.: Von der Schulverweigererkommission zur Psychosozialen Kommission – Interdisziplinäre Kooperation zum Wohle der Wiener Schulkinder. In: TUSCHEL G., FELSLEITNER R. (Hrsg.): Miteinander – Integrative Modelle im Wiener Schulwesen. Echomedia Verlag. Wien 2005

BERGER E., AICHHORN W., FRIEDRICH M.H., FIALA-PREINSPERGER S., LEIXNERING W., MANGOLD B., SPIEL G., THUN-HOHENSTEIN L.: Kinder- und jugendpsychiatrische Versorgung in Österreich. Neuropsychiatrie 20, 86-90, 2006

BERGER E., SPIEL G.: Freiheitsentziehende Maßnahmen. In: KERBL R, THUN-HOHEN-STEIN L., DAMM L., WALDHAUSER F.(Hrsg.) „Kind und Recht" (3.Jahrestagung Politische Kindermedizin), pp 93-102, Springer Verlag, Wien New York, 2010

Bundesministerium für Arbeit, Gesundheit und Soziales GZ: *22.331/18-VIII/D/S/98*

FRITZ R.: Die ‚Jugendschutzlager' Uckermark und Moringen im System nationalsozialistischer Jugendfürsorge. In: BERGER E. (Hrsg.): Verfolgte Kindheit. Böhlau, Wien 2007

TANTNER A.: Schlurfs – Annäherungen an einen subkulturellen Stil Wiener Arbeiterjugendlicher. Diplomarbeit, Univ. Wien 1993 http://tantner.net/publikationen/Tantner_Schlurfs_Diplomarbeit1993.pdf

Was brauchen Kinder: Psychotherapie, soziale Therapie oder was sonst?[1]

Mein Beitrag behandelt das Thema aus der Warte Kinder- und Jugendpsychiatrie, in der die Psychotherapie eine zentrale Arbeitsmethode darstellt. Die Teilaspekte die ich ihnen präsentieren möchte sind: epidemiologische Aspekte sowie sozialmedizinische Überlegungen, die ich auf die Folgen des neoliberalen Wandels in unserer Gesellschaft beziehen werde.

Üblicherweise wird aufgrund epidemiologischer Studien von einer Quantität zwischen 10 und 30 % von psychischen Auffälligkeiten unter Kindern und Jugendlichen ausgegangen. Die weite Streuung ergibt sich aus der Unschärfe des Begriffs Auffälligkeit und der jeweils gewählten Operationalisierung. Wenn man den Begriff „Auffälligkeit" konkretisiert und von psychischen Störungen spricht, ist von mindestens 7 % der Kinder und Jugendlichen auszugehen. Die Inanspruchnahme von Angeboten der Hilfe, die mit steigender geografischer Entfernung abnimmt, liegt ungefähr bei der Hälfte - bei 3 bis 4 %. Eine weitere Abnahme auf etwa 1,5 % findet man beim Übergang zur stationären Behandlung, deren Häufigkeit und Dauer mit der geografischen Entfernung zunimmt. Beim Aufbau einer guten ambulanten Versorgung finden wir zwar kurzfristig höhere stationäre Einweisungsraten, langfristig aber eine Reduktion und eine kürzere Aufenthaltsdauer im stationären Bereich (Remschmidt H, Walter R 1989).

Eine langfristige epidemiologische Perspektive - ich stütze mich auf eine Metaanalyse wissenschaftlicher Publikationen im deutschsprachigen Raum von Schulte - Markwort und KollegInnen - zeigt, dass es in den letzten 50 Jahren keine Zu- oder Abnahme psychischer Auffälligkeiten von Kindern und Jugendlichen gibt (Barkmann C, Schulte-Markwort M 2004). Innerhalb des Spektrums psychischer Störungen gab es in dieser Zeit allerdings Verschiebungen, auf die Herr Keupp schon hingewiesen hat. Die Vorstellung, die von den Medien häufig vermittelt wird, dass wir mit einer Welle der Zunahme psychischer Schwierigkeiten im Kindes- und Jugendalter konfrontiert sind, bildet sich in den einschlägigen Studien bis zum Jahre 2000 nicht ab.

Ich versuche nun, diese Daten auf Österreich zu beziehen und daraus eine Schätzung des Bedarfs an Psychotherapie für Kinder und Jugendliche abzuleiten: die österreichische Bevölkerung zwischen 0 und 19 Jahren umfasst etwa 1,8 Millionen, sodass etwa 119.000 Individuen mit psychischen Störrungen in dieser Altersgruppe zu erwarten sind. In Wien gibt es ungefähr 330.000 Kinder und Jugendliche und somit etwa 23.000 Fälle von psychischen Störungen woraus eine Inanspruchnahme von etwa 11.500 Fällen abzuleiten wäre. Weitere Überlegungen zur Konzeption eines Versorgungssystems könnten folgendermaßen aussehen: In der Kinder- und Jugendpsychiatrie gilt heute der fachliche Standard, dass jede psychische Störung bei Kindern und Jugendlichen auch der Psychotherapie bedarf, wenngleich die Alltagsrealität diesen

---

1   Quelle: BERGER E: Was brauchen Kinder: Psychotherapie, soziale Therapie oder was sonst? In G. STEMBERGER (Hrsg.): Psychotherapie zwischen gesellschaftlicher Anpassung und Emanzipation (S 27-33). Arbeiterkammer, Wien 2009

Anspruch nicht immer einlöst. Ich gehe nun von der relativ willkürlichen Annahme einer fiktiven Durchschnittsfrequenz von einer Therapiestunde pro Monat aus und errechne einen Bedarf für Wien von 23.000 Stunden pro Monat oder 276.000 Psychotherapiestunden pro Jahr bzw. eine Inanspruchnahme von ca. 11.500 Stunden pro Monat. Legen wir der Schätzung eine Therapiefrequenz von durchschnittlich 2 Stunden pro Monat zugrunde so verdoppelt sich die Inanspruchnahme auf 23.ooo Stunden pro Monat. Angesichts solcher Zahlen müssen weitere Überlegungen zur Struktur psychotherapeutischer Versorgung angestellt werden. Vermutlich wird die Zahl von Psychotherapieplätzen im engeren Sinne nie ausreichen, um diesen Bedarf alleine zu decken, sodass über die Optimierung des Einsatzes von Fachkompetenz in der Kooperation verschiedener Berufsgruppen nachzudenken ist. Ähnliche Überlegungen wurden bereits vor mehr als 20 Jahren für die kinderpsychiatrische Versorgung formuliert (Rae-Grant Q 1986). Soviel zu den Fragen von Epidemiologie und Quantität des Problems.

Ich wende mich nun der Frage zu, welche Wissenschaft uns Antworten über die Zusammenhänge zwischen gesellschaftlichen Bedingungen und Gesundheit im Allgemeinen geben kann. Die Sozialmedizin formulierte schon seit der Mitte des vergangen Jahrhunderts und insbesondere in den 1970er Jahren Zusammenhänge, die zeigten, dass soziale Schichtzugehörigkeit und Gesundheit eng miteinander verknüpfte sind. Daten. In den Forschungsergebnissen dieser Periode fehlte aber noch ein Glied der Erklärungskette, nämlich die Antwort auf den Zusammenhang zwischen makrosozialen und individuellen Bedingungen. Neuere Ergebnisse der Sozialmedizin etwa aus den späteren 1980er Jahren in Großbritannien zeigen nun, dass ein Element als entscheidender Faktor zu definieren ist, das lange Jahre nicht erkannt wurde: die "Relative Armut". Überraschend bei diesen Studien war, dass Veränderungen der gesellschaftlichen Situation, die zu einem Anstieg der relativen Armut führen, mit geringen Zeitverzögerungen Auswirkungen auf viele Gesundheitsdaten haben. Der Begriff „Relative Armut" bezeichnet das Auseinanderklaffen zwischen Arm und Reich innerhalb einer Gesellschaft. Seine Bedeutung liegt darin, den Blick über das Problem der „Armut" hinaus zu erweitern. Lange Zeit wurde angenommen, der Zusammenhang zwischen Armut und Krankheit betrifft vor allem die Länder der Dritten Welt. Das Konzept der „relativen Armut" zeigt, dass dieses Problem auch für relativ reiche Gesellschaften relevant ist: die Zunahme sozialer Ungleichheiten innerhalb einer Gesellschaft hat deutliche Auswirkungen auf die Gesundheit der gesamten Bevölkerung. Der Messparameter der relative Armut ist der Gini-Koeffizient, benannt nach einem Italienischem Forscher (Gini 1912). Betrachten wir die wir anhand dieses Parameters die globale Verteilung von Einkommensdifferenzen (Wikimedia-Projekt 2005), so finden wir Länder mit geringen Einkommensdifferenzen und niedrigem Gini-Koeffizieneten und andere – auch reiche – Länder, deren Gini-Koeffizient gegen 1 geht, was eine große Einkommensdifferenz anzeigt. Österreich zeigt auf dieser Karte einen niedrigen Gini-Koeffizienten – Ausdruck geringer sozialer Ungleichheit. Der Durchschnitt der (damals noch) EU-15 liegt bei 0,28, der Wert für Deutschland bei 0,25 und für Österreich mit 0,24 knapp über Dänemark. Wir haben also in Österreich bis 2004 keine großen Einkommensunterschiede. Allerdings zeigen die aktuellen wirtschafts- und sozialpolitischen Daten, dass diese Differenzen auch in unserem Land kontinuierlich anwachsen.

Und nun zum Zusammenhang mit Gesundheit und Krankheit. „Länder, in denen die Einkommensunterschiede zwischen Reich und Arm groß sind, weisen tendenziell einen schlechteren Gesundheitszustand auf. Die egalitärsten Länder weisen den besten Gesundheitszustand auf und nicht die reichsten Industriestaaten." (Wilkinson 2001, S 133). Man kann diese Fakten anhand somatischer Kriterien wie Kindersterblichkeit, Sterberaten insgesamt, aber auch der subjektiven Befindlichkeit nach verfolgen. Relative Armut bedeutet also soziale Ungleichheit und diese führt zu Gesundheitsdifferenzen innerhalb reicher Gesellschaften. Aus dieser Erkenntnis sind nun weitere Fragen abzuleiten: Gibt es gesellschaftspolitische Veränderungen, die in diese Richtung wirksam sind? Ist die psychische Gesundheit davon betroffen? Die Daten dazu sind noch nicht allzu zahlreich, da dieser Ansatz erst in den 1980er Jahren entstanden ist. Aber es gibt erste Antworten auf diese Fragen. Das erste Beispiel, ist das Beispiel Englands, von wo diese Forschung ja auch ihren Ausgang genommen hat. Ab Mitte der 80er Jahre kam es unter der Thatcher-Regierung zu einem sehr raschen Anstieg der Einkommensunterschiede und parallel dazu, fast unmittelbar zeitgleich, verschlechterten sich die Trends der nationalen Sterbedaten aller Altersgruppen. Diese Ergebnisse sind in verschiedenen Detailstudien bestätigt worden. Der politische historische Kontext ist ihnen vermutlich noch geläufig. Margret Thatcher hat in ihrer Regierungszeit den ergebnislosen Abbruch des Bergarbeiterstreikes erzwungen, dessen hohe Kosten die Gewerkschaftsbewegung damals an den Rand des Ruins gebracht haben. Sie hat ihre zweite Wahl 1985 damals auf dem Hintergrund des Falklandkrieges gewonnen, ungeachtet der Tatsache, dass ihre Regierungspolitik schon zu einer massiven sozialen Verschlechterung geführt hat. Überraschend in diesen Studien war, wie deutlich und wie rapide die Konsequenzen auftraten. 1985 begann die deutliche Steigerung der Einkommensunterschiede und im selben Jahr findet man auch einen Bruch der bis dahin kontinuierlich sinkenden Sterbedaten über alle Altersgruppen hinweg – die der Erwachsenen, der Kinder und auch der Säuglingssterblichkeit (Wilkinson 2001). Ähnliche Studien wurden dann über die sozialen Veränderungen in Osteuropa angefertigt. Der Gini-Koeffizient 1989/2001 verglichen für Tschechien, Ungarn, Polen, Russland zeigt zwischen 1989 und 2001 in all diesen Ländern, dass ein Anstieg der Einkommensungleichheit stattgefunden hat. Wenn man das jetzt wiederum korelliert mit der Lebenserwartung, errechnet für die Altersgruppe der 15-Jährigen, sieht man, dass, in diesem Zeitraum des gesellschaftlichen Wandels in Ost- und Zentraleuropa und in den Ländern der ehemaligen Sowjetunion ein deutlicher Bruch der Lebenserwartung und ein Abkoppeln von den sonstigen Trends der Lebenserwartung feststellbar war (Marmot, Bobak 2005) Die Zusammenfassung und Schlussfolgerungen der Autoren lauten: die gesellschaftliche Transformation hatte eine große Auswirkung auf das Leben und die Gesundheit der Menschen, wenngleich die Mechanismen im Detail noch nicht an allen Punkten nachvollziehbar sind. Somit wurden in sehr unterschiedlichen geographischen und historischen Situationen Belege für diese Zusammenhänge beigebracht. Um sie für Österreich zu belegen stehen uns zu wenig sozialmedizinische Daten zur Verfügung. Auch für die Beantwortung der Frage, ob der neoliberale Wandel auch belegbare Konsequenzen für Kinder und Jugendliche hat (Berger 2005), müssen wir uns auf Daten aus Großbritannien stützen (Wilkinson 2001): 1979 bis 1991 findet man in Großbritannien eine Verdreifachung der Zahl der Kinder aus Familien, deren Einkommen unter der relativen Einkommensarmutsgrenze gelegen ist. Eine Zunahme der relativen Armut bei Familien mit Kindern erfolgt rascher. Bei Ein-Elternfamilien lag der Anteil der relativen Armut lag 1979 bei 28 %, 1991 bei 74 % (zum Vergleich: Schweden 2 %, OECD-Durchschnitt 21 %, USA 54 %). Ein-Elternschaft - dazu gibt es Studien aus England im Vergleich mit Japan und Schweden – hat in egalitären Gesellschaften keine relevanten gesundheitsschädigenden Folgen; hingegen ist die Kombination von Ein-Elternschaft und relativer Armut eindeutig pathogen. Nun zu den Konsequenzen für die psychische Gesundheit: es besteht traditionell ein deutliches soziales Gefälle bei psychischen Problemen von Kindern, das beispielsweise bei den beiden Diagnosen Hyperaktivität und Angst deutlich ausgeprägt ist. Beginnend mit dem „magischen Jahr" 1985 ist ein deutlicher Rückgang der Leseleistungen der SchülerInnen.in landesweiten Lesetests festzustellen. Auch die Leistungen im Rechnen sind zu diesem Zeitpunkt abgefallen. Es gibt in diesem Zeitraum einen raschen Anstieg der Schulverweise wegen Disziplinproblemen und eine Zunahme der Gewaltkriminalität ab 1987 unter Jugendlichen mit der ergänzenden Aussage, dass die relevanten Risikofaktoren psychosoziale Belastungen der Familien sind. Das gleiche Bild gilt für Drogendelikte. Diese Daten verschiedener Autoren finden sich bei Wilkinson (2001).

Wenn wir nach Möglichkeiten suchen, auf derartige Entwicklungen sinnvoll zu reagieren, so müssen wir Antworten auf diese Zusammenhänge auf zwei Ebenen suchen. Einmal gesellschaftspolitische Antworten. Es geht darum für adäquate Lebensbedingungen von Kindern und Jugendlichen einzutreten, die beispielsweise durch ein allgemeines Grundeinkommen sichergestellt werden könnten. Dieser Begriff ist der in der aktuellen politischen Diskussion durch den Begriff der Mindestsicherung abgelöst worden. Ich halte es für wichtig, darauf hinzuweisen, dass es sich um zwei sehr unterschiedliche Dinge handelt. Das Grundeinkommen hat einen völlig anderen sozialpolitischen Status als die heute diskutierte Mindestsicherung. Es geht aber nicht nur um adäquate materielle Lebensbedingungen, sondern auch um adäquate psychosoziale Lebensbedingungen. Es geht um gesellschaftliche Bedingungen und Strukturen, die ein spannungsarmes Zusammenleben in unserer Gesellschaft möglich machen Es geht um „Solidarität" gegenüber dem neoliberalen Konkurrenzdenken. Es geht in der zweiten Ebene um solidarische Sicherungsstrukturen, die beispielsweise eine zentrale Forderung des Volksbegehrens „Sozialstaat Österreich" im Jahre 2002 waren. Es geht um den Rechtsanspruch auf Hilfe. Es geht aber auch um Kinderrechte, um die Diskussion, die Kinderrechtskonvention in der Verfassung zu verankern. Die Kinderrechtskonvention enthält das Recht auf psychische Gesundheit und Unterstützung bei Hilfsbedarf. Neben der gesellschaftspolitischen Ebene geht es aber natürlich auch darum psychosoziale Antworten zu formulieren. Dort geht es darum breite Paletten von Hilfsangeboten zu schaffen. Die Kriterien, die hier realisiert sein müssen, sind möglichst niedrige soziale Hürden und inhaltliche Qualität für solche Hilfsangebote. Die Kooperation zwischen den verschiedenen Disziplinen in Netzwerken sollte an die Stelle berufsspezifischer Abgrenzungen treten. Schnittstellen sollten durch Nahtstellen ersetzt werden. Inhaltlich geht es um die Realisierung des Konzeptes "Hilfe zur Selbsthilfe". Wichtige Leitbegriffe der aktuellen Diskussion sind Kindergesundheit und ressourcenorientierte Jugendwohlfahrt. Und selbstverständlich geht es bei der Suche nach psychosozialen Antworten auch um die Angebote von Psychotherapie und um die Frage, welchen Beitrag Psychotherapie im dargestellten Kontext leisten kann.

Natürlich darf die kritische Warnung von Robert Castel nicht übersehen werden. Er hat Kritik geübt an der gesellschaftlich affirmativen Funktion von Psychoanalyse, die am sozialen Konsens mitgewirkt und die Aufrechterhaltung der Arbeitskraft ins Zentrum gestellt hat (Castel 1976) . Auch wenn ich mich jetzt nicht weiter mit der Frage beschäftige, ob Castels Kritik an der Psychoanalyse richtig war, ist es natürlich berechtigt, diese Fragen – auch heute - an die Psychotherapie insgesamt zu stellen.

Auf dem Hintergrund dieser Überlegungen komme ich nun zur Frage nach den Strukturen der Psychotherapie für Kinder und Jugendliche.

Ich greife nochmals den früher formulierten Gedanken nach dem quantitativen Bedarf nach Psychotherapie für Kinder und Jugendliche auf und erinnere an die Feststellung, dass dieser Bedarf deutlich größer ist als die Möglichkeit seiner Deckung durch Psychotherapeutinnen im engeren Sinne. Ich habe auf die Notwendigkeit hingewiesen, den Einsatz kinderpsychotherapeutischer Kompetenz zu optimieren. Die daraus abzuleitenden Arbeitskonzepte können mit den Begriffen Sozialpsychiatrie und Sozialtherapie umschrieben werden. Ich stütze mich bei der Begriffswahl „Sozialtherapie" auf Rolf Schwendter (2000), der mit diesem Begriff eine Integration von Handlungskonzepten aus Sozialarbeit, Sozialpädagogik und den therapeutischen Richtungen der Psychologie, Psychiatrie und Psychotherapie meint. Ein brauchbares Arbeitskonzept muss sich auf all diese Elemente stützen. Neben diesen Aspekten der Kooperation sind Aspekte der inneren Differenzierung zu beachten. Wir haben in einer ExpertInnengruppe der Österreichischen Gesellschaft für Kinder- und Jugendpsychiatrie im Jahr 2000 in Wien versucht, den allgemeinen Begriff Psychotherapiebedarf für Kinder und Jugendliche nach verschiedenen Aspekten zu differenzieren und folgende Teilaspekte herausgearbeitet: Klinische Diagnostik und Indikationsstellung zur Psychotherapie; therapeutische Umfeldarbeit inklusive psychotherapeutischer Pädagogik; Management im sozialen Umfeld. Psychotherapie im engeren Sinne umfasst Therapieformen, die ihren Fokus der Aktualproblematik haben - Traumatherapie zum Beispiel - ebenso wie die langfristige Psychotherapie.

Abschließend einige kurze Anmerkungen, welche Strategien zur Umsetzung dieser Überlegungen zur Verfügung stehen. Ich beziehe mich hier nur auf jene Traditionen, die aus dem psychoanalytischen Bereich kommen, da mir die anderen Therapierichtungen mit ihren weiteren Entwicklungen zu wenig geläufig sind. Die Tradition der psychoanalytischen Psychagogik hat ihre Wurzeln in Wien. Aus dieser Tradition hat sich viel später das Modell der PsychagogInnen, die im Schulbereich tätig sind, entwickelt. Ein anderes Konzept ist das der psychoanalytischen Sozialarbeit. Auch das Modell der sozialtherapeutischen Wohnplätze ist in diesem Zusammenhang von Psychotherapie und Pädagogik zu erwähnen.

Die psychoanalytische Pädagogik ist unter anderen mit den Namen von die von Fritz Redl und Rudi Ekstein verknüpft. In dieser Traditionen wurde immer auch die Ebene der gesellschaftlichen Veränderungen mitgedacht. In einem Rundbrief der Roten Falken vom Mai 1937 beispielsweise hat Rudi Ekstein über „Sozialpolitik und

Faschismus" geschrieben. Ein Zitat Eksteins soll seine Haltung zum Verhältnis zwischen Psychotherapie und Pädagogik deutlich machen: „Many of the teachers who become interested in analysis ask for help with their deviant problems ... The ask of the educator is not to resolve unconscious conflicts, not to cure the symptom of the deviant child, but rather to utilize analytic insights toward the teaching process" (Ekstein, Motto 1964). Auf diesem Hintergrund ist mit persönlicher Unterstützung von Rudi Ekstein das Wiener Modell der Psychagogik von Max Friedrich etabliert worden.

Die psychoanalytische Sozialarbeit geht auf Ernst Federn zurück. In dem Buch "Helfen statt Heilen" wird über ein solches Modell berichtet, das in Berlin etabliert wurde. Stephan Becker schreibt dazu: "Psychoanalytische Sozialarbeit stellt in diesem Licht den Versuch dar, in erster Linie die Behandlung der so genannten Nichtbehandelbaren zu ermöglichen. Helfen bedeutet hier keine stützende Psychotherapie die einen leidenden Menschen von der Verantwortung für sich selbst entlastet, sondern die Einrichtung von Beziehungsangeboten und Angeboten der Hilfe, über die ein hilfsbedürftig gewordener Mensch sich selbst näher kommt und Kräfte sich selbst zu helfen an seinem sozialen Ort auffindet. Möglichst unabhängig von dauernden professionellen Hilfsangeboten." (Becker 1995, S17). Ich halte diese Formulierung für einen brauchbaren Orientierungsansatz für die Zusammenarbeit von Sozialarbeit und Psychotherapie.

Abschließend ein kurzer Blick auf ein sozialpädagogisches Modell, das Wiener Modell der sozialtherapeutischen Wohnplätze (Berger et al. 2004). Der Grundgedanke war, dass sozialpädagogische Wohngemeinschaften durch zusätzliche Ressourcen die Betreuung schwieriger Klienten (Bauer 2000) übernehmen können. Dem Modell lagen Strukturkriterien zugrunde, in denen die Verfügbarkeit von PsychotherapeutInnen als Teil eines interdisziplinären Teams neben der Kooperation mit der Kinderpsychiatrie und dem Zugang zur Supervision festgeschrieben waren. Die Auswertung der Häufigkeit realisierter Betreuungsmaßnahmen zeigte, dass neben verschiedenen pädagogischen Maßnahmen wie Einzelbetreuung und intensiver Umfeldarbeit an vierter Stelle der Häufigkeit Psychotherapie realisiert wurde. Die psychotherapeutischen Angebote sind hier in ein pädagogisches Modell integriert.

Jene PatientInnen, die im psychosozialen Versorgungssystem und auch in der Psychotherapie als ProblempatientInnen wahrgenommen werden, hat Manfred Bauer mit dem Begriff „der schwierige Patient" bezeichnet und festgestellt, dass diese Patienten zwar nicht im Lehrbuch beschrieben werden, aber in der Wirklichkeit vorhanden sind. Diese PatientInnen stellen die psychosozialen Systeme oft vor große Herausforderungen, sind ungeliebte PatientInnen und werden oft abgelehnt. Bauer stellt dem gegenüber fest: „Gemeindepsychiatrie ist der Versuch, schwierigen Menschen auf die Dauer eine Bleibe unter uns zu geben. Das ist schwierig und alle Beteiligten brauchen einen langen Atem" (Bauer 2000). Oft ist der Beitrag von Psychotherapie in diesem Kontext ganz entscheidend. Franco Basaglia, der große italienische Sozialpsychiater, hat festgestellt, dass „das Andersartige" Teil des gesellschaftlichen Lebens ist und dass es die Aufgabe der PsychiaterInnen und PsychotherapeutInnen ist, das zu vermitteln. Basaglia hat seine Aussage noch zugespitzt und davor gewarnt, dass

Intellektuelle, die diese Aufgabe nicht übernehmen zu „Befriedungsverbrechern" werden können. Das gilt auch für den Sektor der Psychotherapie. Er hat uns aufgefordert, im eigenen Bereich die Methoden der Ausübung von Gewalt und Macht aufzudecken und sich klar zu werden über die Gefahr der Rolle des Zustimmungsfunktionärs (vgl. Basaglia 1980).

Ich komme zu meiner abschließenden Schlussfolgerung, zur Frage, ob Psychotherapie einen Beitrag leisten kann zur gesellschaftlichen Emanzipation des Einzelnen, ob die Institution Psychotherapie diese Möglichkeit bietet. Eine Antwort auf diese Frage ist schwierig, Aber Psychotherapie kann und muss einen Beitrag dazu leisten, den Einzelnen gegen gesellschaftlichen Ausschluss zu schützen und als PsychotherapeutInnen sind wir aufgerufen, unsere Handlungsmöglichkeiten auf den verschiedenen Eben zu nützen - auf der gesellschaftspolitischen Ebene, in den Feldern sozialpolitischen Handelns und in den psychosozialen Arealen.

Literatur

Barkmann C, Schulte-Markwort M (2004): Prävalenz psychischer Auffälligkeit bei Kindern und Jugendlichen in Deutschland-ein systematischer Literaturüberblick. Psychiat. Prax. 31, 278-287

Basaglia, Franco, Basaglia-Ongaro Franca (1980) Befriedungsverbrechen - Über die Dienstbarkeit der Intellektuellen. Europäische Verlagsanstalt, Frankfurt a.M.(Orig. ital. 1975)

Bauer, Manfred (2000) Der „schwierige" Patient in der Gemeindepsychiatrie. Psychiat Praxis 27, 1-5

Becker Stephan (1995) Helfen statt heilen. Psychosozial Verlag, Gießen

Berger E, Oberacher Ruth, Walter Martina (2004) Sozialtherapeutische Wohnplätze - Ein sozialpsychiatrisches Betreuungsmodell der Kinder- U. Jugendpsychiatrie. http://www.univie.ac.at/kjnp-rehab-integra/projekt/SOZIALTHER.%20WOHNPL.%20korr.2.htm

Berger E.: Psychosoziale Belastungen für Kinder und Jugendliche – Konsequenzen neoliberaler Politik. In RENNER E., ANZENGRUBER G. (Hrsg.): Zwei Seiten einer Medaille – Information zu Aufrüstung und Sozialabbau. Schulheft 117 (S 46-51); Studienverlag, Wien 2005.

Castel Robert (1976) Psychoanalyse und gesellschaftliche Macht. Athenäum Verlag, Kronberg (Orig. franz. 1973 Paris)

Ekstein R, Motto R.L.(1964) Psychoanalysis and Education – a reappraisal. Psychoanalytic Rev. 51, 569-84

Gini C. (1912) Variabilità e mutabilità. Reprinted in Memorie di metodologica statistica (Ed. Pizetti E, Salvemini, T). Rome: Libreria Eredi Virgilio Veschi (1955)

Marmot M, Bobak M (2005) Social and economic changes and health in Europe East and West. European Review 13:1:15-31 Cambridge University Press

Rae-Grant Q (1986) Child psychiatrist in the 90's: who will want us, who will need us. Can.J.Psych. 31, 493-98

Remschmidt H, Walter R (1989) Evaluation kinder-und jugendpsychiatrischer Versorgung. Enke, Stuttgart

Schwendter Rolf (2000) Einführung in die Soziale Therapie. Deutsche Gesellschaft f. Verhaltenstherapie – Verlag, Tübingen.

Wikimedia-Projekt(2205): http://commons.wikimedia.org/wiki/File:Economics_Gini_coefficient.svg

Wilkinson R.G. (2001) Kranke Gesellschaften. Springer, Wien (Orig. engl. Unhealthy Societies, Routledge 1996)

Von der Schulverweigererkommission zur Psychosozialen Kommission – Interdisziplinäre Kooperation zum Wohle der Wiener Schulkinder.[1]

[Der vorliegende Text beruht auf der Auswertung der Kommissionsprotokolle (3. Nov. 1982 – 2. Mai 1994) sowie den persönlichen Erinnerungen des Autors als Kommissionsmitglied]

Der Start – Die Richtung:

Im Juni 1982 endete die Enquete „Schulverweigerung als gesellschaftliches Problem" mit der Feststellung (JUGENDAMT 1982): „Eine Kommission aus Mitgliedern des Stadtschulrates, der Universitätsklinik für Neuropsychiatrie des Kindes- und Jugendalters und des Jugendamtes soll ab Herbst 1982 versuchen, gemeinsame Strategien für die Arbeit mit Schulverweigerern zu entwickeln."

Im Rahmen der Enquete war die Komplexität des Problems „Schulverweigerung" – bereits in der Themenstellung angedeutet - deutlich geworden. Der Lösungsweg, der eingeschlagen wurde, war charakteristisch für den Umgang mit psychosozialen Problemen in den 1970-er und 80-er Jahren: An die Stelle „einfacher" Antworten sollten komplexe Strategien treten, die der Vielfalt der Einflussfaktoren gerecht werden. Dieser Ansatz unterscheidet sich deutlich von der heutigen Tendenz zu schnellen und kostengünstigen Lösungen – es ist wert, ihn aus heutiger Perspektive nachzuzeichnen.

Das Protokoll der konstituierenden Sitzung dieser Kommission vom 3.11.1982, die aus jeweils 4 – 6 leitenden MitarbeiterInnen der beteiligten Institutionen gebildet wurde, definierte folgende Ziele:

- Es wird eine differenzierte Sicht des Problems `Schulverweigerung` angestrebt; das gilt auch für die pädagogische Bewältigung des Problems.
- Fragen der familiären Erziehung und auch schulgemachter Probleme sind zu behandeln
- Bei der Prävention geht es auch darum, bestimmte Verhaltensformen von Schülern zu akzeptieren.
- In den nächsten 6 Wochen sollen neben einer psychopathologischen Typologie von Schulverweigerern lösungsorientierte Projekte seitens der Schule und des Jugendamtes vorgelegt werden.

1   Quelle: BERGER E.: Von der Schulverweigererkommission zur Psychosozialen Kommission – Interdisziplinäre Kooperation zum Wohle der Wiener Schulkinder. In: TUSCHEL G., FELSLEITNER R. (Hrsg.): Miteinander – Integrative Modelle im Wiener Schulwesen. Echomedia Verlag. Wien 2005

- Folgende vorhandenen Strukturen und Strategien sollten hinsichtlich ihrer Lösungskapazität überprüft werden:
    - Die Teams der Beratungslehrer, Psychagogen und Schülerberater
    - Der Schulverbindungsdienst der SozialarbeiterInnen des Jugendamtes
    - Heimunterbringung
    - Lehrerfortbildung
    - Regionale Kooperation verschiedener Institutionen
    - Schulunfähigkeitserklärungen behinderter Kinder

Elf Jahre später (23. 9. 1993) ist die Sitzung der „Psychosozialen Kommission" – die Kommission wurde mittlerweile umbenannt - dem Thema „Schulverweigerer – noch aktuell?" gewidmet. Dem Protokoll ist folgendes Resumé zu entnehmen: Das Problem „Schulverweigerung" existiert nach wie vor, ist aber in den Hintergrund getreten, die Zahl hartnäckiger und meist aussichtsloser Fälle ist gering; die von der Schule gesetzten Maßnahmen sowie die Intensivierung der Zusammenarbeit von Schule und Jugendamt haben Erfolge gezeigt, die Toleranz gegenüber Verhaltensauffälligkeiten ist gestiegen. Ziel der Schulbehörde ist es, Kinder mit verschiedenen Problemen nicht mehr auszusondern, sondern durch Einsatz der jeweils erforderlichen sonderpädagogischen Förderung vor Ort integrativ zu betreuen. Andere Probleme sind in den Vordergrund getreten: Verhaltensauffälligkeiten von Kindern im Vorschul- und Schuleintrittsalter, Suchtmittelkonsum von Schulkindern und Jugendlichen.

Die Schulverweigerer-Kommission – Inhalte und Entwicklungen

In einem Zwischenbericht (September 1983) wird der Arbeitsansatz der Kommission so formuliert: „Anstoß für die gemeinsame Enquete war ... die Häufigkeit von Schulverweigerung, die Ausmaße angenommen hatte, die es notwendig erscheinen lässt, sich konkret damit zu befassen. ... Es geht um verstärkte Zusammenarbeit der beteiligten Institutionen, um die Einbeziehung ungewöhnlicher therapeutischer Maßnahmen, da die herkömmlichen vielfach scheitern und um ausgedehnte prophylaktische Überlegungen.... Das Ursachenfeld der Schulverweigerung ist sehr komplex, intrafamiliären Lebensbedingungen und schulischen Bedingungen kommt wesentliche Bedeutung zu; dementsprechend können Hilfsmaßnahmen nur in enger, regional betonter Kooperation zwischen den drei Institutionen effektiv werden."

Von folgenden Bedingungsfaktoren (Zwischenbericht 1983) wurde ausgegangen:

> **1. Das Kind selbst:** Bei den Schulphobien handelt es sich um neurotisch oder allgemein ängstliche Kinder; ... bei Schulschwänzern ist das Interesse an der Schule geringer als bei anderen und sie neigen zum Vermeidungsverhalten als Reaktion auf unangenehme Situationen.

2. Die Familie: Bei den Schulphobien bestehen im allgemeinen intakte Familien mit sehr engen, oft problematischen Beziehungen; Schulschwänzer kommen häufiger aus unvollständigen ... und sozial benachteiligten Familien, 31% sind ausländische Kinder.

3. Die Schule: Die höchsten Anteile finden sich in Allgemeinen Sonderschulen und Polytechnischen Lehrgängen, es gibt (RUTTER et al. 1979) auch große Unterschiede zwischen Schulen derselben Schulart, für die das `Schulklima`(eine Summe interner Prozessmerkmale) eine entscheidende Rolle spielt"

Noch bevor die Kommission erste Maßnahmen ihrer Zielsetzung in die Öffentlichkeit tragen konnte, wurden Gegenpositionen formuliert: In einem Schreiben von ca. 20 LehrerInnen wurde im April 1983 gefordert, „besonders schwierige, weil bedrohend wirkende Kinder sofort in entsprechende Sondererziehungsanstalten zu überstellen". Dies zeigte, wo einer der Brennpunkte der Probleme lag: Haltungen und Einstellungen einerseits und Strukturen andererseits mussten verändert werden.

Bald zeichneten sich die Themen ab, die die Arbeit der Kommission in den nächsten Jahren prägen sollten:

Suspendierungen und Verwaltungsstrafen:

Die Sinnhaftigkeit der gesetzlich vorgesehenen Maßnahmen wurde – angesichts ihrer offensichtlich geringen Wirksamkeit – zur Diskussion gestellt. Welchen Sinn macht es, von Eltern, die von der Sozialhilfe leben, eine Verwaltungsstrafe einzuheben? Fördert die Suspendierung (Untersagung des Schulbesuchs als Disziplinarmaßnahme) nicht die Tendenz zur Schulverweigerung?

Eine erste Erhebung zeigte, dass es große regionale Unterschiede sowohl in der Häufigkeit von längeren Schulabsenzen, als auch in der Häufigkeit der Verhängung von Verwaltungsstrafen gab. Zweieinhalb Jahre nach ihrer Gründung startete die Kommission die Initiative zur Einleitung einer Studie zur Analyse dieser Unterschiede. Ein weiteres Jahr später lagen die ersten Ergebnisse vor:

- o   Verwaltungsstrafen wurden von Direktoren und Lehrern als wirkungslos betrachtet
- o   In den Schulen finden sich beträchtliche Unterschiede hinsichtlich der räumlichen Ausstattung und hinsichtlich des Umgangs der Direktoren und Lehrer mit dem Problem der Schulabsenz.

Auch in einer umfangreichen Untersuchung (RUTTER et al. 1979) war bereits nachgewiesen worden, dass das „Schulklima" in hohem Maße mit der Wahrscheinlichkeit von Schulverweigerung korreliert. Die vorliegenden Zwischenergebnisse wiesen – stark vereinfacht - in die gleiche Richtung: Wenn man sich mit den Kindern auseinandersetzt und sie akzeptiert, dann kommen die Kinder gern (Protokoll 30.9.1986). Wiederum war klar geworden, dass Haltungen und Einstellungen der Lehrpersonen einer der Ansatzpunkte für die Bewältigung des Problems waren.

Sozialpädagogische Schulmodelle

Die Frage, ob spezifische Schulmodelle einen Beitrag dazu leisten könnten, Schülerinnen wieder an die Schule heranzuführen, war naheliegend und führte zur Konzeption von zwei Modellvarianten:

o   Das Stichwort „Bauernhofprojekt" bezeichnete einen mehrwöchigen Schulturnus, der in ungewohnter (naturnaher) Umgebung mit erhöhter Personalausstattung und pädagogisch-therapeutischem Zugang geplant wurde. Das „Zentrum für Verhaltenspädagogik" berichtete über die ersten beiden Turnusse (Jänner – Juni 1986): „Das Modell kann Hilfestellungen bei familiären Krisensituationen geben. Es stigmatisiert die Betroffenen nicht, da sie im Stand ihrer Stammschule bleiben und offiziell einen Erholungsurlaub verbringen. Es bietet die Chance eines positiven Schulabschlusses. Für Kinder mit massiven Verhaltensstörungen ist der Aufenthalt von drei Monaten jedoch zu kurz." Die weitere Entwicklung führte zum „Schülerheim Gaaden".

o   Im Modell „ambulante Betreuung" war geplant, durch ein gemischtes Projektteam aus Sozialarbeitern und Lehrern eine intensive individuelle Betreuung aufzubauen, anfangs im Einzelkontakt, später in der Kleingruppe und den Schüler / die Schülerin schrittweise über begleitete Freizeitaktivitäten an „schulnahe" Tätigkeiten heranzuführen. Seitens der Schulbehörde war vorgesehen, all diese Kontakte bereits als Schulbesuch (im Sinne der gesetzlichen Vorschriften) zu werten. Dieses Modell sollte vor allem an die immer wieder benannte „Restgruppe" von Schülern, bei denen die vorhandenen Hilfsangebote scheitern, gerichtet werden.

Das „Bauernhofprojekt" wurde in modifizierter Form realisiert und besteht noch heute. Das Modell „ambulante Betreuung" blieb in der Planungsphase stecken. Ein ähnlicher – ebenfalls nicht unmittelbar realisierter – Vorschlag war die Schaffung eines „Lehrer-Pools" für den flexiblen, bedarfsorientierten Einsatz.

Regionalteams

Drei Bezirksjugendämter (1/8/9, 20 und 21) wurden im April 1983 für den Start der Arbeit der Regionalteams ausgewählt: Alle zwei Monate treffen die SozialarbeiterInnen, die Bezirksschulinspektorin, einzelne DirektorInnen und LehrerInnen, VertreterInnen der therapeutischen Einrichtungen des Bezirks sowie ein Kinderpsychiater zusammen, um Fallbesprechungen durchzuführen und übergeordnete Strategien zu diskutieren. Das Modell wurde in der Folge auf mehrere Bezirke ausgeweitet. Im Mai 1984 wurde eine Zwischenbilanz gezogen: Die Erfahrungen waren durchwegs positiv - es war zu einer Annäherung der Institutionen gekommen, in vielen Einzelfällen konnten Probleme frühzeitig aufgegriffen und Lösungsansätze entwickelt werden, in einigen Teams stand die Diskussion über übergeordnete Strategien im Vordergrund.

Im September 1986 wurden die Ergebnisse einer Umfrage in den Bezirksjugendämtern referiert: 13 Regionalteams äußerten sich sehr positiv; in drei Teams herrschte die Meinung vor, dass sich nicht viel geändert habe, aber Chancen weiterer Entwicklungen bestünden; in einem Bezirk kam keine Kooperation zustande, da seitens der Schule die Auffassung bestand, dass es keine Probleme gäbe. Aus einigen Teams wurden auch Ermüdungserscheinungen berichtet.

Zur neuerlichen Intensivierung der Kooperation wurde eine Veranstaltung von eintägigen Kontaktarbeitskreisen („Lehrer und Sozialarbeiter lernen einander kennen") durchgeführt, die folgenden Themen gewidmet waren:

- o   Behindern unsere Institutionen unsere Zusammenarbeit?
- o   Fremdunterbringung, Heimschule – nicht daheim und doch zuhause?
- o   Die Arbeit mit den Eltern in Schule und Jugendamt
- o   Kinder in Krisensituationen – Bewältigungshilfen durch Lehrer und Sozialarbeiter

Vorschläge, Positionen, Ideen

In den Diskussionen wurden auch institutionelle Lösungen immer wieder angesprochen. Dazu wird im April und September 1984 ausgeführt: Eine Heimeinweisung als Probiermaßnahme sei abzulehnen. Heimeinweisungen sollten nur dann durchgeführt werden, wenn die Indikation ausreichend geprüft wurde, da ansonsten mit Entweichungen und Abbrüchen zu rechnen sei. ... Es besteht die Gefahr bestehende Einrichtungen als „kostengünstigere" Lösung anzufüllen; dennoch sollte die Frage der vorübergehenden geschlossenen Unterbringung weiter diskutiert werden (Protokoll 12.1.84). Die Tradition der heiminternen Schule müsse überdacht werden, da viele Heimkinder bei entsprechender pädagogischer Betreuung die öffentliche Schule besuchen könnten (Protokoll 14.1.91).

Das wesentliche Ziel sei, alle Möglichkeiten auszuschöpfen, damit das Kind aus der Illegalität herauskommt. In diesem Sinne sollten die Maßnahmen darauf zielen, dass auch jene SchülerInnen, die nicht in eine Gruppe integrierbar sind, einen Schulabschluss erhalten.

Weitere Entwicklungen:

Die Kommission entwickelte sich in der Folgezeit zu einer Plattform der Diskussion von Entwicklungen im psychosozialen Feld für Kinder und Jugendliche – die Integration behinderter Kinder wurde in die laufende Themenliste aufgenommen, die Polizeidirektion Wien wurde zur Mitarbeit eingeladen - und änderte dementsprechend (Protokoll 20.1.1992) ihren Namen auf „Psychosoziale Kommission".

Das Jugendamt entwickelte Modelle zur Veränderung der Heimbetreuung, die Keimzellen des Konzepts „Heim 2000", das zur Auflösung der traditionellen Heime führte:

An vorderster Stelle stand das „BIWAK": Jugendliche – es wurde von „hoffnungslosen Fällen" gesprochen (Prot. 24.9.90) - in Krisensituationen werden für 6 Wochen in Teamstrukturen betreut. Aus diesem Model entwickelten sich später die „Krisenzentren".

- Das „Betreute Wohnen" hatte zum Ziel, Jugendlichen kleine Wohneinheiten zur Verfügung zu stellen und sie einzeln dicht zu betreuen.

Im neuen Wiener Landesgesetz zur Jugendwohlfahrt, das mit 1.7.1990 in Kraft trat, wurde die Zusammenarbeit mit der Schule legistisch verankert und die Kinder- und Jugendanwaltschaft wurde geschaffen.

Die Integration behinderter Kinder in der Regelschule, die – bereits lange vor der entsprechenden Novelle des SchOG 93 - in Wien als Schulversuch erprobt wurde (Protokoll 24.9.90), wurde zum regelmäßigen Thema der Kommission. Die Entwicklung der „basalen Förderklassen" war die Antwort auf das Problem der „Schulunfähigkeitserklärung" schwerbehinderter Kinder.

Die Kommission setzte sich mit der Medienkampagne über Gewalt in der Schule und mit der Propagierung von Ausländerfeindlichkeit auseinander (Protokoll 11.5.92).

Die Antworten der Schule auf Verhaltensauffälligkeiten von Kindern hatten sich deutlich verändert: 2200 Kinder waren dieser Gruppe zuzurechnen - davon waren nur 16% nicht-deutscher Muttersprache - (Protokoll 11.5.92); Beratungslehrer und Psychagogen betreuten 2,4%, die Sondererziehungsschulen 0,4% ; die Intention des Stadtschulrates geht weiterhin in Richtung der Verstärkung der integrativen Betreuung (Protokoll 3.5.93).

Enqueten und Kommissionen

Enqueten zu sozialpolitischen Themenkreisen haben die Funktion, strategische Zielvorgaben zu formulieren, politische Willenserklärungen und konsensuelle Sichtweisen zu dokumentieren. Die Funktion von Kommissionen ist es, Entwicklungen zu begleiten und durch Formulierung neuer Teilziele in Gang zu halten.

Das Jugendamt der Stadt Wien hatte in den 1970-er und 80-er Jahren unter der Leitung von Walter Prohaska und unter der politischen Verantwortung der Stadträtin Gerti Fröhlich-Sandner das Instrument der Enqueten gewählt, um Veränderungen in der Jugendfürsorge in Gang zu bringen. Die meisten dieser Enqueten wurden – meist nach mehrmonatigen Diskussionsphasen in Fachgremien - in Kooperation mit der Universitätspsychiatrie (Walter Spiel, Hans Strotzka), die die wissenschaftlichen Grundlagen lieferte, durchgeführt. Auf diese Weise wurde unter anderem die Reform der Sozialpädagogik (Heimreform) und die Neugestaltung der Sozialarbeit (familienorientierte Sozialarbeit) in Gang gebracht.

Die „Schulverweigerer-Enquete" unterschied sich von diesen Enqueten insofern, als die Kooperation mit einer weiteren Institution, mit der Schulbehörde, begonnen wurde, um gemeinsame Entwicklungen voranzutreiben. Die Richtung dieser Entwicklungen – das zeigt die zusammenfassende Darstellung – war klar und wurde von allen beteiligten Institutionen mitgetragen: **Integration von Randgruppen durch Veränderung von Strukturen und Einstellungen:**

- Ein Schulsystem, das stark segregierende Tendenzen hatte, musste durchlässiger und offener gemacht werden;

- Eine Sozialpädagogik, die sich immer noch auf Heimstrukturen stützte, musste grundlegend umgestaltet und geöffnet werden.

- Eine Sozialarbeit, die immer noch deutliche Züge einer Kotrollinstanz hatte, musste zu einer Einrichtung der Hilfen für Familien werden.

- Eine Kinderpsychiatrie, die sich vorwiegend auf Krankenhausbetten stützte, musste lernen, mit anderen Berufsgruppen „draußen im Feld" zu kooperieren.

Sozialpolitik statt New Public Management

Aus der Perspektive des Jahres 2003 erscheint vor allem der Weg, der damals beschritten wurde, interessant: Das Problem der Schulverweigerung, das in der Alltagsarbeit des Jugendamtes aufgefallen war, wurde einer quantitativen Analyse unterworfen, auf die ein komplexer Lösungsansatz folgte. Anstatt Administration wurde Politik gemacht. Eine Verwaltungseinheit – das Jugendamt – ging auf andere Institutionen zu. Das Problem wurde nicht zwischen den Institutionen hin- und hergeschoben, es wurde nicht versucht, Sektoren der Zuständigkeit abzugrenzen und partikulare Lösungen zu finden. Es wurde nicht versucht „amtsinterne", rasche und kostengünstige Lösungen anzustreben. Nein – der Weg war ein ganz anderer.

Das Problem wurde in seiner gesellschaftlichen Vielschichtigkeit betrachtet, die handelnden Institutionen wurden langfristig um dieses Problem geschart und gemeinsam wurden komplexe Lösungen entwickelt, die weit über den Ausgangspunkt hinauswiesen. Die Lösungen – meist als Modellprojekte geplant und erprobt - waren an grundsätzlichen und übergreifenden Zielen (Integration sozialer Randschichten) orientiert und lieferten damit zahlreiche Anstöße zu grundsätzlichen Reformen.

Die Eckpunkte des eingeleiteten Prozesses waren:

- Trilaterale Kooperation: gemeinsam wurden Wege gesucht, Institutionen von der Verwaltung von Kindern zur Begleitung von Kindern weiterzuentwickeln.

- Nahtstellen statt Schnittstellen: In den Berührungszonen der drei Institutionen wurden immer wieder Lösungen entwickelt, die über die Grenzen der Institutionen hinausgingen. Die Berührungszonen wurden zu Nahtstellen.

Mittlerweile sind 20 Jahre vergangen. Die Kommission existiert immer noch. Sie hat ihre veränderungsorientierte Dynamik verloren – wie sollte dies unter den aktuellen gesellschaftlichen Rahmenbedingungen auch anders sein. Sie ist aber eine Plattform der Kooperation geblieben und erfüllt eine wichtige Funktion: Das Monitoring im psychosozialen Feld für Kinder und Jugendliche.

Literatur

JUGENDAMT DER STADT WIEN (Hrsg.): Schulverweigerung als gesellschaftliches Problem. Jugend & Volk, Wien, 1982

RUTTER M., MAUGHAN B., MORTIMER P., OUSTON J.: 15.000 Stunden – Schulen und ihre Wirkung auf die Kinder. Weinheim 1980 (engl. Orig. London 1979)

Autismus – Häufigkeit und Schullaufbahn. Schulische Integration autistischer Kinder in Wien[1]

Abstract

Frequency of Autism and School Career

Viennese Model of School Integration of Children with Autism (and Autistic Spectrum Disorders)

Recent epidemiological studies have stated significant increase in the frequency of autism and autistic spectrum disorders, a fact that probably due to a change in the perception of the disease. Growing public attention, the realization of a quantitatively relevant need of intervention and the creation of newly offered care facilities seem to be interlinked. Such developments, being helpful for children with autistic spectrum disorders, are valuable and welcome. The Vienna model for integrating autistic children in school classes is within this trend and realizes an "Autism-friendly school atmosphere", a concept maintained by Jordan (2005) as a precondition for successful inclusive learning and education processes: 82.3% of the children showed decrease in symptoms, in 52.9 % there was a measurable improvement of cognitive functions, in 82.3 % a positive development of their social and in 67.5 % of their communicative competence respectively. Up to the present, 76.5 % of the pupils could complete their school career in an integrative model without disruptions.

However, we should not overlook the fact, that (the ongoing) funding restrictions of psychosocial support in general and in the school system especially carries the danger of segregation and thereby the deterioration of living conditions for children with autistic spectrum disorders. Under these circumstances, a broader definition of this disease is not of advantage for the patients.

Einleitung

Die Häufigkeit autistischer Störungen wurde über viele Jahrzehnte hinweg mit 0,45‰ bzw. 0,2‰ für die Kerngruppe (14, 17) angegeben. Ebenso wurde davon ausgegangen, dass die Schullaufbahn von Kindern mit autistischen Störungen - auch wenn sie im Einzelnen recht unterschiedlich sein kann - aufgrund der zentralen

---

1   Quelle: BERGER E., MUTSCHLECHNER R., FEUSER G.: Autismus – Häufigkeit und Schullaufbahn. Schulische Integration autistischer Kinder in Wien. Med. f. Mensch. Behind. 2, 13-22, 2005

Problembereiche von Aufmerksamkeit, Sprachentwicklung und Sozialkontakt meist mit großen Schwierigkeiten verbunden ist (1,10,15). Beide Paradigmen sollen in dieser Arbeit im Lichte jüngerer Erfahrungen überprüft werden.

Der erste Teil der Arbeit ist der Frage der Häufigkeit autistischer Störungen gewidmet. Die epidemiologischen Studien berichten seit Anfang der 1980-er Jahre über veränderte Häufigkeitszahlen autistischer Störungen (10). Da die jüngsten dieser Studien zum Ergebnis kommen, dass Autismus gegenüber früheren Annahmen in zehnfacher Häufigkeit auftritt, soll dieser Umstand einer näheren Betrachtung unterzogen werden.

Der zweite Teil der Arbeit ist der Darstellung der mehrjährigen Erfahrung in einem integrativen Schulmodell für Kinder mit autistischen Störungen gewidmet, das unter anderem auch zu einer Veränderung der Ausprägung der autistischen Symptome beitragen konnte.

Veränderte Häufigkeit

Epidemiologische Studien

Das methodische Grundmodell epidemiologischer Forschung zum Autismus – gewissermaßen der „golden standard" – wurde von (14) entwickelt: in einer 2-Schritt-Populationsstudie wird an einer bestimmten Altersgruppe von Schulkindern in den Schulen der Verdacht auf Autismus erhoben, der in einem 2. Untersuchungsschritt durch die klinische Untersuchung überprüft wird. Die zentralen Punkte dieses Forschungsdesigns, dem alle relevanten Studien folgen, sind: die Auswahl der Definitionskriterien für die beiden Erhebungsschritte und die Methodenauswahl für die klinische Verifikation. LOTTER definierte nach KANNER und verwendete zur Fallverifikation (2. Untersuchungsschritt) ausschließlich die klinische Untersuchung jedes einzelnen Kindes. Das DSM-IV fordert für die Diagnose mindestens 6 Items, von denen mindestens 1 Item aus dem 1. Diagnosen-Cluster (soziale Interaktion) und je 1 weiteres Item aus dem 2. (Kommunikation) oder 3. (Interessen, Aktiviäten) Diagnosen-Cluster stammen müssen.

Am Beispiel von 2 Studien aus den USA und einer Arbeit aus Großbritannien über die Prävalenz des Autismus sowie an einer Inzidenzstudie aus den USA soll die Frage nach den Ursachen der veränderten Häufigkeitsangabe beantwortet werden.

Brick Township-Studie

Die Studie (3) stützt sich im ersten Erhebungsschritt auf die Analyse der Aufzeichnungen über N= ... Kinder im Alter von 3 – 10 Jahren von pädagogischen und medizinischen Diensten sowie von Elternselbsthilfegruppen und gelangt auf diese Weise zu 75 Verdachtsfällen (Fallidentifikation). Der 2. Untersuchungsschritt, die Fallverifikation, erfolgte bei 53 Kindern durch eine klinische Untersuchung, bei 22 Kindern durch eine klinische Aktenevaluation. Resultat dieses Erhebungsschrittes waren 60 Fälle, die nach DSM IV-Kriterien dem Autistischen Spektrum und 36 Fälle (davon 30 aus der Gruppe der klinischen Untersuchung), die den autistischen Störungen zuzuordnen waren. Dies ergibt eine Prävalenz von 4:10.000 für die autistischen Störungen und 6,7:10.000 für das autistische Spektrum.

Atlanta-Studie

Die Fallidentifikation (1. Erhebungsschritt) dieser Studie (18) erfolgt durch Auswertung der Datenblätter des Atlanta Public Health Surveillance Program (Aufzeichnungen über sonderpädagogischen Förderbedarf, Daten medizinischer Dienste und Selbsthilfegruppen; 3.-10. Lebensjahr). Aufgrund eines Expertenreview dieser Daten wurden N=987 Fälle nach reduzierten DSM-IV-Kriterien (mindestens 1 Item aus dem 1. und mindestens 1 Item aus dem 2. oder 3. Diagnosen-Cluster) identifiziert. Die Autoren weisen darauf hin, dass dennoch 91% der Fälle insgesamt 6 Items und 82% Vordiagnosen aus dem autistischen Spektrum aufwiesen. Die errechnete Prävalenz beträgt 3,4:10.000.

Doncaster -Studie

Diese Studie aus Großbritannien (12) stützt sich auf ein breites Ausgangsspektrum (Vorverdacht Autismus, unübliches Verhalten; 1. Erhebungsschritt) und eine Fallverifikation (2. Erhebungsschritt) von Störungen im autistischen Spektrum durch klinische Interviews bzw. multidisziplinäre Beobachtungen im Schulkontext. Der 1. Erhebungszeitpunkt (1997) umfasste die Geburtsjahrgänge 1983-94 und ergab eine Prävalenz von 2:10.000, der 2. Erhebungszeitpunkt (2001) in den Jahrgängen 1986-97 eine Prävalenz von 4:10.000.

Olmsted County -Studie

Diese retrospektive Inzidenzstudie aus den USA über die Jahre 1976-97 (2) geht der Frage nach der Häufigkeit des Neuauftretens von autistischen Störungen nach DSM-IV über den Zeitraum von 30 Jahren nach. Die Fallidentifikation (N=3109) erfolgte anhand des medizinischen Diagnosenindex von Olmsted County durch Suche nach Entwicklungsstörungen sowie nach psychiatrischen und neurologischen Störungen. Die Fallverifikation erfolgte durch Aktenanalyse nach Störungen im autistischen Spektrum (Kriterium: mindestens 2 Symptome aus dem Bereich der Störung reziproker sozialer Interaktion; N=257) bzw. autistischen Störungen (N=197). Die Autoren fanden eine ständige Steigerung über die Geburtsjahrgänge: 1980-83: 0,5 / 1984-87:0,8 / 1988-91: 1,2 / 1992-94: 3,0 / 1995-97: 4,9 (jeweils auf 10.000). Ergänzend wurde die altersspezifische Inzidenz erhoben, die für die Altersgruppe < 10. Lebensjahr über die Jahre 76-97 relativ stabil war, jedoch ab 1988 stark steigend war.

Interpretation

Die Autoren der Studien beantworten die Frage nach den Gründen für die veränderte Häufigkeit autistischer Störungen mit dem Hinweis auf die veränderten, weniger restriktiven diagnostischen Kriterien, die durch das DSM-III-R vorgegeben wurden (18,2) eine Interpretation, die einige Jahre zuvor von GILLBERG (2000) noch verworfen wurde. Als weiterer Aspekt wird die erhöhte öffentliche Aufmerksamkeit erwähnt, die dem Thema nach Publikation des DSM-III-R zugewandt wurde (18,2). Die zu 2 Zeitpunkten durchgeführte englische Studie weist auf die Diagnostik früher unerkannter Fälle insbesondere von high level Autisten hin (12).

Ein weiterer Interpretationsansatz bezieht sich auf spezielle pädagogische Angebote: parallel zur Zunahme der Häufigkeit autistischer Störungen lässt sich auch eine verbesserte Verfügbarkeit Autismus-spezifischer pädagogischer Angebote konstatieren (18,2).

Zusätzlich ist darauf hinzuweisen, dass die Verifikation der Diagnose in den zitierten Arbeiten nur selten durch eine klinische Untersuchung erfolgt ist.

Schulbesuch autistischer Kinder

Die Autoren der im vorigen Abschnitt zitierten epidemiologischen Arbeiten weisen auf den engen Zusammenhang zwischen spezifischen pädagogischen Angeboten und Beachtung des Problems „Autismus" hin. JORDAN (2005) betont, dass eine „Autismus – freundliche" Umwelt als relevanter Faktor für erfolgreiche und inklusive Lern- und Erziehungsprozesse gesehen werden muss: Verständnis für die spezifischen Bedürfnisse autistischer Kinder und Bereitschaft zum flexiblen Umgang mit diesen Bedürfnissen sind die entscheidenden Bedingungen. In diesem Kontext steht der zweite Teil der Arbeit, der über Autismus-spezifische Schulangebote in Wien berichtet.

Das Wiener Integrative Schulmodell für autistische Kinder

Das österreichische Schulorganisationsgesetz beinhaltet seit dem Jahr 1993 für Grundschüler und seit dem Jahre 1996 für SchülerInnen der Sekundarstufe das Recht auf schulische Integration behinderter Kinder. Die dafür vorgesehene Struktur ist die „Integrationsklasse", in der 2 LehrerInnen maximal 20 SchülerInnen (16 Regelschülerinnen und 4 Kinder mit sonderpädagogischem Förderbedarf) unterrichten. Im Schuljahr 2004/05 existieren in Wien insgesamt 641 Integrationsklassen. Kinder mit autistischen Störungen waren aufgrund ihrer spezifischen Probleme (Aufmerksamkeit, Sprachentwicklung, Sozialkontakt) von dieser Möglichkeit in ganz Österreich vorerst ausgeschlossen.

In Wien wurde im Schuljahr 1996/97 auf Initiative der Elternselbsthilfegruppe „Österreichische Autistenhilfe" ein Projekt gestartet, das die Aufnahme von Kindern mit autistischen Störungen in Integrationsklassen möglich machte. Dieses Projekt wurde während der ersten 4 Schuljahre seiner Laufzeit evaluiert und ist seither Teil des Standardangebots der schulischen Integration in Wien. Es stützt sich auf folgende strukturelle Voraussetzungen:

- *Reduzierte Klassengröße innerhalb des Basismodells „Integrationsklasse":* 16 RegelschülerInnen, 1 Kind mit autistischen Störungen, 2-3 weitere Kinder mit sonderpädagogischem Förderbedarf. Diese Voraussetzung wurde von der Schulbehörde (Wiener Stadtschulrat / Integrationsberatungsstelle) als Projektträger geschaffen.

- *Verfügbarkeit ergänzender pädagogischer Ressourcen*: bei Bedarf können zusätzliche pädagogische Hilfskräfte (AusbildungspraktikantInnen pädagogischer, psychologischer bzw. psychotherapeutischer Studiengänge) stundenweise eingesetzt werden. Trägerorganisation ist die Elternselbsthilfegruppe „Österreichische Autistenhilfe".

- *Obligate Weiterbildung der LehrerInnen* (Organisation durch die „Arbeitsgruppe Rehabilitation / Integration" der Universitätsklinik für Neuropsychiatrie des Kindes- und Jugendalters ; Konzept und Durchführung: G. FEUSER, Univ. Bremen):

  - Vorbereitende Weiterbildung: In einem 5-tägigen Seminar werden die Grundlagen der Didaktik für den Unterricht von Kindern mit autistischen Störungen im Rahmen integrativer Pädagogik vermittelt.

  - Begleitende Weiterbildung: jährliche 2-tägige Update-Seminare bieten die Möglichkeit der Aktualisierung der Kompetenzen.

Das pädagogische Konzept entspricht dem von G. FEUSER (4,5,6,7,8,9) entwickelten Ansatz der schulischen Integration behinderter Kinder im Allgemeinen und von Kindern mit autistischen Störungen im Besonderen.

Für den Fall akuter Krisensituationen bietet die Neuropsychiatrische Abteilung für Kinder und Jugendliche am Rothschild'schen Neurologischen Zentrum Rosenhügel die Möglichkeit der ambulanten oder stationären Krisenintervention.

Die Aufnahme der SchülerInnen mit autistischen Störungen in das Schulprojekt erfolgt in die 1. Klasse der Grundschule auf der Grundlage externer Diagnosen, die an fachspezifischen medizinischen oder pädagogischen Institutionen gestellt wurden. In die Evaluationsstudie wurden nur jene Kinder aufgenommen, bei denen die Diagnose „autistische Störung" anhand der Autism Diagnostic Observation Schedule (13) verifiziert wurde.

Die Evaluation des Projekts erfolgte durch die „Arbeitsgruppe Rehabilitation / Integration" der Universitätsklinik für Neuropsychiatrie des Kindes- und Jugendalters (Medizinische Universität Wien). Die erste Evaluationsphase (Grundstufe) wurde in den ersten 4 Schuljahren (1996/97 – 1999/2000) der Laufzeit des Projekts durchgeführt, die zweite Evaluationsphase (Sekundarstufe) erfolgt im Schuljahr 2004/2005 und steht vor dem Abschluss.

Der ersten Evaluationsphase lagen folgende **Fragen des Projektträgers** (Stadtschulrat für Wien) zugrunde:

- Können Kinder mit autistischen Störungen in (modifizierten) Integrationsklassen des Wiener Schulsystems beschult werden?

- Zeigen Kinder mit autistischen Störungen unter diesen Bedingungen Entwicklungsfortschritte?

Über die Ergebnisse dieser Evaluation sowie über den weiteren Schulweg der SchülerInnen wird im Folgenden berichtet.

EVALUATIONSTUDIE

STUDIENDESIGN

Die Datenerhebung erfolgte in jedem Schuljahr zu 2 Untersuchungszeitpunkten – jeweils im ersten und letzten Drittel des Schuljahres – durch eine schulexternen Untersucherin einerseits im Einzelkontakt mit den SchülerInnen, andererseits durch teilnehmende Beobachtung am Klassenbetrieb während der Schulstunden. Ergänzende Informationen wurden durch freie Gespräche mit den LehrerInnen gewonnen. Interviews mit den Eltern waren nicht realisierbar.

Zur Erfassung der individuellen Entwicklung der Kinder mit autistischen Störungen wurden folgende Instrumentarien verwendet:

- Autism Diagnostic Observation Schedule (13) (deutsche Übersetzung (16): Diagnose und Ausprägungsgrad der autistischen Störung, sowie Quantität Autismus – spezifischer Symptome.

- HAWIK-R (modifizierte Auswertung): Beurteilung der kognitiven Kompetenz anhand der Zahl der gelösten Subtests und der Summe der erzielten Wertpunkte.

- Kompetenztafeln nach FEUSER u. MEYER (5): Rangskalenbeurteilung für die Bereiche: Soziale Kompetenz / Kommunikative Kompetenz

Fragestellung und Studiendesign sind Grundlage einer hypothesengenerierenden Studie, die auf den Vergleich mit einer Kontrollgruppe und auf experimentelle Eingriffe in den pädagogischen Prozess verzichtet.

STUDIENGRUPPE

Die Gesamtzahl der Kinder, die mit der externen Diagnose „autistische Störung" in das Projekt aufgenommen wurde betrug N = 26. Einschlusskriterien für die Aufnahme in die Evaluationsstudie waren die Zustimmung der Eltern und die Verifikation der Autismusdiagnose anhand der ADOS. Diese Bedingungen fehlten bei 9 Kindern (bei 5 Kindern fehlte die Elternzustimmung, bei 4 Kindern konnte die Diagnose nicht verifiziert werden). Die Studiengruppe umfasste somit N = 17 Kinder.

ERGEBNISSE

SYMPTOMINTENSITÄT

Die Symptomausprägung wurde am Anfang und am Ende jedes Schuljahres mittels ADOS semiquantitativ beurteilt. Um Veränderungen in der Ausprägung (Intensität) autistischer Symptome festzustellen wurde anhand des ADOS ein Veränderungsscore[2] gebildet.

Drei Kinder zeigen über den gesamten jeweiligen Beobachtungszeitraum hinweg in Summe eine Verschlechterung der Symptome. Alle anderen Kinder (82,3%) zeigen überwiegend positive Veränderungen; bei drei Kindern (17,6%) sind die positiven Veränderungen weniger deutlich ausgeprägt, bei 6 Kindern (35,3%) sind sie deutlich ausgeprägt und 5 Kinder (29,4%) zeigen ausschließlich positive Veränderungen.

KOGNITIVE KOMPETENZEN

Die kognitiven Kompetenzen wurden in jedem Schuljahr zweimal durch Anwendung des HAWIK-R untersucht, wobei anstelle der Berechnung eines IQ die Anzahl gelöster Subtests sowie die Summe der erreichten Wertpunkte als Maßzahl der kognitiven Leistungsfähigkeit verwendet wird.

Zwei Kinder zeigen zu keinem Untersuchungszeitpunkt Kooperation bei der Testdurchführung; es sind jene beiden Kinder mit der höchsten Intensitätsskalierung in der ADOS. Weitere vier Kinder zeigen zu den verschiedenen Untersuchungszeitpunkten schwankende bzw. sehr geringe Kompetenzen in der Aufgabenlösung. Bei den anderen neun Kindern - das sind 52,9% der Studiengruppe – finden wir messbare Verbesserungen der kognitiven Leistungsfähigkeit.

KOMMUNIKATIVE UND SOZIALE KOMPETENZEN

Die Beurteilung der sozialen und kommunikativen Kompetenzen erfolgte zweimal pro Schuljahr auf der Grundlage der Skalen nach FEUSER, MEYER (5), die als Rangskalen mit Wertpunkten von 1-5 dargestellt werden.

Drei Kinder (17,6%) zeigen geringe negative bzw. keine Veränderungen der sozialen Kompetenz; 8 Kinder (47%) zeigen mäßige positive Veränderungen (Mittelwertveränderungen <1), 6 Kinder (35,3%) zeigen deutliche positive Veränderungen (Mittelwertveränderungen > 1).

---

2   Jedes einzelne Item wurde danach beurteilt, ob es im Vergleich zur Voruntersuchung eine Besserung aufweist (+1), eine Verschlechterung aufweist (−1) oder unverändert geblieben ist (0). Die Summe der Veränderungswerte der Einzelsymptome (Summe aus positiven und negativen Veränderungen) wurde durch die Gesamtzahl der veränderten Einzelsymptome geteilt. Der Zahlenwert 1 bedeutet somit, dass nur positive Veränderungen aufgetreten sind, Werte zwischen 0 und 1 geben überwiegend positive Veränderungen an; der Wert −1 sagt aus, dass ausschließlich negative Veränderungen feststellbar waren, Werte zwischen 0 und −1 zeigen das Überwiegen negativer Veränderungen.

Vier Kinder (23,5%) zeigen keine bzw. mäßige negative Veränderungen der kommunikativen Kompetenz; 7 Kinder (41,2%) zeigen mäßige positive Veränderungen (Mittelwertveränderungen <1); 6 Kinder (35,3%) zeigen deutliche positive Veränderungen (Mittelwertveränderungen > 1).

SCHULLAUFBAHN

Im Schuljahr 2004/05 wurde der weitere Schul- und Ausbildungsweg der 17 Kinder der Studiengruppe erhoben.

Alle SchülerInnen haben die Grundstufe zur Gänze in einer Integrationsklasse absolviert. Fünf SchülerInnen haben auch die Sekundarstufe in einer integrativen Schulform beendet, 2 davon befinden sich noch in einem integrativ geführten, 1 in einem sonderpädagogischen ergänzenden Ausbildungsjahr. Weitere 8 SchülerInnen besuchen derzeit noch eine Integrationsklasse der Sekundarstufe. Zwei SchülerInnen haben in den sonderpädagogischen Bereich gewechselt. Von zwei Kindern liegen aufgrund ihrer Übersiedlung keine Informationen vor.

Bei 3 Kindern kam es zu jeweils einmaligem Schulwechsel bzw. Klassenwiederholung, bei 1 Kind kam es zu mehrmaligem Wechsel zwischen Schulbesuch und häuslichem Unterricht.

Insgesamt haben 13 Kinder (76,5%) ihren gesamten (bisherigen) Schulweg im Rahmen des integrativen Schulmodells absolviert, 2 SchülerInnen (11,8%) haben einen Wechsel in den sonderpädagogischen Bereich vollzogen.

ZUSAMMENFASSUNG

Eine Reduktion Autismus – spezifischer Symptome findet sich bei 82,3% der Kinder.

Bei 52,9% der Kinder können messbare Verbesserungen der kognitiven Leistungsfähigkeit festgestellt werden.

Bei 82,3% der Kinder finden sich positive Veränderungen der sozialen Kompetenz.

Bei 76,5% der Kinder finden sich positive Veränderungen der kommunikativen Kompetenz.

76,5% der SchülerInnen haben ihren (bisherigen) Schulweg innerhalb des integrativen Schulmodells absolviert.

INTERPRETATION

Das integrative Schulmodell für autistische Kinder, das in Wien im Schuljahr 1996/97 gestartet wurde, hat sich bewährt. Es hat in allen untersuchten Bereichen bei der Mehrzahl der Kinder der Studiengruppe zu positiven Entwicklungen beigetragen.

Die Kinder mit der deutlichsten Ausprägung des autistischen Syndroms zeigen zwar aufgrund mangelnder Kooperation in der Testsituation keine messbaren Veränderungen der kognitiven Leistungsfähigkeit, aber positive Veränderungen ihrer sozialen und ihrer kommunikativen Kompetenzen sowie eine Verminderung der Ausprägung autistischer Symptome.

Bei drei Kindern, die eine geringe bis mäßige Ausprägung des autistischen Syndroms zeigen, finden wir in allen 3 Entwicklungsbereichen (kognitive, soziale, kommunikative Kompetenz) keine Entwicklungsfortschritte und unterschiedliche Veränderungen der Ausprägung autistischer Symptome.

Die beobachtbaren Entwicklungsfortschritte können weder mit der Dauer des Autismus-spezifischen integrativen Schulbesuchs noch mit der Ausprägungsintensität des autistischen Syndroms in einen Zusammenhang gebracht werden. Die Veränderungen in den verschiedenen Beobachtungsbereichen zeigen untereinander keine eindeutigen Zusammenhänge.

Zusammenfassung

Die in den rezenten epidemiologischen Studien festgestellte markant gestiegene Häufigkeit autistischer Syndrome ist mit großer Wahrscheinlichkeit einer veränderten Wahrnehmung zuzuschreiben. Vermutlich geht die wachsende öffentliche Aufmerksamkeit, die Wahrnehmung eines quantitativ relevanten Bedarfs und die Schaffung von Angeboten Hand in Hand. Derartige Entwicklungen, die hilfreich für Kinder mit autistischen Störungen sind, sind zu begrüßen. Das Wiener Schulmodell zur Integration autistischer Kinder entspricht diesem Trend und realisiert die von JORDAN (11) geforderte „Autismus-freundliche" schulische Umgebung als Voraussetzung für erfolgreiche und inklusive Lern- und Erziehungsprozesse: bei 82,3% der Kinder trat eine Symptomverminderung ein, bei 52,9% der Kinder können messbare Verbesserungen der kognitiven Leistungsfähigkeit festgestellt werden, bei 82,3% der Kinder finden sich positive Veränderungen der sozialen Kompetenz und bei 76,5% der kommunikativen Kompetenz. 76,5% der SchülerInnen haben ihren (bisherigen) Schulweg zur Gänze innerhalb des integrativen Schulmodells absolviert.

Allerdings darf nicht übersehen werden, dass sinkende Ressourcen im Bereich der Pädagogik und der psychosozialen Versorgung auch die Gefahr der Segregation und damit der Verschlechterung der Lebensbedingungen von Kindern mit autistischen Störungen in sich tragen und unter diesen Bedingungen eine großzügigere Diagnosestellung nicht vorteilhaft ist.

LITERATUR

1. Aarons M., Gittens T. (1992) The Handbook of Autism. Routledge, London

2. Barbaresi W.J., Katusic S.K., Colligan R.C., Weaver A.L., Jacobsen St.J. (2005) The Incidence of Autism in Olmsted County, Minnesota, 1976-1997. Arch. Pediatr. Adolesc. Med. 159: 37-43

3. Bertrand J., Mars A., Boyle C., Bove F., Yeargin-Allsopp M., Decoufle P. (2001) Prevalence of Autism in a United States Population: The Brick Township, New Jersey, Investigation. Pediatrics 108: 1155-1162

4. Feuser G. (1980) Autistische Kinder. Oberbiel Verlag, Solms

5. Feuser G., Meyer H. (1987) Integrativer Unterricht in der Grundschule. Oberbiel Verlag, Solms

6. Feuser G. (1989) Allgemeine integrative Pädagogik und entwicklungslogische Didaktik. Z. Behindertenpädagogik 28: 4-48

7. Feuser G. (1990) Neue Wege zur Integration in Bremen. In: Olechowski R., Wolf W. (Hrsg.): Die kindgemäße Grundschule. Jugend & Volk, Wien

8. Feuser G. (1991) Integrative Pädagogik und Didaktik – Kooperation statt Integration?. Z. Behindertenpädagogik 30: 137-155

9. Feuser G. (1995) Behinderte Kinder und Jugendliche zwischen Integration und Aussonderung. Wissenschaftl. Buchgesellsch., Darmstadt

10. Gillberg CH., Coleman M.(2000) The Biology of the Autistic Syndromes. Mac Keith Press: 3.Aufl.,London

11. Jordan R.(2005)Managing autism and Asperger's syndrome in current educational provision. Pediatric Rehabilitation 8:104-112

12. Keen D., Ward St. (2004) Autistic spectrum disorder – A child poulation profile. Autism 8: 39-48

13. Lord C., Rutter M., Dilavore P., Risi S. (2001) Autism Diagnostic Observation Schedule (ADOS). Western Psychological Services, Los Angeles

14. Lotter V. (1966) Epidemiology of Autistic Conditions in Young Children: I. Prevalence. Social Psychiatry 1:124-137

15. Poustka F., Böltes S., Feineis-Matthews S., Schmölzer G. (2004) Ratgeber Autistische Störungen. Hogrefe, Göttingen

16. Rühl D., Böltes S., Feineis-Matthwes S., Poustka F. (2005) ADOS – Diagnostische Beobachtungsskala für Autistische Störungen. Huber, Bern

17. Wing L., Gould J. (1979) Severe Impairments of Social Interaction and Associated Abnormalities in Children, Epidemiology and Classification. Journal Autism Devel. Disord. 9: 11-30

18. Yeargin- Allsopp M., Rice C., Karpurkart T., Doernberg N., Boyle C., Murphy C. (2003) Prevalence of Autism in a US Metropolitan Area. Jama 289: 49-55

Bildung für alle – Anspruch oder Wirklichkeit? Eine Betrachtung nach 25 Jahren schulischer Integration in Wien[1]

Die UN-Konvention, Inklusion und Integration

Die UN-Behindertenrechtskonvention wird als Meilenstein in der Geschichte der Behindertenbewegung betrachtet. Feuser fordert eine differenziertere Betrachtung ein: sie kann „insgesamt und unmittelbar als Meilenstein in der Behindertenbewegung und Behindertenpolitik bezeichnet werden ..., aber nur in mittelbarer Weise hinsichtlich der Integrationsbewegung." (Feuser 2010, S54) Er verweist auf den Finanzierungsvorbehalt und auf das zentrale Problem des Rechts auf Bildung. „Dieser für die Anerkennung von Rechten bedeutendste Paragraph (§ 12) der Konvention sieht ein Recht auf gleiche Bildung nicht vor....".; auch wenn es im § 24 heißt, „dass die Vertragsstaaten ein integratives Bildungssystem auf allen Ebenen gewährleisten. Was hier unter ‚integrativ' verstanden wird, wie ein solches Bildungssystem auszusehen und welchen Standards didaktischer Art es zu genügen hat, wird nicht bezeichnet. Damit bleiben der alten Beliebigkeit in Bezug auf die Integration wiederum Tür und Tor geöffnet." (Feuser 2010, S 55). Feuser fokussiert also auf drei zentrale Punkte – auf das *Recht* auf Bildung, auf die *Struktur* des Bildungssystems und auf die Qualität der *Didaktik*. Ich werde versuchen, die Betrachtung der Integrationsentwicklung in Wien an diesen Eckpfeilern festzumachen.

Zuvor aber bedarf es noch einer inhaltlichen – keiner terminologischen(!) – Klarstellung: geht es um Integration oder um Inklusion? Es geht weiterhin um Integration! Auch hier folge ich Feuser: Im erziehungswissenschaftlich-pädagogischen Diskurs bedeutet Inklusion „das zu erreichende Ziel, das, ausgehend von einer auf Selektion, Ausgrenzung und Segregierung basierenden Schul- und Unterrichtswirklichkeit durch Integration erreicht werden soll, die sich ihrerseits im erreichten Ziel aufhebt" (Feuser 2010, S 61). Inklusion ist weder der „modernere" Begriff noch ein inhaltlicher Gegensatz zur Integration. Vielmehr sind wir – im Sinne Feusers - von Inklusion noch ein gutes Stück entfernt. Ein Blick zurück – und meine damalige Einschätzung gilt auch heute noch - macht deutlich, warum das so ist: Der Integrationsbewegung ist es gelungen „die Veränderbarkeit schulischer Strukturen praktisch zu beweisen, ohne dass es bisher zu einer Verallgemeinerung dieser Erkenntnis gekommen wäre. Der Kernbereich des Schulsystems, das auf Ausschluss und Selektion gegründet ist, ist gewissermaßen ‚ein Stück zur Seite gerückt' und hat Platz gemacht für einen neuen ‚Mitschüler', der wiederum ein Mascherl tragen muss – die ‚Integrationsklasse'. Wenn wir uns mit

1   Quelle: BERGER E.: Bildung für alle – Anspruch oder Wirklichkeit? Eine Betrachtung nach 25 Jahren schulischer Integration in Wien. In: Lanwer Willehad (Hrsg.): Bildung für alle. Psychosozial Verlag, Gießen 2014

diesem Erfolg zufrieden geben, haben wir zwar einigen Kindern deutlich bessere Möglichkeiten für ihr Leben geschaffen, lassen aber gleichzeitig die inhaltliche Sprengkraft unseres Anliegens verpuffen. Deshalb müssen wir deutlich machen: Integration ist unteilbar – sie gilt für alle Kinder..... das heißt, der Kampf gegen die Sonderschule muss fortgesetzt werden, solange es auch nur eine davon gibt!" (Berger 1995, S1). Dieser Kampf ist bei weitem nicht gewonnen. Er ist auch nur von Wenigen ernsthaft geführt worden. Deshalb geht es noch immer um Integration. Ein Rückblick auf die vergangenen 25 Jahre dieser Entwicklung muss die Frage beantworten, ob die getanen Schritte in die richtige Richtung geführt haben, ob wir uns dem Ziel angenähert haben oder in eine Sackgasse geraten sind. Auch wenn Wien für eine so weitreichende Fragestellung nur eine begrenzte Perspektive bietet, kann der Fokus auf Extrembereiche manche Details klarer erkennbar machen.

Schulische Integration in Wien

Österreich war kein Vorreiter der Integration – im Gegenteil. Die Frage nach der Aufwandswürdigkeit und die Grundkonzeption des Biologismus – die zentralen Prämissen der Pädagogik und des Sozialsystems der NS-Zeit - waren bis weit in die 1980-er Jahre wirksame Bestimmungsgrößen der Schulpolitik. Sie wurden – ohne gesellschaftlichen Diskurs – fugenlos in das konservativ-katholisch geprägte Denken der 2. Republik übernommen. Die an eine 2/3-Mehrheit gebundenen Schulgesetze boten für Veränderungen lediglich den Spielraum von Schulversuchen, der schließlich im sozialdemokratisch regierten Wien auch genutzt wurde. Erst Jahre später führte eine günstige politische Konstellation zu einer Gesetzesänderung auf Bundesebene. Eine aktive Elternbewegung, die – als „Integration Österreich" organisiert - ihre Funktion politisch definierte und ein engagierter sozialdemokratischer Unterrichtsminister (Rudolf Scholten, der ursprünglich aus der Kulturpolitik kam) brachten 1993 eine Novelle des Schulorganisationsgesetzes zustande, die – dem Wiener Vorbild folgend – dem dort erprobten Modell der Integrationsklasse eine gesetzliche Grundlage gab.

Schulversuch Integrationsklasse

Im Jahre 1986 (2 Jahre davor gab es im Burgenland eine erste Versuchsklasse) wurde in Wien der Schulversuch „integrative Klasse" auf folgenden Grundlagen gestartet: „Die Einrichtung von Integrationsklassen ist von der Zustimmung des Lehrkörpers der Schule abhängig. Die Aufnahme eines behinderten Kindes in eine Integrationsklasse erfolgt im wesentlichen nach der Feststellung, inwieweit der spezifische Förderbedarf eines Kindes durch die betreffende Schule abgedeckt werden kann. Der Anteil behinderter Kinder soll 20% nicht übersteigen. Die Klassen werden von einem „zwei-PädagogInnen-Team" geführt. Dieses Team setzt sich im Allgemeinen aus einer/einem SonderschullehrerIn und einer/einem GrundschullehrerIn zusammen, die permanent zusammenarbeiten. Der Unterricht der nichtbehinderten Kinder erfolgt nach dem Lehrplan der Volksschule, die behinderten Kinder werden nach dem Lehrplan der sonst zuständigen Schule unterrichtet (zieldifferente Integration). Der Schulversuch ist an einer schülerzentrierten Form des Unterrichts orientiert (offener Unterricht, Projektunterricht, binnendifferenzierter Unterricht). Die Leistungsbeurteilung erfolgt verbal, in der letzten Stufe der Grundschule jedoch mit Ziffernnoten. Die Versetzung in die nächste Schulstufe soll für die behinderten Kinder lernzielunabhängig jeweils gemeinsam mit dem gesamten Klassenverband erfolgen." (Daxbacher, Berger 1993).

Fünf Jahre nach dem Beginn dieses Schulversuchs gab es 46 Integrationsklassen, deren Erfahrungen im Rahmen einer Diplomarbeit (Renate Daxbacher, Studium Pädagogik) durch Interviews mit 42 LehrerInnen-Teams evaluiert wurden. Der Evaluation lag folgende Fragestellung zugrunde: Inwieweit sind die Prinzipien des Team-Teaching, der Kooperation und des Kompetenztranfers im integrativen Unterricht von Bedeutung und welche konkreten Schwierigkeiten ergeben sich bei ihrer Umsetzung? Folgende Ergebnisse sind hervorzuheben:

- Nur 7 Teams gestalten nahezu den gesamten Unterricht gemeinsam. 10 Teams unterrichten mehr als zwei Drittel und 4 Teams ein Viertel bis die Hälfte der Unterrichtszeit getrennt, 9 Teams unterrichten einzelne Gegenstände (Deutsch, Mathematik) getrennt. 12 Teams machten zu dieser für die Struktur des integrativen Unterrichts wichtigen Frage keine Angabe. LehrerInnen, die die Kinder getrennt unterrichten, machen häufig Eigenschaften der Kinder, insbesondere der behinderten Kinder, für das Nichtzustandekommen eines gemeinsamen Unterrichts verantwortlich. „Art und Schweregrad" der Behinderungen oder auch die „Leistungsschere", welche nach Meinung der LehrerInnen zu weit auseinanderklafft, werden als Hindernis für einen gemeinsamen Unterricht betrachtet. Auch Anschauungen, wie „behinderte Kinder brauchen einen Schonraum" und „eine fanatisch durchgeführte Integration geht auf Kosten der Behinderten" werden als Legitimation für getrennten Unterricht verwendet.

- 5 Teams gaben an, die Hälfte bis zu drei Viertel der Zeit nach dem Prinzip des Frontalunterrichts zu gestalten. 9 Teams wenden den Frontalunterricht zu etwa einem Drittel der Unterrichtszeit an; projektorientierter Unterricht wurde nur in 9 Klassen und auch dort maximal für die Dauer von 1 Woche erprobt.

- In der Aufgabenteilung innerhalb der Teams dominiert die traditionelle Struktur: Nur 2 Teams verzichten generell auf eine Unterscheidung von Aufgabenbereichen (weder Kinder, noch Eltern wissen, wer SonderschullehrerIn, wer GrundschullehrerIn ist), in 7 Teams wird bewusst auf eine Aufgabenmischung geachtet. In 14 Teams besteht zumindest das Bemühen nach gemeinsamer Zuständigkeit während in 19 Teams eine dezidierte Zuständigkeitsaufteilung zwischen SonderschullehrerIn (zuständig für behinderte Kinder) und GrundschullehrerIn besteht. In 26 Teams handelt vorwiegend die GrundschullehrerIn unterrichtsinitiierend, in 16 Teams wird zwischen unterrichtsunterstützender und unterrichtsinitiierender Funktion gewechselt. Die Bewertung einer funktionierenden Kooperation reduziert sich häufig auf die emotionale Ebene. D.h.:

die persönliche Beziehung zueinander wird als einziges Kriterium zur Einschätzung der Zusammenarbeit herangezogen. Aufgrund mangelnder Kooperationsbereitschaft ist Kompetenztransfer nicht realisierbar; SprachheillehrerInnen, die in 38 von 42 Klassen tätig sind, agieren als isolierte SpezialistInnen auf der Grundlage eines traditionellen medizinischen Symptomverständnisses. Nur einem Team gelingt es, Therapiemaßnahmen innerhalb des Klassenverbandes anzubieten. Dieses Team berichtet trotz Organisations- und Koordinationsproblemen von sehr positiven Erfahrungen.

- Der Zeitaufwand für Besprechungen zwischen GrundschullehrerIn und SonderschullehrerIn liegt größtenteils bei 2 bis 4 Stunden pro Woche (24 Teams), die Schwankungsbreite liegt zwischen 0 und 8 Stunden.

- Nur wenige LehrerInnen begannen ihre Tätigkeit mit konkreten Erwartungshaltungen. Die diffusen Vorstellungen über den Schulversuch, die zu Beginn der Tätigkeit bestanden, konnten durch das Einführungsseminar, das von fast allen LehrerInnen als ineffektiv beschrieben wird, nicht beseitigt werden.

- Eine gemeinsame Zielorientierung scheitert an einer unzureichenden Vorbereitung und einer zu kurzen Phase des gegenseitigen Kennenlernens sowie an unzulänglichen Besprechungsstunden und einem divergierenden Verständnis der Begriffe Entwicklung, Behinderung und Integration.

Nach fünf Jahren Schulversuch fehlten also wesentliche Voraussetzungen eines integrativen Unterrichts.

Die Gesetzesänderung des Jahres 1993 gab den Eltern die Wahlmöglichkeit zwischen dem Besuch der Sonderschule und der Integrationsklasse – sofern eine solche zur Verfügung stand..... (!) Nach 10 Jahren (im Schuljahr 2002/03) war zwischen den beiden Wahlmöglichkeiten nicht einmal ein quantitativer Gleichstand erreicht: ca. 2600 Wiener SchülerInnen mit sonderpädagogischem Förderbedarf besuchten Integrationsklassen in Regelschulen, ca. 3700 besuchten Sonderschulen. „Auch Das Fehlen einer wissenschaftlichen Begleitung verstärkt den Eindruck, dass die Integrationsklassen nur auf Druck der Eltern hin eingerichtet wurden, ohne jedoch Bereitschaft für eine Veränderung des Schulsystems zu zeigen." (Daxbacher, Berger 1993).

Basale Förderklassen

In Wien waren über viele Jahrzehnte hinweg jeweils etwa 140 Kinder im schulpflichtigen Alter mit komplexen Beeinträchtigungen und hohem Pflegebedarf auf der Grundlage ärztlicher Gutachten als „schulunfähig" vom Schulbesuch ausgeschlossen. Mit der Einrichtung von „basalen Förderklassen" im Schuljahr 1992/93 wurde der Mythos eines „bildungsunfähigen Rests" überwunden und die Zuständigkeit der Schule für diese Gruppe von Kindern anerkannt. Die Widerstände gegen diesen Weg waren zahlreich. Noch im Jahr 1987 warnten Ärzte – z.B. Prof. Dr. Andreas Rett – vor umfassenden Integrationsbestrebungen und unmittelbar vor dem Start des Projekts erhob der zuständige Amtsarzt – ein Orthopäde – Einspruch; er forderte für die Betreuung der genannten Gruppe von Kindern den Ausstattungsstandard eines Krankenhauses. Erst nach Bewältigung dieser Hürden konnte das Projekt mit der Einrichtung von 13 Klassen gestartet werden. 4-5 SchülerInnen werden von 2 PädagogInnen ganztägig unterrichtet.

Im Jahre 2000 konnte das Projekt in den Regelbetrieb der Schule übernommen werden und umfasst seither in jedem Schuljahr zwischen 27 und 30 Klassen an durchschnittlich 10 verschiedenen Standorten (meist an sonderpädagogischen Zentren, vereinzelt auch in Krankenhausabteilungen). Die Bilanz nach 20 Jahren weist 382 Kinder aus, die diesen Klassentyp besucht haben. Im Schuljahr 2011/12 waren es 114 SchülerInnen in 28 Klassen.

Wird durch diese Entwicklung die Forderung nach „Bildung für alle" eingelöst? Ich will versuchen, dieses Projekt anhand der von Feuser ins Zentrum gestellten drei zentralen Punkte –das *Recht* auf Bildung, die *Struktur* des Bildungssystems und die Qualität der *Didaktik* - zu beurteilen. Die Überwindung des Paradigmas der Bildungsunfähigkeit kann eindeutig als Positivum im Sinne der Integration verbucht werden. Ob damit das Recht auf Bildung realisiert wird, bedarf einer genaueren Betrachtung, die sich auf Forschungsergebnisse stützen kann, die Klauß (2010) referiert: „Mit der Aufnahme der Menschen mit schwerer und mehrfacher Behinderung in Sonderschulen ... wurde ihr Recht auf Teilhabe an schulischer Bildung keineswegs vollständig eingelöst... Eine flächendeckende Fragebogenerhebung zeigte, dass die soziale Integration dieser Kinder und Jugendlichen in Sonderschulen in der Regel gut gelingt. Sie sind in den Schulen anerkannt und wertgeschätzt. Sie fühlen sich wohl... In Einzelfällen werden sie im Rahmen von Außenklassen auch an Allgemeinen Schulen unterrichtet... Damit ist die Teilhabe an Bildung allerdings noch nicht gesichert, denn es gelingt nur sehr begrenzt, SchülerInnen mit schwerer Behinderung auch an den Bildungsangeboten im Rahmen von Unterricht tatsächlich teilhaben zu lassen".

Zur Strukturfrage:

- Das Angebot an Klassen ist weitgehend dezentral und somit relativ wohnortnahe und leicht zugänglich. Die Schule als Bildungseinrichtung bestimmt den inhaltlichen und organisatorischen Rahmen.

- Derzeit sind nur 2 Klassen an allgemeinen Grundschulen und alle anderen an Sondereinrichtungen lokalisiert. Dieses Verhältnis soll in nächster Zukunft im Sinne der Integration weiter verbessert werden (2 Standorte an allgemeinen Grundschulen sind 2012 in konkreter Planungsphase).

- Die Bezeichnung (basale Förderklassen) betont die Besonderung und akzentuiert die Einschränkung des Bildungsangebotes. Die Gruppe der SchülerInnen ist homogen strukturiert und wird in erster Linie anhand der Komplexität der Beeinträchtigung und der Pflegeabhängigkeit definiert. In diesem Punkt ist derzeit keine Änderung geplant.

Eine Evaluation, die 13 Jahre nach dem Start des Projekts im Rahmen einer Diplomarbeit (Studienrichtung Pädagogik) durchgeführt wurde, war vor allem dem Aspekt der Unterrichtsqualität gewidmet (90 Fragbögen wurden an alle PädagogInnen der basalen Förderklassen ausgesandt, Rücklaufquote 78%) (Schlaffer 2006). Folgende Ergebnisse sind hervorzuheben:

- Knapp 60% des Personals haben eine pädagogische Ausbildung i.e.S. (Pädagogische Akademie od. Univ.-Studium)

- Die Äußerungsmöglichkeiten der Schüler werden differenziert beurteilt. Sprachliche und sprachnahe Äußerungen (Worte, bedeutungstragende Laute, Lautieren, Gebärden, Gesten) werden fachlich korrekt von nicht-sprachlichen Signalen (Mimik, Atmung, Muskelspannung) unterschieden.

- Diese Differenziertheit wird bei der Bewertung der Elemente der Kommunikationsförderung nicht eingelöst: Anbahnung von ja/nein-Strukturen und Mitbestimmung bei Routinehandlungen werden als weniger bedeutsam (jeweils < 60%) eingeschätzt als allgemeine stimmliche Erfahrungsmöglichkeiten (Anregung von Lautäußerungen, Erfahrbarmachen der eigenen Stimme (64 – 78%)

- Der Dialog wird zwar als zentrale Voraussetzung von Förderung (>90% ja-Antworten) eingeschätzt, oft (> 40% ja) aber auch als einer von mehreren Teilbereichen der Förderung betrachtet.

- Gelingender Austausch (zwischen Pädagogen und Schülern), Wohlfühlen des Klienten und Anregung der Selbsttätigkeit wurden am häufigsten (jeweils > 32%) als besonders wichtig für die Unterrichtsarbeit genannt. (Entspannung, persönliche Zuwendung und Anregung der Ausdrucksmöglichkeit lagen dahinter).

- Kommunikationsförderung wird als permanentes Element des Unterrichts (>80%) benannt, wird aber teilweise auch in ein quasi-therapeutisches Setting ausgelagert.

- Basale Kommunikation und Snoezelen (jeweils > 90%) sind die am häufigsten angewandten Methoden; auch unterstützte Kommunikation (> 60%) wird häufig genannt; die SDKHT nach Feuser ist weitgehend unbekannt (< 5%).

Anhand dieser Ergebnisse ist ein (begrenzter) Rückschluss auf die Qualität der Didaktik möglich: Als Leitbegriffe des Unterrichts wurden in der Projektphase individualisierter Unterricht, Ganzheitlichkeit und dialogisches Prinzip definiert (Hetzmannseder 2000). Spiegeln sich diese Inhalte in den Antworten der PädagogInnen? Die Evaluation zeigt diesbezüglich ein widersprüchliches Bild. Ausbildungsvoraussetzungen und methodische Grundkompetenzen zur Umsetzung dieser Leitbegriffe sind vorhanden; es zeigen sich jedoch deutliche Hinweise auf eine mangelhafte Kompetenz, Dialog und Kommunikation didaktisch korrekt im Unterrichtsprozess einzusetzen. Die Tendenz zu einem undifferenzierten und verschwommenen Verständnis dieser Begriffe ist unübersehbar. Hier sind Mängel in der didaktischen Kompetenz erkennbar.

Es gelingt nicht ausreichend, die Konzepte „Bildung und Unterricht" auf die konkrete Situation von Kindern mit schwersten Beeinträchtigungen anzuwenden. Dies korrespondiert mit den Akzenten, die in der 20-Jahres-Jubiläumsbroschüre gesetzt werden: Die ursprünglichen Leitbegriffe werden zwar angeführt, verschwinden aber hinter den neu formulierten 5 „Grobzielen": Da sein und Wohlfühlen / Erleben und Wahrnehmen / Miteinander sein und sich äußern / Bewegen und tätig sein / Leben gestalten und selbst bestimmen. (Wiener Sozialdienste & Stadtschulrat f. Wien 2012). Die zur Illustration eingefügten kurzen szenischen Beschreibungen (Vignetten) zeigen häufig eine Tendenz zur Trivialisierung. „Einer Tendenz zur Trivialisierung ist es also eigen, die Komplexität in einer arg reduktionistischen Art und Weise so zu reduzieren, dass die Komplexität gar nicht mehr wahrnehmbar und denkbar ist bzw. dies auch nicht mehr gewollt wird" (Störmer 2011, S 13). Die Verselbständigung und Verabsolutierung untergeordneter Funktionen und Fertigkeiten oder auch der Mangel an didaktischen Vermittlungsschritten sind markante Merkmale dieses Prozesses, der meist dort auftritt, wo die klare Kontur eines Menschenbildes fehlt. In der basalen Förderklasse, die an der Station für neurologische Rehabilitation von Kindern und Jugendlichen am Krankenhaus Rosenhügel (Berger 1990) eingerichtet war, haben wir versucht, durch eine systematische Analyse basaler Kommunikationsprozesse (Berger 1995) und durch das Konzept der Progressiven Kooperativen Rehabilitationsplanung (Berger 2002) dieser Tendenz entgegenzuwirken: die einzelnen Funktionen (Operationen im Sinne Leontjews) gewinnen ihre Bedeutung im Kontext von Lebenskompetenzen, die wiederum aus dem übergeordneten Lebensplan abzuleiten sind.

Trotz relevanter Schritte in Richtung Integration bleiben also wesentliche Fragen offen. „Was bedeutet es eigentlich, erheblich kognitiv beeinträchtigt zu sein, und welche Möglichkeiten hat man, unter diesen Bedingungen an allgemeiner Bildung teilzuhaben? Hier ist die Didaktik gefragt, die Wissenschaft von der Vermittlung von Bildung" (Klauß 2010, S 348).

Autismus und schulische Integration

Auch Kinder mit autistischer Beeinträchtigung waren in Wien über lange Zeit vom Schulbesuch ausgeschlossen. Erst im Schuljahr 1996/97 wurde eine Initiative der Elternselbsthilfegruppe „Österreichische Autistenhilfe" zur Schaffung der Möglichkeit des integrativen Schulbesuchs für autistische Kinder (Berger, Mutschlechner 2007) – unter aktiver Mitwirkung von Georg Feuser (in einer frühen Phase war auch Peter Rödler am Weiterbildungsmodul beteiligt) – bei gleichzeitiger Weiterführung segregierender „Autistenklassen" in die Wirklichkeit des Schulbetriebs umgesetzt. Die Voraussetzung dafür war ein Kooperationsnetzwerk zwischen Schulbehörde, Kinderpsychiatrie und Autistenhilfe. Zu diesem Zeitpunkt begegnete das Projekt des integrativen Schulbesuchs für Autisten noch großer Skepsis. Die Zweifel des damaligen Präsidenten des Wiener Stadtschulrates, Dr. Kurt Scholz, eines Förderers der schulischen Integration behinderter Kinder, bedurften der kinderpsychiatrischen Zusicherung, dass dieser Weg gangbar sei. Als wir einige Zeit später im Rahmen des internationalen Kinderpsychiatriekongresses über die ersten erfolgreichen Erfahrungen aus Wien berichteten (Berger 1998), wurde diesem Bericht von den TeilnehmerInnen des Workshops große Skepsis entgegengebracht. Nach wie vor dominierte die gängige Einschätzung, dass die Schullaufbahn von Kindern mit autistischen Störungen - auch wenn sie im Einzelnen recht unterschiedlich sein kann - aufgrund der zentralen Problembereiche von Aufmerksamkeit, Sprachentwicklung und Sozialkontakt meist mit großen Schwierigkeiten verbunden ist (POUSTKA et al. 2004). Die Kinderpsychiatrie widmet diesem Thema auch heute noch wenig Aufmerksamkeit.

Die erste Evaluationsphase (Grundstufe) wurde in den ersten 4 Schuljahren (1996/97 – 1999/2000) der Laufzeit des Projekts durchgeführt, die zweite Evaluationsphase (Sekundarstufe) erfolgte im Schuljahr 2004/2005. Der ersten Evaluationsphase lagen folgende Fragen des Projektträgers (Stadtschulrat für Wien) zugrunde:

- Können Kinder mit autistischen Störungen in (modifizierten) Integrationsklassen des Wiener Schulsystems beschult werden?

- Zeigen Kinder mit autistischen Störungen unter diesen Bedingungen Entwicklungsfortschritte?

Beide Fragen konnten positiv beantwortet und mit folgenden Ergebnissen belegt werden:

Eine Reduktion Autismus – spezifischer Symptome findet sich bei 82,3% der Kinder. Bei 52,9% der Kinder können messbare Verbesserungen der kognitiven Leistungsfähigkeit festgestellt werden. Bei 82,3% der Kinder finden sich positive Veränderungen der sozialen Kompetenz. Bei 76,5% der Kinder finden sich positive Veränderungen der kommunikativen Kompetenz. 76,5% der SchülerInnen haben ihren (bisherigen) Schulweg innerhalb des integrativen Schulmodells absolviert.

Nach Abschluss der zweiten Evaluationsphase konnten folgende Ergebnisse berichtet werden: Über den gesamten Evaluationszeitraum von Grundstufe und Sekundarstufe gemessen zeigen von den zehn SchülerInnen der 2. Evaluationsphase insgesamt acht eine Verbesserung ihrer kognitiven Kompetenzen, davon drei eine deutliche Verbesserung, bei zwei SchülerInnen kann keine Veränderung nachgewiesen werden. Acht SchülerInnen zeigen eine Verbesserung ihrer sozialen Kompetenzen, davon vier eine deutlich positive Veränderung, zwei eine Verschlechterung. Bei sieben Schülerinnen konnte eine Verbesserung ihrer kommunikativen Kompetenzen festgestellt werden, bei drei eine Verschlechterung. Bei der Verhaltensbeurteilung (YSR, CBCL) war die Selbsteinschätzung der Kinder mit der Einschätzung der Eltern in 60% , die Selbsteinschätzung der SchülerInnen mit der Einschätzung LehrerInnen nur in knapp 40% übereinstimmend. Natürlich lässt die kleine Anzahl verwertbarer und vergleichbarer Beurteilungsangaben keine schlüssige Aussage zu. Festzuhalten ist aber, dass der Weg der Selbstbeurteilung autistischer Jugendlicher grundsätzlich auch in künftigen Studien in Betracht gezogen werden sollte und dass sich beträchtliche und zum Teil überraschende Diskrepanzen in der Beurteilung der beteiligten Personen (Jugendliche, Eltern, Lehrer) zeigen.

Eine weitere Evaluation in den Jahren 2005-2007 (Grubich, Berger 2009) konnte auch den Aspekten der Didaktik nachgehen. Die Anwesenheit der autistischen Schüler in der gemeinsamen Klasse lag zwischen 66,3 und 90,6% der Unterrichtszeit. Für jedes Kind wurden individuelle Lernziele in verschiedenen Lernbereichen (sprachlich-gesellschaftlicher Bereich, naturkundlich-technischer Bereich, musisch-kreativer Bereich) definiert und deren Erreichung individuell dokumentiert. Die meisten Lernzuwächse weisen einen Erreichungsgrad zwischen 40% und 80% auf, wobei die erforderlichen Hilfestellungen bei 38% in lautsprachlicher Hilfe, bei 14% in Form von Modellübernahme, bei 9% in körperlicher Hilfe bestanden.

Im Schuljahr 2009/10 waren insgesamt 92 SchülerInnen mit Autismus-Spektrum-Syndrom in 83 Wiener Regelschulklassen integriert (45 in Grundschulen, 31 in kooperativen Mittelschulen, 5 in allgemeinbildenden höheren Schulen, 1 in einem Oberstufenrealgymnasium und 10 in berufsvorbereitenden Schulformen). Ein Tutorensystem bietet fachliche Unterstützung für die LerherInnen und stellt ein wesentliches Element der Qualitätssicherung dar.

Neben den Evaluationsstudien kennen wir aus der klinischen Arbeit auch die Lebensläufe einiger Kinder, die uns zeigen, dass die Notwendigkeit einer - ambulanten oder stationären - kinderpsychiatrischen Intervention ausgesprochen selten war und die Ausprägung der Intensität des autistischen Syndroms der mittlerweile jungen Erwachsenen des ersten Schuljahrganges deutlich geringer geworden ist.

Für dieses Modell können alle eingangs genannten Kriterien - das *Recht* auf Bildung, die *Struktur* des Bildungsangebotes und (zum größeren Teil auch) die Qualität der *Didaktik* – als erfüllt angesehen werden.

Schlussbemerkungen

Trotz jahrzehntelanger Erfahrung in der Praxis der Integration im Schulbereich gilt in Österreich nach wie vor die Prämisse, dass schulische Integration ein ergänzendes Angebot ist, das neben den fortbestehenden segregativen Schulmodellen eingerichtet wird. Diese Prämisse wird durch ideologische, berufsständische und durch schulorganisatorische Interessen gestützt. Alle positiven internationalen Erfahrungen mit dem integrativen Schulmodell konnten daran nichts ändern. Im Gegenteil: in Österreich hat die neokonservative Schulpolitik der Jahre seit 2000 die Dynamik der Integrationsbewegung gebrochen und die Entwicklung der schulischen Integration zurückgedrängt oder ausgehöhlt.

Literatur

Berger Ernst (1990): Planungskonzept der Abteilung für entwicklungsgestörte Kinder am Neurologischen Krankenhaus Rosenhügel. Behinderte 13, 1, 20-24

Berger Ernst (1995): Integration ist unteilbar. Betrifft:Integration 3/95

Berger Ernst, Mutschlechner Regina (1998): Inclusive Education of Autistic Children in School 14. Intern. Congress Intern. Association for Child and Adolescent Psychiatry (IACAPAP), Stockholm (oral presentation).

Berger Ernst, Mutschlechner Regina (2007): Autismus und schulische Integration – kinderpsychiatrische Perspektiven. In: TUSCHEL G., MÖRWALD B. (Hrsg.) Miteinander 2 – Möglichkeiten für Kinder mit autistischer Wahrnehmung in Wiener Schulen. Echomedia Verlag. Wien

Berger Ernst (2002) Ist Rehabilitation ein planbarer Prozess? In: FEUSER G., BERGER E. (Hrsg.): Erkennen und Handeln. Momente einer kulturhistorischen (Behinderten-) Pädagogik und Therapie. Verlag Pro Business, Berlin

Daxbacher Renate, Berger Ernst (1993): Schulische Integration behinderter Kinder in Wien – zur Bedeutung der Prinzipien des Team-Teaching, der Kooperation und des Kompetenztransfers für Grundschulen ohne Aussonderung. Behindertenpädagogik

Feuser Georg (2010): Die UN- Konvention und deren Relevanz für die Integration und Inklusion. Behindertenpädagogik 49, 53-61

Hetzmannseder Gabriele (2000): Die Basalen Förderklassen Wien. Erziehung und Unterricht, 1-2/2000, 135-146

Klauß Theo (2010): Inklusive Bildung: Vom Recht aller, alles Wichtige über die Welt zu erfahren. Behindertenpädagogik 49, 341-374.

Poustka Fritz., Böltes S., Feineis-Matthews S., Schmölzer G. (2004): Ratgeber Autistische Störungen. Hogrefe, Göttingen

Schlaffer Christina (2006): Kommunikation und Dialog mit schwer beeinträchtigten Kindern und Jugendlichen. Unveröffentl. Diplomarbeit, Univ. Wien (Fak. Human- u. Sozialwissenschaften)

Störmer Norbert (2011): Integration Inklusion – Zur Methodenproblematik eines gemeinsamen Lebens, Spielens, Lernens und Arbeitens aller. Behindertenpädagogik 50, 5-35

Wiener Sozialdienste & Stadtschulrat für Wien (2012): 20 Jahre Basale Förderklassen. Eigenverlag, Wien

Psychiatrie im Faschismus[1]

Ich widme diese Arbeit meinem Vater, Ferdinand Berger, und allen anderen Öster-
reichern, die in dieser Zeit nicht „ihre Pflicht" (zit. Kurt Waldheim) getan haben.

Geschichte und Gegenwart

Wenngleich ein Rückblick in die Geschichte der Psychiatrie heute wohl keiner Rechtfertigung mehr bedarf, soll dennoch das Anliegen der vorliegenden Arbeit formuliert werden:

Es geht um die Suche nach den Mechanismen, die in der Zeit des Faschismus die Voraussetzung dafür waren, die Psychiatrie als Mordinstrument zu verwenden. Dabei wäre folgende Hypothese zu überprüfen: Diese Mechanismen waren nicht auf die Zeit des Faschismus beschränkt, sondern könnten als Teil der Psychiatrie, als Teil der Gesundheitsverwaltung, als Teil der Verwaltung des psychosozialen Sektors auch in anderen Zeiten wirksam werden. Geschichtsforschung spricht somit ein Problem der Gegenwart an, dessen Wurzeln in der Vergangenheit liegen.

Psychiatrie im Faschismus in Wien

Die Wiener Psychiatrie in der Zeit des Nationalsozialismus war Teil der **allgemeinen Vernichtungsaktion**, die systematisch geplant und mit industrieller Perfektion ausgeführt wurde. Eines der wesentlichen Ziele dieser Vernichtungsaktion war die Einsparung finanzieller Mittel. So wurde in einem Aktenschrank in Schloß Hartheim eine Rentabilitätsberechnung mit dem Titel „Was ist bisher in den Anstalten geleistet worden?" gefunden (1), in der festgestellt wird: „Bei einem durchschnittlichen Tagessatz von RM 3,50 ergibt sich eine tägliche Ersparnis von RM 245.955,50, bei einer Lebenserwartung von 10 Jahren RM 885.439.800,00, d.h. diese Summe wird bzw. ist bis zum 1.September 1951 aufgrund der bisher durchgeführten Desinfektion von 73.273 Personen erspart worden." (Desinfektion ist eine Deckbezeichnung für Tötung).

Der **allgemeine Umfang** dieser Aktion ist heute bekannt:

Neben etwa 300 000 Zwangssterilisationen wurden im Rahmen der „Aktion T 4" in der Zeit von Oktober 1939 bis August 1941 (1. Phase) 70 253 Menschen durch Giftgas getötet. Die 2. Phase der Tötungsaktion wurde dezentral in den Anstalten mittels Hunger und Gift durchgeführt, sodaß keine genauen Zahlen vorliegen. Die Gesamtzahl der Opfer im Deutschen Reich beträgt etwa 250 000 Menschen; hinzu kommen weitere Tausende Opfer in den besetzten Gebieten Europas.

---

1   Quelle: BERGER, E.: Psychiatrie im Faschismus. Behinderte in Familie, Schule u. Gesellschaft 11, 5, 5962, 1988

Aus dem **Psychiatrischen Krankenhaus der Stadt Wien (Steinhof)**, der damaligen Wagner v.Jauregg-Heil-u.Pflegeanstalt, wurden in der Zeit von Juli bis November 1940 etwa 3000 Patienten (2) verlegt und anschließend im Schloß Hartheim getötet. Im zweiten Psychiatrischen Krankenhaus der Stadt Wien, in Ybbs, betrug diese Zahl 2282 (2).Die freigewordenen Betten wurden teilweise als Lazarettraum genützt, teilweise in Jugendfürsorgeanstalten für schwererziehbare Kinder und Jugendliche umgewandelt.

Am „Steinhof" wurde im August 1940 die Jugendfürsorgeanstalt **„Am Spiegelgrund"** und im April 1942 die Heilpädagogische Klinik („für die Aufnahme der Fälle des Reichsausschusses zur wissenschaftlichen Erfassung von erb-und anlagebedingten schweren Leiden sowie von debilen, bildungsunfähigen Minderjährigen" (3) gleichen Namens gegründet. Die Jugendfürsorgeanstalt umfaßte im Jänner 1942 nahezu die Hälfte der gesamten Anstalt (4). Für das Krankenhaus Ybbs bestanden identische Planungen (5), die jedoch aufgrund der „Ereignisse des Winters 1941 an der Ostfront" (6) nicht im geplanten Umfang realisiert werden konnten, da die Betten als Lazarett beschlagnahmt wurden. Die Zugänge in die Jugendfürsorgeanstalt kamen teilweise aus Wiener Heimen (z.B. Liste von 253 Kindern im Juni 1941) (7) teilweise aus verschiedenen Teilen Deutschlands (Rheinischer Raum, Bad Kreuznach, München-Gladbach), wobei die Wiener Gesundheitsverwaltung darüber Klage führte, daß ein großer Teil der Kinder jünger als 14 Jahre war und „die Diagnosen fast aller nach Wien übersandten Fälle tiefstehende Idiotien sind, die wir in unseren Anstalten nicht mehr haben." (8). Im März 1943 stellte der stellvertretende Gauleiter Scharizer in einem Schreiben an Stadtrat Gundel die Frage, „...ob nicht die unerhört knappe Bettenzahl in Wien die Wiederaufnahme der seinerzeit abgestoppten Räumungsaktion Steinhof usw. wünschenswert erscheinen läßt." (9)

Die zweite Phase der Vernichtung, die ohne zentrale Planung innerhalb der Anstalten vor sich ging, ist für den Steinhof anhand eines Transportes vom 16.August 1943 aus den Alsterdorfer Anstalten, Hamburg, dokumentiert, für den bis 1945 eine Sterberate von 86% (Sterberate vergleichbarer Anstalten bis 1939 2-4%) festgestellt wurde (10).

Bereits im Jahre 1939 wurde im Wiener Gesundheitsamt eine Kartei aufgebaut, deren Personenkreis weit über die Gruppe der Behinderten hinausging. Sie umfaßte mit 320 000 Personen (Zwischenbericht vom 28.7.1939) über 15% der Bevölkerung Wiens: Geisteskranke und Psychopathen, Trinker, Prostituierte, sowie 40 000 schwer erziehbare und psychopathische Kinder aus asozialen Familien (2). Diese Kartei zur „Erfassung der negativen Auslese Groß-Wiens" sollte die Grundlage weiterer Vernichtungsaktionen sein, die mit der bereits erwähnten Verlegung von Kindern aus städtischen Kinderheimen (7) auch tatsächlich teilweise realisiert wurde.

Eine **vorläufige Einschätzung** dieser erst mangelhaft erforschten historischen Zusammenhänge läßt folgende Schlußfolgerungen zu: Die Vernichtungsaktionen erfaßten vorerst die psychisch kranken und geistig behinderten Menschen, unter ihnen viele Kinder und Jugendliche. Sie wurden in der Folge systematisch auf Kinder und Jugendliche aus proletarischen Familien ausgedehnt. Neben dem Personal der Pflegeanstalten waren Gesundheits- und Sozialverwaltung in großem Maße beteiligt. (Die aus den Akten ersichtlichen Begründungen für die damaligen „Fürsorgemaßnahmen" unterscheiden sich übrigens nicht grundsätzlich von den heutigen).

Die Überstellungsmaßnahmen (aus Anstalten und Heimen) wurden offiziell durchgeführt; die Tötungen der betroffenen Menschen erfolgten geheim. Ein bereits vorbereitetes „Euthanasie-Gesetz" wurde im August 1940 fertiggestellt, es trat jedoch nie in Kraft (2). Es handelte sich also auch nach den damaligen Gesetzen um Mord, der als „Sterbehilfe" oder unter verschiedenen anderen Deckbezeichnungen, wie Desinfektion oder Verschickung, ausgeführt wurde.

Vermutlich trifft für einen Großteil des beteiligten Personals eine Einschätzung zu, zu der Seidel u.a. für Niedersachsen gelangten: Das Verhalten der Mehrzahl ist als „hilfreiche Anpassung - hilflose Fügung" zu bezeichnen (11).

Voraussetzungen und Folgen

Die Vernichtungsaktionen waren weder ein „Betriebsunfall" der Geschichte, noch das Werk einiger „Bestien". Sie waren konsequenter Ausdruck der ökonomischen Interessen, die die Grundlage des deutschen Faschismus waren. Ihre unmittelbaren **ideologischen Wurzeln** lagen in der Rassenideologie (2), die als unmittelbares Produkt des europäischen Kolonialismus im 19.Jahrhundert entstanden ist. Menschen aus anderen Erdteilen wurden als Monstren zur Schau gestellt und unter Berufung auf Mißinterpretationen des Darwinismus mit tierischen Abstammungen in Zusammenhang gebracht (12).

Die theoretischen Grundlagen der Psychiatrie, die von E. Kraepelin um die Jahrhundertwende geschaffen wurden, standen damit in einem logischen inneren Zusammenhang: Alle wesentlichen Eigenschaft der Menschen wurden als biologisch begründet erklärt und die Klassifikation psychischer Krankheiten erfolgte anhand pseudo- naturwissenschaftlicher Kriterien. Dieses System eignete sich hervorragend zur wissenschaftlichen Legitimation und als Selektionsinstrument zur Durchführung der Vernichtungsaktionen. Griesingers psychiatrische Konzepte (13) und Virchows Rassengutachten (12) zeigen, daß es auch damals wissenschaftliche Alternativen gegeben hätte.

Das Ende des deutschen Faschismus im Jahre 1945 war auch das Ende der Vernichtungsaktion. Keineswegs aber wurde mit diesem Datum ihren ideologischen Grundlagen oder dem Wirken ihrer Träger ein Ende bereitet.

Dr.Heinrich Groß, während der Nazizeit als Arzt an den Tötungsaktionen in der Anstalt „Am Spiegelgrund" beteiligt, war bis vor kurzer Zeit Primarius im Psychiatrischen Krankenhaus (Steinhof) und ist heute noch als psychiatrischer Gerichtsgutachter tätig.

Auch die Lebensdaten von **Dr.Hans Bertha** sind ein deutliches Dokument der Kontinuität (14):

- 1901 geb. in Bruck a.d. Mur
- 1933 Beitritt zur NSDAP (Nr.1521286)
- 1937 Beitritt zur SS
- 1938 Kommissarische Leitung d. Univ.-Nervenklinik Graz, Vorlesung „Menschliche Erblehre als Grundlage der Rassenhygiene"
- 1941-1945 Leiter des Referats „Fürsorge für Nerven-, Gemütskranke und Süchtige" der Stadt Wien
- 1944, 1.Jänner: Übernahme der Leitung der Wagner v. Jauregg- Heil-u.Pflegeanstalt
- 1961 Als Ordentlicher Professor und Vorstand der Neurologisch-Psychiatrischen Universitätsklinik in Graz
- Mitbegründer der Internationalen Neuropsychiatrischen Symposien in Pula
- 1963 Dekan der Medizinischen Fakultät Graz
- 1964 Tod infolge eines Autounfalls.

Das Mißtrauen, das der Psychiatrie auch heute entgegengebracht wird, beruht nicht nur auf der von ihr ausgeübten gesellschaftlichen Ordnungsfunktion. Die dargestellte personelle Kontinuität, die Tatsache, daß eine Auseinandersetzung der Psychiatrie mit ihrer eigenen Geschichte und eine Distanzierung von den Mordaktionen bis heute nicht vollzogen wurde sowie das Fortbestehen der Konzepte Kraepelins als Grundlage der psychiatrischen Krankheitslehre stellen berechtigte Gründe für dieses Mißtrauen dar. Sie haben auch tatsächlich ihre Wirkung bis heute nicht verloren.

LITERATURVERZEICHNIS

(1) Dokumentationsarchiv des Österreichischen Widerstandes (DÖW)

(2) NEUGEBAUER W. „Von der'Rassenhygiene` zum Massenmord"

(3) DÖW/Schreiben Dr.Öller 16.7.42. Zmt E 8/E 10-1-128/42

(4) DÖW/Schreiben StR.Gundel 2.1.42. Zl.:E-3/1942

(5) DÖW/Schreiben Dr.Parville 2.8.41. Zl. V-1597/41

(6) DÖW/Schreiben StR.Gundel 11.3.43. Zl:E-225/43

(7) DÖW/Schreiben Dr.Wolschansky 30.6.41

(8) DÖW/Schreiben StR.Gundel 25.5.43. Zl.:E-442/43

(9) DÖW/Schreiben Scharizer 6.3.43. Eingangs-Zl.E-225/43

(10) WUNDER M., GENKEL I., JENNER H. „Auf dieser schiefen Ebene gibt es kein Halten mehr" Hamburg 1987

(11) SEIDEL ., MEYER ., SÜßE . „Hilfreiche Anpassung- hilflose Fügung" Psychiat. Prax.14,1987

(12) RANKE J. „Der Mensch" Leipzig 1923

(13) GÜSE H.-G., SCHMACKE N. „Psychiatrie zwischen bürgerlicher Revolution und Faschismus" Athenäum Verlag 1976

(14) DÖW/Personalakten und div. Briefe

Ich danke Wolfgang Neugebauer/DÖW für die Unterstützung bei der Benützung der Archivakten.

Wem nützt die Nosologie?
Kinderpsychiatrische Gedanken[1]

Standortbestimmung

Die psychiatrische Nosologie ist ein janusköpfiges Gebilde. Sie stellt einerseits den Anspruch eines wissenschaftlichen Klassifikationssystems und wird in diesem Sinne auch als Forschungsinstrument angewandt, andererseits ist sie ein Katalog von Anweisungen für soziales Handeln in der praktischen Psychiatrie. Die Psychiater betrachten meist das „Wissenschaftsgesicht" des Januskopfes. Die Handlungen, die sie als Funktionäre eines sozialen Systems unter Zuhilfenahme der Nosologie setzen, bleiben meist unhinterfragt.

Die psychiatrische Nosologie beruht vorwiegend auf Beschreibungen und befindet sich somit wissenschaftsgeschichtlich betrachtet auf einem niedrigen Entwicklungsniveau. Die Ebene der Erklärungen wird erst in wenigen Bereichen ansatzweise erreicht. Die Feststellung dieser Tatsache beinhaltet keine moralische Wertung. Die Notwendigkeit des moralischen Maßstabes beginnt dort, wo soziale Urteile mit der Aura wissenschaftlicher Erkenntnis umgeben werden. Redlich und Freedman (1966) formulieren diesen moralischen Anspruch folgendermaßen: „Das diagnostische Schema darf unsere Unwissenheit nicht verschleiern." Um dieser Forderung zu genügen, müßte auch in der praktischen Anwendung und nicht nur in Sonntagsreden klar werden, dass die Klassen der Nosologie hypothetische Konstrukte mit mehr oder weniger guter Annäherung an die Realität der Verhaltensstörungen darstellen. Das wird in ähnlicher Weise auch von Janzarik (1978) zum Ausdruck gebracht.

Die psychiatrische Nosologie ist unabhängig von der subjektiven Motivation des Anwenders ein Instrument sozialer Kontrolle, indem sie der praktischen Psychiatrie die Legitimation des Handelns liefert. Die Psychiatrie teilt die soziale Kontrollfunktion mit der gesamten übrigen Medizin. Dörner (1969) belegt diese Feststellung durch den historischen Nachweis der Zuordnung der Medizin zu den „Polizeiwissenschaften". Kein anderer Zweig der Medizin aber steht den Gerichten und der Polizei so nahe wie die Psychiatrie; kein anderer Zweig der Medizin hat in vergleichbarem Ausmaß die Tötung von Menschen legitimiert wie die Psychiatrie in Deutschland und Österreich in der Zeit des Nationalsozialismus.

Die psychiatrische Nosologie ist seit etwa 100 Jahren (s. Kraepelin 1887, 2. Aufl.) über die Ebene der Beschreibung nicht wesentlich hinausgekommen. Vom erkenntnistheoretischen Standpunkt ist es daher legitim, die Frage z stellen, ob die psychia-

---

1   Quelle: BERGER, E.: Wem nützt die Nosologie? Kinderpsychiatrische Gedanken. In: KUNZE M., SCHOBERBERGER R.: Psychosomatik 2000 / Neue Aspekte. Dr. Peter Müller Verlag, Wien 1990

trische Nosologie in ihrer konkreten, historische gewachsenen Form eine adäquate Basis für die Erklärung psychischer Prozesse und menschlichen Verhaltens darstellt. Möglicherweise könnten tiefgreifende Veränderungen oder auch der Ersatz durch andere Konzepte erfolgreichere Wege öffnen. Derzeit allerdings stellt die psychiatrische Nosologie eine gesellschaftliche Realität dar, die, da sie eine soziale Funktion erfüllt, nicht einfach „abgeschafft" oder negiert werden kann. Um so wichtiger ist es, ein ständig waches Bewußtsein über den Charakter dieses Werkzeugs zu schaffen, da nur auf diese Weise Missbrauch verhindert werden kann.

Der Beitrag der Kinderpsychiatrie

Die Wurzeln der kinderpsychiatrischen Nosologie liegen in den zwanziger und dreißiger Jahren dieses Jahrhunderts und werden durch die Namen Homburger, Lazar, Kramer, Heller repräsentiert. Es handelt sich jedoch um keine einheitlichen Konzepte. Sie sind vielmehr auf unterschiedlichem Denkhintergrund in der Pädiatrie und in der Psychiatrie entstanden. Diese Divergenz wirkt bis heute fort.

Sehen wir von diesem Widerspruch einmal ab und betrachten wir die kinderpsychiatrischen Konzepte, die auf dem Boden der Psychiatrie entstanden sind, so sind sie dadurch gekennzeichnet, dass die klassische psychiatrische Nosologie Kraepelins die Basis darstellt. Der alterstypische Erscheinungsbilder – wie beispielsweise die Enuresis, das hyperkinetische Syndrom etc. – hinzugefügt wurden. Auf diesem Hintergrund wurden erst wesentlich später eigenständige Neuerungen entwickelt.

Die multiaxiale Klassifikation, die heute auch in die Psychiatrie des Erwachsenenalters Eingang findet, wurde wohl deshalb zuerst in der Kinderpsychiatrie entwickelt (s. Rutter et al 1969), weil die ätiologische Vielschichtigkeit psychischer Störungen im Kindesalter deutlicher zutage tritt. Das ursprüngliche triaxiale Klassifikationsschema aus dem Jahre 1969 umfaßt neben der klinisch-psychiatrischen Achse eine Intelligenzachse sowie eine Achse für assoziierte oder ätiologische Faktoren, unter denen von 12 möglichen 5 soziale Faktoren sind. Das derzeit aktuelle Klassifikationsschema von Rutter, Shaffer, Sturge liegt auch in deutschsprachiger Version vor (bearbeitet von Remschmidt, Schmidt 1977). Es beinhaltet folgende Achsen: klinisch-psychiatrisches Syndrom / umschriebene Entwicklungsrückstände / Intelligenzniveau / körperliche Symptomatik / abnorme psychosoziale Umstände. Es ist in den korrespondierenden Teilen dem ICD-Schema angeglichen. Wenngleich die auf der ersten Achse verwendete psychiatrische Diagnose in den Grundzügen der klassischen psychiatrischen Nosologie entspricht, so lenkt doch die fünfte Achse den Blick auf den Zusammenhang zwischen psychischer Erkrankung und abnormen psychosozialen Umständen.

Rutter und Mitarbeiter haben darüber hinaus den Versuch gemacht, die starren nosologischen Kategorien, die sich vor allem in der Jugendpsychiatrie als unbrauchbar erwiesen haben, aufzulockern. So wurde die Kategorie der „spezifischen emotionalen Störungen des Kindes- und Jugendalters" geschaffen, unter der „weniger gut abgegrenzte emotionale Störungen, die für das Kindesalter charakteristisch sind" (Remschmidt, Schmidt 1977) beschrieben sind, die sich jedoch von neurotischen Störungen und von akuten Belastungsreaktionen unter zeitlichen und inhaltlichen Gesichtspunkten unterscheiden. Die Unterteilungen innerhalb dieser Kategorien umfassen: spezifische emotionale Störungen mit Angst und Furchtsamkeit / mit Niedergeschlagenheit und Unglücklichsein / mit Empfindsamkeit, Scheu und Abkapselung / mit Beziehungsschwierigkeiten.

Diese Kategorie schafft die Möglichkeit, Symptome, die ansonsten den nosologischen Kategorien der Depression, der Persönlichkeitsstörung, der Neurose zugeordnet werden müssten, als entwicklungsspezifische Symptome zu fassen.

Die Kategorie der „Persönlichkeitsstörungen" oder „abnormen Persönlichkeit" stellt ein besonders problematisches Kernstück der psychiatrischen Nosologie dar. Die Problematik dieses Begriffs, die heute wohl schon als Allgemeingut in psychiatrischen und psychosozialen Fachkreisen bekannt ist, findet auch in der Literatur ihren Niederschlag. Jervis (1978 S 348) spricht von einem „psychiatrischen Mülleimer". Redlich und Freedman (1970, S 577) heben die Bedeutung des sozialen Umfeldes für die Entstehung der Symptomatik hervor. Reiter und Gabriel (1973) weisen nach, dass die Verwendung dieser nosologischen Kategorie in hohem Maße von konfliktgeprägten aktuellen Interaktionen zwischen Patient und Pflegepersonal bzw. Arzt abhängig ist.

Es ist naheliegend, dass die Frage nach der Entstehung von Verhaltensweisen, die der Kategorie „Persönlichkeitsstörungen" zugeordnet werden, von denen gestellt wurde, die die psychische Entwicklung des Kindes beobachten. Spiel (1976, 1981) prägte den Begriff der „Persönlichkeitsentwicklungsstörung", der eine essentielle, ätiologisch orientierte Vertiefung dieses Problemfeldes darstellt, indem er nach den Entstehungsbedingungen tiefeingewurzelten „Fehlverhaltens" (Degkwitz und Mitarbeiter 1980, S 54) fragt und daraus therapeutische orientierte Strategien abzuleiten versucht. Spiel (1981) meint mit Persönlichkeitsentwicklungsstörung „diejenigen psychodynamischen Vorgänge, die sich ergeben, wenn während des Entfaltungs- und Differenzierungsprozesses der Persönlichkeit langdauernde Umstände einwirken und zu voraussehbaren Veränderungen der Ausformung und Ausgestaltung bestimmter Wesenseigentümlichkeiten und Charakterzügen führen".

Um diesen Gedanken weiter zu verfolgen, bedarf es eines Konzepts darüber, was unter „Persönlichkeit" zu verstehen ist. Leontjew (1982) fasst Persönlichkeit als hierarchisches System von Motiven und Tätigkeiten, das in der Ontogenese entsteht. Jantzen (1986) konkretisiert diesen ontogenetischen Entwicklungsprozess, indem er in der Struktur des psychischen Abbildes den zentralen Parameter der kindlichen Entwicklung beschreibt. In Verbindung mit seinem „Isolationskonzept" (Jantzen 1979) stellt dies eine Grundlage für die Weiterentwicklung des Konzepts der Persönlichkeitsentwicklungsstörung dar, das wir nun dahingehend vertiefen können, dass bei in der Ontogenese bestehenden (äußeren und inneren) Isolationsbedingungen die psychische Abbildung der Realität inadäquat erfolgt und auf diese Weise die Entwicklung des hierarchischen Systems von Tätigkeiten und Motiven (i.e. „Persönlichkeit") beeinträchtigt wird.

An die Stelle des unhinterfragten und meist unveränderbar gedachten Begriffs der „abnormen Persönlichkeit" tritt somit das Resultat eines Entwicklungsprozesses, dessen Bedingungen erkennbar und veränderbar sind (s. auch Berger, Friedrich, Schuch 1985).

Dennoch leidet die Kinderpsychiatrie weiterhin unter der Hypothek der deskriptiven statischen Einwortdiagnosen der psychiatrischen Nosologie. Die Beschränkung auf Deskription und Klassifikation verstellt nur allzu leicht den Blick auf das eigentliche Aufgabengebiet des Kinderpsychiaters, die Analyse psychischer Störungen in statu nascendi und die Hilfe für die Patienten.

Schlussbetrachtungen

- Die Erkenntnisse der Labeling-Theorie warnen uns vor den oft lebenslangen Konsequenzen einer psychiatrischen Diagnose. Für die Kinderpsychiatrie hat diese Warnung aufgrund des frühen Lebensalters zum Zeitpunkt der Diagnosestellung noch größere Bedeutung.

- Durch die Formulierung einer Diagnose werden die Symptome pathologischen Verhaltens als Eigenschaft eines Indiviuums beschrieben. Die Sozialisationsinstanzen und die Gesellschaft, die die Sozialisationsbedingungen schafft, werden auf diese Weise ihrer Verantwortung entledigt.

- Eindimensionalität und statisches Denken sind zentrale Charakteristika psychiatrischer Nosologie. Sie werden der komplexen Dynamik der psychischen Entwicklung nicht gerecht.

Zusammenfassung

Die psychiatrische Nosologie ist ein historisch gewachsenes Instrument, das einerseits der wissenschaftlichen Erkenntnis dient, andererseits zur wissenschaftlichen Legitimation der praktischen Psychiatrie herangezogen wird. Die psychiatrische Nosologie kann soziale Kontrollfunktionen zwar nicht schaffen, aber verstärken. Da die psychiatrische Nosologie bisher nur wenige erkenntnistheoretische Fortschritte von der Ebene der Beschreibung zu der der Erklärung gemacht hat, ist die Frage nach Alternativen zu stellen. Die Weiterentwicklung eigenständiger psychopathologischer Konzepte des Entwicklungsalters könnte als Basis einer eigenständigen kinderpsychiatrischen Nosologie und als Beitrag für eine ätiologisch fundierte psychiatrische Nosologie dienen.

Literatur

BERGER, E., FRIEDRICH, M.H., SCHUCH, B.: Verhaltensbeurteilung bei Kindern und Jugendlichen. Thieme, Stuttgart 1985

DEGKWITZ R., HELMCHEN H., KOCKOTT G., MOMBOUR W.: Diagnosenschlüssel und Glossar psychischer Krankheiten (ICD-9). Springer, Heidelberg 1980

DÖRNER K.: Bürger und Irre. Europäische Verlagsanstalt, Frankfurt/M. 1969

JANTZARIK W.: Wandlungen des Schizophreniebegriffes. Nervenarzt 49, 133-139, 1978

JANTZEN W.: Grundriß einer allgemeinen Psychopathologie und Psychotherapie. Pahl-Rugenstein, Köln 1979

JANTZEN W.: Abbild und Tätigkeit. Jarick Oberbiel, Solms/Lahn 1986

JERVIS G.: Kritisches Handbuch der Psychiatrie. Syndikat, Frnakfurt/M. 1978 (Orig. 1975)

KRAEPELIN E.: Psychiatrie. Barth, Leipzig 1887

LEONTJEW A.N.: Tätigkeit, Bewußtsein, Persönlichkeit. Pahl-Rugenstein, Köln 1982 (Orig 1975)

REDLICH F.C.; FREEDAN D.X.: Theorie und Praxis der Psychiatrie. Suhrkamp, Frankfurt/M. 1970 (Orig 1966)

REITER L., GABIEL E.: Diagnose „Psychopathie" und diagnostischer Prozeß bei Jugendlichen. In: STROTZKA H. „Neurose, Charakter, soziale Umwelt" Kindler, München 1973

REMSCHMIDT H., SCHMIDT M.(Hrsg.): Multiaxiales Klassifikationsschema für psychiatrische Erkrankungen im Kindes- und Jugendalter nach Rutter, Shaffer, Sturge. Huber, Bern 1977

RUTTER M., LEBOVICI L., EISENBERG L., SNEZNEVSKIJ A.V., SADOUN R., BROOKE E., LIN T.Y.: A tri-axial classification of mental disorders in childhood. Child Psychol. Psychiat. 10, 41-61, 1969

SPIEL W.: Therapie in der Kinder- und Jugendpsychiatrie. Thieme, Stuttgart 1976 (2. Aufl.)

SPIEL W.: Zur Problematik eines Diagnoseschemas psychogener Prozesse. Wr. Klin. Wschr. 93, 622-526, 1981

Eine kurze Zeitgeschichte der Psychiatrie oder
Über Befriedungsverbrechen und die Geschichte des Wahnsinns. Foucault und Basaglia – wiedergelesen im 21. Jahrhundert[1]

Mein Beitrag ist der Versuch, zwei (eigentlich drei) - mittlerweile „klassische" – kritische Texte zur Psychiatrie[2] aus den 1960-er und 1970-er Jahren auf dem Hintergrund meiner eigenen Erfahrungen als Akteur in der österreichischen Psychiatrie rückblickend zu beleuchten. Oder umgekehrt: die Entwicklung der Psychiatrie in diesen 45 Jahren zur damaligen Kritik von Foucault und Basaglia in Beziehung zu setzen.

Voranzustellen sind zwei Feststellungen zur Psychiatrie:

- Die Psychiatrie ist eine doppelgesichtige (janusköpfige) Institution: Die Funktion der sozialen Kontrolle ist mit der Funktion der individuellen Hilfe unlösbar verbunden. Robert Castel spricht von einem doppelten Mandat: „Historisch gesehen hat sich die Psychiatrie ihr Feld im Kampf gegen die direkte Repression der Staatsgewalt erobert. …. [dennoch] bleibt die Psychiatrie an die Problematik der sozialen Kontrolle gekettet. Sie kann an dieser Kette zwar zerren, aber sie kann sie nicht sprengen, es sei denn, sie stellt das sie begründende gesellschaftliche Mandat in Frage." (Castel 1980, S 87f.)

- Das gesellschaftliche Mandat der sozialen Kontrolle hat in der Mordpsychiatrie den NS-Zeit seine extremste und unmenschlichste Ausprägung gefunden. Die Interpretation des gesellschaftlichen Auftrags zum Mord stammte von den Psychiatern selbst, die Nationalsozialisten haben den politischen Rahmen dafür geschaffen. Auf diesen historischen Abschnitt nehmen weder Foucault noch Basaglia Bezug.

Voranzustellen ist auch meine persönliche Geschichte im Kontext der Psychiatrie:

---

1   Quelle: BERGER E.: Über Befriedungsverbrechen und die Geschichte des Wahnsinns. Foucault und Basaglia – wiedergelesen im 21. Jahrhundert. In: Lanwer Willehad, Jantzen Wolfgang (Hrsg.): Jahrbuch der Luria-Gesellschaft (S 45-57) 2018. Lehmanns-Media, Berlin
2   Michel Foucault „Wahnsinn und Gesellschaft. Eine Geschichte des Wahns im Zeitalter der Vernunft" (1969)
Franco Basaglia „Die negierte Institution" (1971); Basaglia, Basaglia-Ongaro (Hrsg.) (1980) „Befriedungsverbrechen. Über die Dienstbarkeit der Intellektuellen"

Ich habe 1969 – noch vor dem Ende meines Medizinstudiums (1970) Foucault' „Wahnsinn und Gesellschaft" und zwei Jahre später Basaglia's „Negierte Institution" mit großer Begeisterung gelesen. Von 1972 – 1975 hatte ich die Gelegenheit, in einem interdisziplinären Forschungsteam mitzuarbeiten, das im Auftrag von Bruno Kreisky, dem sozialdemokratischen österreichischen Bundeskanzler, eine gesellschaftskritische Analyse des Gesundheitswesens in Österreich erstellte. Aus diesem Team ging dann die „Arbeitsgemeinschaft Kritische Medizin" hervor, die 1975 einen Besuch Franco Basaglia's in Wien organisierte. 1977 habe ich die von Basaglia geleitete und geöffnete Psychiatrie in Triest besucht.

Von 1973 bis heute war und bin ich aktiver Psychiater, davon viele Jahre in Leitungsfunktionen. Ich war und bin ein „Techniker des praktischen Wissens" (Sartre) und nehme für mich in Anspruch, durch die Reflexion der eigenen Widersprüchlichkeit – so Sartre - auch „Intellektueller" zu sein.

Habe ich dennoch „das Ordnungs- und Domestizierungsgeschäft im Namen eines scheinbar wohlbegründeten ‚sachlichen Auftrags' .... und die Legitimation von Macht durch Funktionalisierung ihrer selbst" (Basaglia 1980, S 12f.) erfüllt und mich dadurch zum „Befriedungsverbrecher" (Basaglia) gemacht? Diesen Vorwurf haben ehemalige Heimkinder 2013 erhoben, als ich meine Forschungsergebnisse über Gewalt in Heimen referierte und sie mir entgegenriefen: „Herr Berger, sie sind ein Täter". Tatsächlich war ich ja in den Jahren ihres Heimaufenthaltes Heimpsychiater des Jugendamtes.

In diesem Spannungsfeld – einem persönlichen, fachlichen und politischen – wird sich mein Beitrag bewegen. Dabei geht es nicht um mich, sondern um einen Rückblick auf knapp 45 Jahre aktiv erlebter Psychiatriegeschichte, den ich in den Rahmen einer Frage einspanne:

Sind die Analysen von Foucault und Basaglia für die deutschsprachige Psychiatrie des 21. Jahrhunderts zutreffend und sind sie praktisch und politisch nutzbar?

Die Antwort auf diese Frage werde ich anhand von Vignetten psychiatrischer Praxis aus 45 Jahren und ihrer Konfrontation mit zentralen Aussagen von Foucault und / oder Basaglia entwickeln.

Gewalt in Heimen und die Kinderpsychiatrie

In jener Zeit, in der ich als beratender Psychiater in Heimen der Wiener Jugendwohlfahrt tätig war (1973-1983) wurde an den Erziehungspraktiken dieser Heime sowohl in Deutschland (Ulrike Meinhofs Film „Bambule") als auch in Österreich („Spartakus"-Gruppe[3]) öffentlich Kritik geübt. Es war klar, dass in diesen Heimen pädagogische Gewalt an Kindern und Jugendlichen ausgeübt wurde. Diese öffentliche Kritik fand kein Echo oder anders gesagt: sie interessierte niemanden. Diese Kinder und Jugendlichen hatten keine gesellschaftliche Lobby, da sie überwiegend sozialen Randschichten

---

3   http://www.labournetaustria.at/erziehungsheime-aus-asyl-in-not/

angehörten. Erst 2010 sprachen die Medien von einem „Heimskandal", der sich zuerst auf kirchliche Einrichtungen und wenig später auf die von der öffentlichen Hand geführten sozialpädagogischen Einrichtungen bezog (Berger, Katschnig 2013, Berger 2015). Ich habe damals meine Erfahrungen als Heimpsychiater in einem Vortrag auf dem gemeinsamen Kongress der österreichischen und deutschen Kinderpsychiater in Salzburg (1977) referiert (Berger 1979) und habe auch dort kein Echo gefunden. Zu den anderen Referenten dieser Tagung gehörte Gerhard Harrer, ein österreichischer Psychiater, der über jugendliche Delinquenten sprach. Er war seit 1935 Mitglied der illegalen SS, ab 1940 NSDAP-Mitglied, wurde bald nach dem Ende der NS-Zeit als „minderbelastet" „entnazifiziert", wurde Mitglied des Bundes sozialistischer Akademiker (BSA) und Professor für forensische Psychiatrie an der Universität Salzburg. Zu den Tagungsreferenten gehörte auch Andreas Rett, der über die Sterilisation geistig behinderter Jugendlicher sprach. Er war zu dieser Zeit Vorstand der Krankenhausabteilung für entwicklungsgestörte Kinder (deren Leitung ich 1990 übernahm). Er hat seine NSDAP-Mitgliedschaft (1942) stets verschwiegen und war ebenfalls Mitglied des BSA. Rett forderte die (zwangsweise) Sterilisation junger Frauen mit einem IQ < 80 und berichtete über die diesbezügliche Praxis der Gutachtenerstellung an seiner Abteilung. Meinen kritischen Diskussionsbeitrag zu diesem Vortrag wischte er mit Verweis auf seine Erfahrung vom Tisch. Trotz dieser Positionierung und trotz einer kritischen Reflexion („... dass in jedem sozialen System, in dem Menschen geholfen werden soll – insbesondere innerhalb von Institutionen – die soziale Kontrolle über die Hilfestellung dominiert...."[4]) blieb die Frage im Raum: Werde ich auf diesem Weg zum Befriedungsverbrecher? Basaglia stellte in diesem Kontext die „Frage, ob man innerhalb oder außerhalb der Institutionen / des Systems arbeiten soll". (Basaglia; Basaglia-Ongaro 1980, S 48). Ich hatte mich für die Arbeit in der Institution entschieden. Auch deshalb, weil ich in der Mitwirkung am Aufbau des neuen Faches Kinderpsychiatrie [5] eine Möglichkeit sah, an Entwicklungen und Veränderungen aktiv mitzuwirken.

Welche Perspektiven lagen dieser Entscheidung zugrunde? Die Wiener Kinderpsychiatrie wurde als sozialpsychiatrisches Projekt entwickelt und war Teil eines psychosozialen Netzwerks(Berger 2016) – mit allerdings relevanten Wirksamkeitsgrenzen (s. Heimgeschichte). In der Behandlung von Jugendlichen mit schizophrenen Psychosen wurden neue Wege eingeschlagen. Die bis 1975 praktizierte E-Schock-Therapie wurde durch die Anwendung eines Kurzzeit-Narkotikums[6] ersetzt und Psychotherapie wurde als Therapieoption etabliert. Die fünfjährige ambulante Psychotherapie eines jungen Mannes, die ich von 1978-83 durchgeführt habe, war eine grundlegende Erfahrung. Trotz schwerster Erkrankung (sieben akut-produktive Krankheitsphasen; latente Dauersymptomatik von Wahn, Denkstörungen und Halluzinationen; einmaliger katatoner Stupor) konnten wir in der Kombination von Psychotherapie und medikamentöser Behandlung mit Neuroleptika eine psychiatrische Hospitalisation vermeiden.

---

4   E. Berger "Administrationspsychiatrie" in „betrifft sozialarbeit" 1975
5   Die genaue Bezeichnung lautete in Österreich ab 1975 „Neuropsychiatrie des Kindes- und Jugendalters"
6   Dehydrobenzperidol (DHBP)

Psychotherapie und Politik

Die Grundlagen dieses Therapieprozesses fand ich bei Manfred Bleuler (1972), der die Möglichkeit des therapeutischen Einflusses bei schizophrenen Erkrankungen postulierte, bei Gaetano Benedetti, der den Zugang zu Menschen im psychotischen Wahn beschrieb (Benedetti 1975) und später bei Luc Ciompi mit dem Projekt der Soteria Bern. Die entscheidenden Grundlagen aber vermittelte mit Rudi Ekstein, ein österreichisch-amerikanischer Psychoanalytiker. Geboren 1912 in Wien beteiligte er sich als Mitglied der Revolutionären Sozialisten aktiv an den politischen Auseinandersetzungen mit dem heraufziehenden Faschismus. Im Mai 1937 schrieb er im Rundbrief der Roten Falken[7] unter dem Pseudonym Vickerl über „Sexualpolitik des Faschismus": „In Österreich wurde vor Kurzem der § 144 [Abtreibungsverbot] verschärft. Abtreibung wird noch schwerer bestraft ... Diese Erschwerung kommt nicht zufällig ... Sexualverbote, innerliche Sexualverneinung – das bedeutet Denkhemmung, Angst, Autoritätsglaube, Religiosität, Kriegsbegeisterung, Kampf gegen die Revolution". Ende Juli 1938 konnte er aus Wien über England (wo er mit Anna Freud wieder zusammentraf) in die USA fliehen, wo er ab 1965 Professor für Medizinische Psychologie an der UCLA war. Von 1973 – 1994 war er zu regelmäßigen Gastprofessuren an der Universität Wien, die ihm (auf meinen Antrag im Fakultätskollegium, der nicht ohne Widerstände – „einen Ehrenjuden brauchen wir nicht", hieß es – angenommen wurde) 1995 das Ehrendoktorat der Medizin verliehen hat (Berger, Springer-Kremser 1996).

Rudi Ekstein erklärte mir in den Supervisionssitzungen wie ich den Zugang zur psychotischen Welt entwickeln kann, indem er auf ein Dürer-Bild verwies: Dürer hatte Elemente der Alltagswelt in allegorische Darstellungen eingefügt; in gleicher Weise soll der Therapeut sich als Repräsentant der äußeren Realität in der Wahnwelt etablieren. In tätigkeitstheoretischer Terminologie hieße das, eine Brücke zwischen dem „persönlichen Sinn" und der „gesellschaftlichen Bedeutung" entwickeln.

Foucault und Basaglia

Diese Erfahrungen meiner Arbeitswirklichkeit standen in einem deutlichen Kontrast zu den Analysen von Foucault und Basaglia. Foucault schreibt vom Ausschluss des Wahnsinns und bezieht seine Analyse auf den Zeitraum zwischen dem 16. – 18. Jahrhundert. Ungeachtet dieser historischen Distanz werde ich mich mit Foucault noch weiter auseinandersetzen. Nicht nur zeitlich, auch inhaltlich näher liegen Basaglias Analysen der herrschaftsstabilisierenden Techniken der modernen Psychiatrie.

Beginnen wir mit Foucault. Der Ausschluss des „Wahnsinns" erfolgt nach seiner Darstellung in der Epoche zwischen der Renaissance und dem 17. Jahrhundert. „Der Wahnsinn befindet sich künftig im Exil" (Foucault 1969, S 70) schreibt er und verweist auf die Internierungshäuser, die in ehemaligen Leprosorien eingerichtet wurden (S 76), in denen im 17. Jahrhundert etwa 1 % der Pariser Bevölkerung mehrere Monate eingeschlossen war (S 71). Diese Anstalten gleichen jenen, die Francisco Goya fast 200

---

7   Eine Kopie hat mir Rudi Ekstein im Mai 1980 mit handschriftlicher Widmung und der Ergänzung „Vorwärts und nicht vergessen..." (Solidaritätslied, Bertold Brecht) geschenkt.

Jahre später in seinem Bild „Das Irrenhaus" dargestellt hat. Foucault beschreibt das Hôpital général des Jahres 1656 als « Dritte Gewalt der Repression – zwischen Polizei und Justiz an der Grenze des Gesetzes » (S 73). Die Einweisung erfolgt durch lettres de cachet, die Internierten werden als Arbeitskräfte eingesetzt. Klaus Dörner kommentiert: „„Die Hôpitaux waren in Frankreich eindeutiger als anderswo Herrschaftsinstrumente" (Dörner 1969, S 158).

Folgen wir Foucaults Analyse genauer: Er postuliert für die Periode der Renaissance die Existenz eines Dialogs zwischen Vernunft und Wahnsinn. 200 Jahre später tritt an seine Stelle die Internierung und die Verurteilung zum Schweigen. Der Dialog wird ins Innere der Internierungshäuser verlagert. In der 2. Hälfte des 18. Jahrhunderts (vor der Französischen Revolution) tritt die Furcht vor dem Wahnsinn als neues gesellschaftliches Phänomen auf. Am Ende des 18. Jahrhunderts: „Das Schweigen wird absolut und es gibt zwischen Wahnsinn und Vernunft keine gemeinsame Sprache" (S 520). Als Charakteristika dieser Epoche beschreibt er eine Konvergenz von Internierung und ärztlichem Denken (S 442), eine „Apotheose der ärztlichen Person" (S 527), die Entstehung des „Asyls"(wie es Goffman 1961 beschreibt). Die wiederholt zitierte „Befreiung der Irren", die durch Tuke (1732-1822) in England und Pinel (1745-1826) in Frankreich vollzogen worden sei, zwingt die Kranken, sich selbst als „krank" zu definieren – so Foucault. Dieser zuletzt genannte Schritt kennzeichnet das Phänomen der Kolonialität.

Die Periode der Französischen Revolution in Foucaults Darstellung: Die Erklärung der Menschenrechte bleibt nicht ohne Folgen für die Lebenssituation der Irren. Sie beendet das Zeitalter der undifferenzierten Internierung (S 437) und fordert die Angabe von Gründen für Gefangenschaft – schwere Verbrechen, Wahnsinn. Die Suche nach neuen Lösungen führt zur Schaffung eigener „Irren"häuser und damit zur Trennung von jenen Menschen, die als Verbrecher interniert werden. In einem anderen Modell wird die Verantwortung für die Bewachung der „Irren" an die Familien übertragen (Familientribunale) (S 464).

Dörner resümiert diese Epoche mit der Feststellung, dass, dass durch eine bloß formale Befreiung ein soziales Vakuum entstanden ist und die „Irren" einem gesellschaftlichen Chaos ausgesetzt wurden (Dörner 1969, S 162, S 179) und verweist auf Esquirol (1830), der die Unvernunft als Störung von Ordnung und Sicherheit konzipiert hat (S 190). In der Konsequenz dieses Ansatzes wird Isolation von Esquirol als therapeutisches Mittel eingesetzt (Castel 1980, S 84). Damit entsteht das „Doppelmandat" der Psychiatrie – die unentwirrbare Kombination von sozialer Kontrolle und Therapie. In Umkehrung dieses Ansatzes wird Wolfgang Jantzen (1979) etwa 150 Jahre später die Isolation als zentralen Wirkfaktor von Psychopathologie bestimmen.

Wenden wir uns den Analysen von Basaglia zu. Sein Bezugspunkt ist in erster Linie die psychiatrische Anstalt wie sie in ganz Europa – so auch in Görz[8] – meist bis in die 1980-er Jahre bestanden hat. Auch in Wien gab es eine solche Anstalt – damals die

---

8   Franco Basaglia leitete die psychiatrische Anstalt in Görz (Italien) von 1961-68 und beschrieb den Veränderungsprozess dieser Zeit in seinem Buch „Die negierte Institution". 1971 übernahm der die Leitung der psychiatrischen Anstalt in Triest, deren Auflösung er 1977 abschloss.

„Heil- und Pflegeanstalt Steinhof", heute das Otto Wagner-Spital – die eine weitgehend andere psychiatrische Wirklichkeit repräsentierte als jene, die ich aus meinem Arbeitsalltag an der Universitätsklinik kannte.

Basaglia stellt den bereits erwähnten Doppelcharakter von Heilung und Kontrolle ins Zentrum und spitzt ihn zu: In der psychiatrischen Anstalt „ist die Kluft zwischen Ideologie (*das Krankenhaus ist eine Einrichtung zur Heilung*) und Praxis (*das Krankenhaus ist ein Ort des Ausschlusses und der Gewalt*) offensichtlich" (Basaglia, Basaglia-Ongaro 1980, S 13; kursiv im Orig.). In dieser Einschätzung geht es nicht um eine Doppelfunktion, sondern um den Widerspruch von Schein und Sein.

Eine weitere zentrale These ist hingegen die Doppelsituation des Patienten: „Wir müssen uns mit beiden Gesichtern der Realität auseinandersetzen: 1. mit der Tatsache, dass wir einen kranken Menschen vor uns haben, der psychopathologische Probleme aufwirft (die dialektisch und nicht ideologisch zu verstehen sind), und 2. mit der Tatsache, dass wir einen _Ausgeschlossenen, einen gesellschaftlich Geächteten vor uns haben." (Basaglia 1971, S 151) Die psychische Krankheit wird als Realität charakterisiert, die in einer dialektischen Wechselbeziehung mit dem gesellschaftlichen Ausschluss steht.

Die neuen Arbeitsformen, die in den psychiatrischen Krankenhäusern in dieser Zeit entwickelt wurden, bezeichnet Basaglia als „Konsumprodukte im psychiatrischen Schaufenster" (Basaglia, Basaglia-Ongaro 1980, S 34).

Basaglia's Analysen werden oft in (teilweise) polemischer Zuspitzung formuliert – eine Notwendigkeit in einer Zeit, in der es darum ging, den politischen Prozess zur Veränderung der Anstaltswirklichkeit in Gang zu setzen. Diese Zuspitzung vernachlässigt natürlich Teile der Wirklichkeit, die ich aber kurz in den Blick rücken will, weil sie für die politische Strategie der späteren Jahre relevant sind.

Vergleicht man psychiatrische Systeme verschiedener Staaten (Coché 2017), so zeigt sich ein komplexes und differenziertes Bild der sozialen Funktion psychiatrischer Systeme. Ein Aspekt ist die Deutungsmacht der Familien bei Zwangseinweisungen: Für die NS-Zeit kann „auf der einen Seite eindeutig gezeigt werden, dass Angehörige sich zum Teil bemühten, staatliche Anstalten zu meiden. Auf der anderen Seite .... Dass es ebenso Angehörige ... gab, die (Zwangs-) Einweisungen initiierten ...". (Coché 2017, S 67). Für die DDR hat Coché festgestellt, dass stationäre Aufnahmen (auch gegen den Willen der Betroffenen) oft auf dem Wunsch der Angehörigen und dem Einverständnis der Ärzte beruhten. Auch in der BRD war die Familie oft die treibende Kraft bei Zwangseinweisungen. Allerdings sind wesentliche Unterschiede feststellbar: „In der DDR blieben die Verwandten gegenüber den Ärzten in einer größeren Machtposition, da sie über die Länge des Aufenthaltes bestimmten und nicht eine Polizeibehörde, wie in der NS-Zeit, oder ein Gericht, wie in der Bundesrepublik." (Coché 2017, S 222). Ein anderer Aspekt ist die Arbeitsfähigkeit: „Arbeitsfähigkeit und Arbeitswille blieben in der frühen DDR in den Argumentationen der Angehörigen und des sozialen Umfeldes mehr noch als in der Bundesrepublik weiterhin ein Schlüsselkriterium für oder gegen Einweisung. ... Auch hier zeigen sich Ähnlichkeiten eher mit der NS-Zeit als mit der

Bundesrepublik." (Coché 2017, S 241). Gerade bei der Beurteilung der Arbeitsfähigkeit spielen psychiatrische Gutachten eine zentrale Rolle. „… so wurden auch die äußerst raren Plätze in der Universitäts- und Nervenklinik [Greifswald] zu einem nicht uner-heblichen Teil für Beurteilungen der Arbeitsfähigkeit genutzt." (Coché 2017, S 86). Die Funktion psychiatrischer Gutachter als Akteure des sozialen und juristischen Systems sind ein Beispiel für Kolonialität, das auch bei Basaglia Erwähnung findet, wenn er vom „Kolonialisierungswerk durch Unterscheidung des Abnormen" spricht (Basaglia, Basaglis-Ongaro 1980, S 56).

Basaglia's Analysen und seine politische Praxis haben beträchtliche Fernwirkungen entfaltet. Zu diesen Fernwirkungen zählt die Psychiatrie-Enquete des Jahres 1975 in der BRD und die Psychiatriereform in Wien, die mit dem Zielplan[9] 1979 gestartet wur-de.

Psychiatriereform - 1970-er Jahre und danach

Ausgangspunkt war die – politisch nicht mehr tragbare und von den Medien skan-dalisierte – Situation der „Heil- und Pflegeanstalt am -Steinhof"[10]. Dort waren mehr als 3000 Patienten (davon etwa 80% zwangsweise) untergebracht. Der Status als Heil- und Pflegeanstalt bedingte eine schlechte Finanzierung einschließlich einer niedrigen Personal-Patienten-Relation.

Kern der Neustrukturierung war der Rückbau der Anstaltspsychiatrie durch Bet-tenreduktion und Personalausbau sowie der Aufbau einer ambulanten Versorgungs-struktur, des Psychosozialen Dienstes. Erst knapp zehn Jahre später wurde die Rein-tegration behinderter Menschen gestartet (und erst 2012 vollständig abgeschlossen). Robert Castel kritisierte derartige Entwicklungen mit der Feststellung, dass Gemein-depsychiatrie und institutionelle Psychotherapie weiterhin die Rolle gesellschaftlicher Macht erfüllen (Castel 1980, S 89). In der Person des Direktors des Steinhof (Wilhelm Solms-Rödelheim) kristallisiert sich diese Kritik: er war Vorsitzender der Wiener Psy-choanalytischen Vereinigung und (am Nachmittag) praktizierender Psychoanalytiker und trug als Direktor des Steinhof (1959-1979) die Verantwortung für die dortigen Lebensbedingungen psychiatrischer Patienten.

Unabhängig von dieser prinzipiellen Kritik Castel's sind die Grenzen dieser Reform im Rückblick deutlich zu erkennen. Die „Betreuung" behinderter Kinder erfolgte nicht an der Universitätsklinik (Leitung Walter Spiel) sondern an zwei anderen Orten – dem Kinderpavillon am Steinhof und am (von Andreas Rett geleiteten) Neurologischen Krankenhaus Rosenhügel. Ein Forschungsprojekt (Mayerhofer et al. 2017) über die Zeitspanne von 1945 – 1989 zeigt, dass an beiden Krankenhausabteilungen auf dem Hintergrund biologistischer Vorstellungen Gewalt und Vernachlässigung dominierten. Und auch an der Universitätsklinik waren inhaltliche Grenzen deutlich zu erkennen. Ein „Rundschreiben" des Klinikvorstandes Walter Spiel vom 4. Mai 1977 mündet in

---

9   Psychiatrische und psychosoziale Versorgung in Wien (Zielplan). Beschluss des Wiener Gemeinderates am 2. April 1979
10   Nach Plänen des Jugendstil-Architekten Otto Wagner 1907 eröffnet, für ca. 1500 Pati-enten geplant

den Satz: „Anordnungen gegenüber Patienten sind durchzusetzen, d.h. im Falle des Widerstandes oder der Widersetzlichkeit ist offensichtlich ein Krankheitszustand gegeben, der vom Dienstarzt in entsprechender Weise zu behandeln ist (Bettruhe, ev. beruhigende Medikation)". Dieses Rundschreiben, das an die Presse gelangte, veranlasste einen Journalisten zur Überschrift: „Professor Spiel – Dompteur oder Psychiater?". Auch dieses Beispiel muss letztlich als Bestätigung der Kritik Castel's verstanden werden.

Angesichts dieser Grenzen der Psychiatriereform ist die Frage zu stellen, wie die Tätigkeit kritischer Psychiater innerhalb des Systems Psychiatrie einzuschätzen ist. Wurden hier in einzelnen Bereichen (z.B. der Universitätspsychiatrie) gewisse Spielräume gewährt, die das System relativ unberührt lassen? Handelt es sich um Bemühungen, die zwar in die richtige Richtung weisen, aber sich de facto als Sisyphusarbeit erweisen? Waren wir kritischen PsychiaterInnen – ungeachtet unseres subjektiven Anspruchs - Befriedungsverbrecher?

Um diese Fragen zu beantworten wähle ich zwei Beispiele aus späteren Jahren, die sozialpsychiatrische Aktionsfelder beleuchten, die ohne den Anspruch einer kritischen und politischen Perspektive in der Psychiatrie nicht entstanden wären: die Reintegration behinderter Menschen durch Ausgliederung aus psychiatrischen Einrichtungen und die schulische Integration von Kindern mit autistischer Behinderung.

Wie bereits erwähnt wurde die Psychiatriereform in Wien Anfang der 1980-er Jahre begonnen, ging aber vorerst an den Menschen mit Behinderung vorbei. Sie blieben vorerst PsychiatriepatientInnen. Ihre Übersiedlung in gemeindenahe Wohnformen begann erst 1986 mit der Gründung der „ARGE Wohnplätze". Zu diesem Zeitpunkt lebten etwa 500 behinderte Menschen – zum Großteil langzeithospitalisiert – in den psychiatrischen Krankenhäusern der Stadt Wien. Mit der Schaffung von betreuten Wohngemeinschaften wurde der Prozess der Deinstitutionalisierung begonnen. Erst weitere 10 Jahre später - 1996 lebten noch etwa 150 behinderte Menschen *fehlplatziert* in psychiatrischen Krankenhausstationen in Wien - stellte sich das Problem, jene Gruppe behinderter Menschen in diesen Prozess einzubinden, die neben ihrer intellektuellen Behinderung auch andere psychiatrische Diagnosen (*dual diagnosis*) – z.B. Störungen des Sozialverhaltens, Autismus etc. – und oft auch schwere Epilepsien hatten. Für diese Menschen mussten Wohngemeinschaften mit höherer Betreuungsintensität geschaffen werden. Den Prozess ihrer Übersiedlung konnten wir organisatorisch und durch eine Evaluationsstudie (Berger et al. 2006) begleiten. Die beiden zentralen Ergebnisse der Evaluation [N = 181; mittleres Alter 43a (19-75), mittlere Hospitalisierungsdauer 24a (Max. 52a)]: Eine nachweisbare Verbesserung ihrer Lebensqualität und mittelfristig eine Reduktion der psychiatrischen Symptomintensität. Heute leben Menschen mit Behinderung durchwegs in (tw. betreuten) extramuralen Wohnformen.

Im Schuljahr 1996/97 konnte ein zweites sozialpsychiatrisches Projekt gemeinsam mit Georg Feuser und der Wiener Schulverwaltung gestartet werden: der Aufbau von Autismus-Integrationsklassen. Bis dahin lebten Kinder mit autistischer Behinderung entweder in psychiatrischen Anstalten oder in Behindertenheimen oder – unter den Bedingungen einer Schulunfähigkeitserklärung – in ihren Familien. Spezielle segregative „Autistenklassen" waren erst wenige Jahre davor etabliert worden. Im Projekt „Autismus-Integrationsklassen" wurden organisatorische und strukturelle Voraussetzungen für den integrativen Schulbesuch von Kindern mit autistischer Behinderung geschaffen. In diesem Rahmen besuchten im Schuljahr 2015/16 insgesamt 367 Schülerinnen mit Autismusspektrum-Störungen Integrationsklassen des regulären Wiener Schulsystems. (Berger et al. 2005).

Diese beiden Beispiele zeigen, dass es möglich war, systemverändernde Strategien zu entwickeln und durch Schaffung von Unterstützungsangeboten segregative Strukturen aufzulösen. Auf diese Weise konnten wir Beiträge zu Veränderungen des Systems der Psychiatrie und gesellschaftlicher Strukturen am allgemeinen zu leisten.

Zu erwähnen ist in diesem Kontext auch die historische Analyse der NS-Psychiatrie in Wien – die Tötung behinderter und die Ausgrenzung sozial deprivierter Kinder in der Anstalt „Am Spiegelgrund" und die dort feststellbare Verquickung von NS-Psychiatrie und NS-Sozialverwaltung (Berger 2007). Diese Analyse hat wichtige Bezugspunkte für die Analyse des „Heimskandals" (Berger, Katschnig 2013) geliefert.

Die widersprüchliche Gegenwart der Psychiatrie

Heute gibt es ernsthafte und relevante Konzepte, Psychiatrie ohne Krankenhausbetten zu betreiben. „Die stationsäquivalente psychiatrische Behandlung umfasst ... eine komplexe, aufsuchende, zeitlich begrenzte Behandlung durch ein multiprofessionelles Team im Lebensumfeld des Patienten, wobei auch Teilleistungen genutzt werden können, die in der Klinik erbracht werden. Ziele sind neben der Symptomreduktion eine Steigerung der Lebensqualität und die Ermöglichung eines so weit wie möglich selbstbestimmten Lebens der Betroffenen mit größtmöglicher Teilhabe am gesellschaftlichen Leben..." (DGPPN 2017).

Die ärztlich psychiatrische Dominanz beginnt im Rahmen des *Trialog* einer – weitgehend gleichberechtigten - Begegnung zu weichen: „Der Trialog hat erstmalig 1989 stattgefunden. Er hat Geschichte gemacht als eine neue Form der Begegnung in der Psychiatrie. .... Die Kommunikation im Trialog unterscheidet sich deutlich von klinischen Begegnungen. Interesse aneinander, Wohlwollen und Offenheit werden von allen 3 Gruppen [Psychiatrieerfahrene, Professionelle, Angehörige] angestrebt ... Der Trialog wird als neues Erfahrungsfeld für die Entwicklung einer gleichwertigen Beziehung verstanden. ..." (von Peter et al. 2015).

Gleichzeitig werden von der Pharmaindustrie Präparate entwickelt, in die ein Sensor eingebaut ist, um die Einnahme des Psychopharmakons überprüfen zu können. Der Arzt liest auf einem externen Gerät die Signale ab, die der Sensor im Organismus des Pateinten generiert. Dieses Verfahren wurde von der FDA (Food and Drug Administration) in den USA 2018 legitimiert. Es handelt sich um ein pharmakotechnisches Herrschaftsinstrument, das der eben zitierten neuen Form der Begegnung in der Psychiatrie diametral entgegengesetzt ist. Nicht der Patient entscheidet im Dialog mit dem Arzt über die Einnahme des Medikaments, sondern der Arzt kontrolliert, ob seine Verordnung eingehalten wird.

Ein weiteres Feld des Widerspruchs ist die Diagnose „Persönlichkeitsstörung", die früher mit dem Begriff „Psychopathie" bezeichnet wurde. Giovanni Jervis, ein Mitarbeiter Franco Basaglias, schreibt: „ Man kann erahnen, wie vage und fragwürdig ein Begriff dieser Art ist. In der Praxis handelt es sich um eines der typischsten Beispiele für einen psychiatrischen Mülleimer." (Jervis 1978, S 348). Die Psychopathie ist ein zentraler Begriff der klassischen Deutschen Psychiatrie um die Jahrhundertwende vom 19. zum 20. Jahrhundert. Er war stets ein soziales Urteil über unerwünschtes Verhalten. In dieser Form taucht er beispielsweise auch in der NS-Kartei einer „negativen Auslese Groß-Wiens (28. Juli 1939) auf, wo „40.000 vorwiegend schwer erziehbare und psychopathische Kinder aus asozialen Familien" als Zielgruppe der negativen Auslese angeführt werden. In den 1970-er Jahren wird der Psychopathie-Begriff einer grundlegenden Kritik unterzogen – s. Giovanni Jervis. „Der Begriff der Psychopathie …. wird eingesetzt … als Schimpfwort und medizinisch verbrämte Verurteilung (S 107) ….. ist eine Restkategorie …. auf bedrohliche Art gestört, aber nicht zu behandeln (S 111)" (Katschnig, Steinert 1973). An der Wende vom 20. zum 21. Jahrhundert erlebt die Psychopathie eine Wiedergeburt, bei der die Psychopathy-Checkliste (Hare, Neumann 2005) eine zentrale Rolle spielt. An Strafhäftlingen werden Eigenschaften festgestellt, die durch faktorenanalytische Verfahren zu übergeordneten Kategorien verdichtet und in dieser Form in einer Checkliste zusammengefasst werden. In dieser Checkliste dominieren Begriffe, deren Charakter als soziale Urteile offen erkennbar sind: manipulation for personal gain, lack of remorse, lack of empathy, parasitic orientation, impersonal sexual behaviour etc. Zwei weitere Beispiele zur Psychopathie lassen gegensätzliche Perspektiven erkennen.

Aus einer biologistischen Perspektive wird der Pupillenreaktion zentrale Bedeutung für die Diagnosestellung zugewiesen: „Da die Aktivierung in der Pupillometrie [Auslösung der Pupillenreaktion] bei Personen mit einer Persönlichkeitsstörung höher ist als bei Personen mit ausschließlicher Intelligenzminderung oder organisch bedingten Störungen, könnte dieses Verfahren eventuell zu einer verbesserten Feststellung von Psychopathie beitragen" (Grünberger et al. 2013). Die Auslösung der Pupillenreaktion soll den diagnostischen Prozess also noch weiter verkürzen. In der Publikation findet sich im Übrigen kein Hinweis, welches theoretische Modell die Basis dieser Schlussfolgerungen sein könnte – theorieloser Pragmatismus biologistische Prägung.

Einen anderer Weg wird in der DSM-5 angedeutet: Neben dem Kapitel „Persönlichkeitsstörungen" mit zehn Subtypen, die den klassischen Konzepten nahestehen, wird ein „alternatives DSM-5-Modell für Persönlichkeitsstörungen" (im Abschnitt „In Entwicklung befindliche Instrumente und Modelle") dargestellt. Hier wird der Versuch gemacht, ein wertungsarmes Strukturmodell der Persönlichkeit zu entwickeln, das sich auf die Kategorien „Selbst" (Subkategorien: Identität, Selbststeuerung) und „interpersonale Beziehungen" (Subkategorien: Empathie, Nähe) stützt und Beeinträchtigungen in diesen Bereichen (4 Intensitätsstufen) beschreibt. Ein deutlicher Versuch also, ein theoriegeleitetes Konzept zugrunde zu legen und die simplen sozialen Urteile zu verlassen.

Dieser Überblick macht deutlich, dass der psychiatrische Diskurs, im weiteren Sinne aber auch die Praxis der Psychiatrie, von unterschiedlichen Tendenzen geprägt wird, die in den historischen Kontext eingeordnet werden müssen.

Auch das Menschenrechtsmonitoring (Berger, Paar 2017), das auf der Basis des Fakultativprotokolls zum UN - Übereinkommen gegen Folter und andere grausame, unmenschliche oder erniedrigende Behandlung oder Strafe 2002 – OPCAT durchgeführt wird, stellt ein substantiell neues Element dar, das den Alltag in der Psychiatrie einer externen Kontrolle unterwirft. Die Besuchskommissionen können jederzeit und unangemeldet mit Zugangsrecht zu allen Bereichen und Einsichtsrecht in alle Unterlagen Besuche durchführen und haben das Recht zu vertraulichen Kontakten mit allen PatientInnen.

Schlussfolgerungen

Foucault und Basaglia, die zentralen Impulsgeber der Psychiatriereform, bilden den Rahmen meiner Darstellung. Ihnen wende ich mich nochmals zu.

Foucault hat eine Kulturgeschichte des Ausschlusses des „Wahnsinns" geschrieben, die für viele von uns zu einem Instrument der Analyse „unserer" Psychiatrie, jener der 1960-er und 70-er Jahre geworden ist. Wo liegen die Grenzen von Foucaults Analyse?

- In seiner Kulturgeschichte finden nur selten Elemente einer Sozialgeschichte Platz. Meist wählt er den großen Pinsel um sein Gemälde zu zeichnen und nur selten greift er zu den Werkzeugen konkreter sozialer Analyse.

- Meist finden wir in seinem Text eine seltsame Personifikation des „Wahnsinns". So schreibt er „Der Wahnsinn existiert nicht mehr als sichtbares Wesen" (S 509).

- Foucault nimmt nie die Position des Inneren Beobachters – die Position des Kranken – ein. Angst wird nur als Angst vor äußeren Sanktionen, nie als pathologische Angst (wie sie z.B. im Wahn auftreten kann) verhandelt.

- Er nimmt an keiner Stelle, auch nicht im Vorwort, Bezug auf jene Phase der Geschichte der Psychiatrie, in der der Ausschluss zum Mord kulminierte, auf die NS-Psychiatrie. Auch wenn seine Analyse auf den Zeitraum zwischen 16. – 19. Jahrhundert und dort auf die französische Psychiatrie fokussiert, mutete es sonderbar an, dass die NS-Psychiatrie keinerlei Erwähnung findet.

Wenden wir uns Basaglia zu. Basaglia's *Gesellschaftsanalyse* leistet eine politische Analyse der Funktion der Intellektuellen (Gramsci folgend), die als „Funktionäre des Ideologiebetriebs" (S 21) fungieren und dadurch zu „Befriedungsverbrechern" werden. Basaglia zeigt eine Alternative auf: die Verklammerung von Wissen und Macht aufzubrechen. Das war das Anliegen der Psichiatria Democratica als politische Organisation. Seine Psychiatrieanalyse fokussiert auf das „kranke" Individuum (anders als Foucault!), das AUCH Opfer des Ausschlusses wird. Sein Resümee zur Psychiatrie: „Die Strategie des Einsperrens hat den Gesichtspunkt der Therapie verdrängt" (S 42). Die Grenze seiner Analyse liegt dort, wo er die Alternativen psychiatrischer Hilfe nur in Ansätzen skizziert. Das Zentrum seiner kritischen Analyse bleibt die psychiatrische Anstalt.

Meine einleitende Frage lautete:

Sind die Analysen von Foucault und Basaglia für die deutschsprachige Psychiatrie des 21. Jhdt zutreffend und (praktisch, politisch) nutzbar?

Meine Antwort auf diese Frage lautet: Diese Analysen sind in der heutigen Psychiatrie nach einigen transformierenden Schritten in begrenztem Maße nutzbar. Unmittelbar anwendbar sind sie nicht, da die Psychiatrie eine andere geworden ist, eine mit widersprüchlicher Geschichte und widersprüchlicher Gegenwart.

Im Standardwerk „Psychiatrie der Gegenwart" steht im Vorwort der 2. Auflage (1978): „Sozial- und geisteswissenschaftliche Grundlagen haben stärkeres Gewicht als 1967" (Erscheinungsjahr der ersten Auflage). Hier kommt zum Ausdruck, dass zwischen dem Ende der 1960-er Jahre bis etwa Ende der 1980-er Jahre eine Zurückdrängung des Biologismus zu beobachten war, verbunden mit einer Entwicklung von sozialpsychiatrischen Strukturen und einem Abbau der Anstaltspsychiatrie. Das Doppelmandat der Psychiatrie – die Verschränkung von Hilfe und Kontrolle – besteht auch in dieser Periode weiter; es ist ein Wesensmerkmal der sozialen Institution Psychiatrie. Ab den 1990-er Jahren ist eine Renaissance des Biologismus zu beobachten, der u.a. auch über die Diagnose-Modelle dieser Jahre realisiert wird.

Um die konkreten Ausformungen psychiatrischer Praxis zu verstehen, ist es sinnvoll, auf Gramsci's Hegemonie-Konzept zurückzugreifen: Gesellschaftliche Macht wird nicht nur über formale politische Strukturen wirksam, sondern auch auf dem Weg diskursiver Deutungsmacht. In diesem Sinne entscheidet die Dominanz von Konzepten (und Begriffen) über Umfang und Art der Anwendung (psychiatrischer) Machtmittel. Hier ist an das Beispiel der Fluktuation des Psychopathie-Konzepts zu erinnern.

Wenden wir diese Überlegungen auf die Psychiatrie an, so können wir feststellen: Ob die Psychiatrie ein Instrument von Kolonialität ist, wird AUCH von den Psychiatriearbeitern bestimmt.

Die Schlussfolgerungen für den Psychiatriearbeiter müssen lauten: „teilnehmende Vernunft" (Feuser) und Solidarität mit kranken Menschen! Das ist heute schwieriger als vor 40 Jahren!

Literatur

Franco Basaglia (1971) : Die Institutionen der Gewalt. (S114-161). In: Franco Basaglia (Hrsg.) (1971) Die negierte Institution oder die Gemeinschaft der Ausgeschlossenen. Ein Experiment der psychiatrischen Klinik in Görz. Suhrkamp, Frankfurt / M. (Orig. Italienisch 1968)

Franco Basaglia (Hrsg.) (1971) Die negierte Institution oder die Gemeinschaft der Ausgeschlossenen. Ein Experiment der psychiatrischen Klinik in Görz. Suhrkamp, Frankfurt / M. (Orig. Italienisch 1968)

Franco Basaglia, Franca Basaglia-Ongaro (Hrsg.) (1980): Befriedungsverbrechen. Über die Dienstbarkeit der Intellektuellen. Europäische Verlagsanstalt, Frankfurt / M. (Orig. Italienisch 1975)

Gaetano Benedetti (1975) Ausgewählte Aufsätze zur Schizophrenielehre. Vandenhoek & Ruprecht, Göttingen.

Ernst Berger (1979) Neuropsychiatrische Konsiliartätigkeit in Heimen. In: MÜLLER KÜPPERS, M., SPECHT, F. (Hrsg): Recht Behörde Kind,(S. 45 50). Huber, Bern

Ernst Berger, Marianne Springer-Kremser (1996) Rudolf Eksteins Beiträge zur Psychotherapie und Kinderpsychiatrie. Wr.Klin.Wochenschr. 108/13, 407-13

Ernst Berger, Regina Mutschlechner, Georg Feuser (2005) Autismus – Häufigkeit und Schullaufbahn. Schulische Integration autistischer Kinder in Wien. Med. f. Mensch. Behind. 2, 13-22 (online: http://bidok.uibk.ac.at/library/berger-autismus.html)

Ernst Berger, Paulus Hochgatterer, Karin Leithner, Christian Maryschka, Roland Grassl (2006) Die Reintegration behinderter Menschen durch Ausgliederung aus psychiatrischen Einrichtungen – das Wiener Deinstitutionalisierungsprojekt. Med. f. Mensch. Behind. 3, 17 – 27 (online: http://bidok.uibk.ac.at/library/berger-deinstitutionalisierung. html)

Ernst Berger (Hrsg.) (2007) Verfolgte Kindheit. Kinder und Jugendliche als Opfer der NS-Sozialverwaltung. Böhlau, Wien.

Ernst Berger, Tamara Katschnig (2013): Gewalt in Wiener Heimen zwischen 1945 und 1990 – eine retrospektive Studie aus psychotraumatologischer Perspektive. Neuropsychiatrie, Volume 27, pp 188-195

Ernst Berger (2015) Gewalt in pädagogischen Institutionen in Österreich. In: Fegert J.M., Wolf M. (Hrsg.): Kompendium „Sexueller Missbrauch in Institutionen" Beltz-Juventa, Weinheim u. Basel (S 697-706)

Ernst Berger (2016) Die Kinderpsychiatrie in Österreich 1945 – 1975. Entwicklungen zwischen historischer Hypothek und sozialpsychiatrischem Anspruch. In: Gabriel E., Dietrich-Daum E., Lobenwein E., Watzka C. (Hrsg.) Virus. Beiträge zur Sozialgeschichte der Medizin 14, 239-248

Ernst Berger, Caroline Paar (2017) Menschenrechtsmonitoring im Kinder- und Jugendbereich. Neuropsychiatrie , 31(3), 133-143

Manfred Bleuler (1972) Klinik der schizophrenen Geistesstörungen (S 7-82). In: K.P.
Kisker, J-E. Meyer, M. Müller, E. Strömgren (Hrsg.) Psychiatrie der Gegenwart, Klinische
Psychiatrie I. Springer-Verlag, Berlin, Heidelberg, New York

Robert Castel (1980) Vom Widerspruch der Psychiatrie (S 81-96). In: Franco Basaglia,
Franca Basaglia-Ongaro (Hrsg.): Befriedungsverbrechen. Über die Dienstbarkeit der
Intellektuellen. Europäische Verlagsanstalt, Frankfurt / M. (Orig. Italienisch 1975)

Stefanie Coché (2017) Psychiatrie und Gesellschaft. Psychiatrische Einweisungspraxis
im ‚Dritten Reich‘, in der DDR und BRD 1941-1963. Vandenhoeck & Ruprecht. Göttingen

Deutsche Gesellschaft für Psychiatrie und Psychotherapie, Psychosomatik und Nervenheilkunde (DGPPN) (2017) Positionspapier v. 13.06.2017 (gem.m. DGGPP, DFPP,
BFLK, LIPP, ackpa, Bundesdirektorenkonferenz)

Klaus Dörner (1969) Bürger und Irre. Zur Sozialgeschichte und Wissenschaftssoziolo-
gie der Psychiatrie. Europäische Verlagsanstalt. Frankfurt/M.

Michel Foucault (1969) Wahnsinn und Gesellschaft. Eine Geschichte des Wahns im
Zeitalter der Vernunft. Suhrkamp, Frankfurt / M. (Orig. Französisch 1961)

Erving Goffman (1973) Asyle. Über die soziale Situation psychiatrischer Patienten und
anderer Insassen. Suhrkamp, Frankfurt / M. (Orig. Amerikanisch 1961)

Josef Grünberger, J. Heilmann, T. Wisnecky, J. Pasierbek, P. Twardowsky, A. Bösch, K.
Keckeis, M. Grünberger, H. Stöhr (2013) Versuch einer Bestimmung von Psychopathie
bei nach § 21/2 StGB im österreichischen Maßnahmenvollzug Untergebrachten mittels Pupillometrie. J Neurol Neurochir Psychiatr 14

RD Hare, CS Neumann (2005) Structural Models of Psychopathy. Curr Psychiatry Rep.
2005 Mar;7(1):57-64. Review.

Wolfgang Jantzen (1979) Grundriss einer allgemeinen Psychopathologie und Psychotherapie. Pahl-Rugenstein, Köln

Giovanni Jervis (1978) Kritisches Handbuch der Psychiatrie. Syndikat, Frankfurt/M.
(Orig. Ital. 1975)

Heinz Katschnig, Heinz Steinert (1973) Über die soziale Konstruktion der Psychopathie. (S 104-118). In: Hans Strotzka: Neurose, Charakter, soziale Umwelt. Kindler, München

Hemma Mayerhofer, Gudrun Wolfgruber, Katja Geiger, Walter Hammerschick, Veronika Rei-
dinger (Hrsg.) (2017) Kinder und Jugendliche mit Behinderungen in der Wiener Psychiatrie
von 1945-1989. Stationäre Unterbringung am Steinhof und Rosenhügel. LIT-Verlag, Wien

Sebastian von Peter, Hans-Jochen Schwedler, Michaela Amering, Ingrid Munk (2015) „Diese Offenheit muss weitergehen" Wie erleben Psychiatrieerfahrene, Angehörige und Professionelle den Trialog? Psychiatrische Praxis 42: 384–391

Weitere einschlägige Publikationen:

BERGER E.: Kinder- und Jugendpsychiatrie. In: Feuser Georg, Herz Birgit, Jantzen Wolfgang (Hrsg.): Emotionen und Persönlichkeit. Bd. 10, S 302-306. Enzyklopädisches Handbuch der Behindertenpädagogik; Hrsg. von Beck Iris, Feuser, G., Jantzen, W., Wachtel, P (Gesamtherausgeber: Wolfgang Jantzen), Kohlhammer, Stuttgart 2014

BERGER E.: Psychiatrische Nosologie. In: Feuser Georg, Herz Birgit, Jantzen Wolfgang (Hrsg.): Emotionen und Persönlichkeit. Bd. 10, S 307-312. Enzyklopädisches Handbuch der Behindertenpädagogik; Hrsg. von Beck, Iris, Feuser, G., Jantzen, W., Wachtel, P (Gesamtherausgeber: Wolfgang Jantzen), Kohlhammer, Stuttgart 2014

BERGER E.: Psychiatrie und Bevölkerungspolitik. . In: Feuser Georg, Herz Birgit, Jantzen Wolfgang (Hrsg.): Emotionen und Persönlichkeit. Bd. 10, S 313-317. Enzyklopädisches Handbuch der Behindertenpädagogik; Hrsg. von Beck, Iris, Feuser, G., Jantzen, W., Wachtel, P (Gesamtherausgeber: Wolfgang Jantzen), Kohlhammer, Stuttgart 2014

BERGER E.: Die österreichische Kinder- und Jugendpsychiatrie nach 1945 bis 1975. Das Geschwisterverhältnis zur Heilpädagogik österreichischer Prägung. Eine Gratwanderung zwischen historischer Hypothek und sozialpsychiatrischem Anspruch. In: Fangerau H., Topp S., Schepker K. (Hrsg.): Kinder- und Jugendpsychiatrie im Nationalsozialismus und in der Nachkriegszeit. Zur Geschichte ihrer Konsolidierung. Springer, Berlin 2017

BERGER E.: Gewalt in pädagogischen Institutionen in Österreich. In: Fegert J.M., Wolf M. (Hrsg.): Kompendium „Sexueller Missbrauch in Institutionen" Beltz-Juventa, Weinheim u. Basel 2015, 697-706

BERGER E., SPIEL G.: Freiheitsentziehende Maßnahmen. In: KERBL R, THUN-HOHEN-STEIN L., DAMM L., WALDHAUSER F.(Hrsg.) „Kind und Recht" (3.Jahrestagung Politische Kindermedizin), pp 93-102, Springer Verlag, Wien New York, 2010

BERGER E., PAAR C.: Menschenrechtsmonitoring im Kinder- und Jugendbereich. Neuropsychiatrie 2017, 31(3), 133-143